新生児医療から療育支援へ
[すべてのいのちを育むために]

【編集】鈴木 康之　社会福祉法人 鶴風会 前総括施設長
　　　　　　　　　　社会福祉法人 聖家族会 みさかえの園あゆみの家 参与

　　　　舟橋 満寿子　社会福祉法人 鶴風会 東京小児療育病院 特別顧問

インターメディカ

はじめに

新たな子どもの誕生、それは家族にとってこのうえもない喜びである。胎内で生まれた一つの小さな細胞は、わずか10カ月で複雑で精緻な脳神経、内臓、手足、皮膚などに分化し、人間としての身体を形成していく。

一般的には知られていないが、少なからぬ子どもたちが様々なハンディキャップを抱えて生まれている。先天異常だけでもその数は全体の約5％になる。決してまれではない。そのなかには先天性奇形も少なくない。奇形というと特別なものに感じるが、その発生は自然的な現象である。

胎内期の各臓器の発育が完了せずに生まれると形成不全、奇形になる。たとえば心臓の胎内発育に支障が生じると、複雑な心奇形から心室中隔欠損症など様々な異常が生じる。顔面の形成が遅れると口唇口蓋裂が残る。奇形・先天異常の多くは発育が部分的に遅れたりずれたりして生じたもので、胎内では誰もが同じような発育過程をたどっている。たまたま形成にずれが生じたとしても、成熟児と連続する個性とみることができる。

人類のDNA分析は終わったものの、遺伝情報としての解析が完了したわけではない。その遺伝子数としては2～3万前後とされる。従来から、それぞれの遺伝子が1回の分娩に際し突然変異を起こす確率は10万分の1～100万分の1といわれてきた。誰にも、どこの家庭にも遺伝病は生じ得る。

胎内発育が順調に経過したときでも新たなリスクが待っている。新生児は出生と同時に呼吸を始め、母体に頼っていた酸素の取り込みも自らの呼吸でまかなうようになる。それに伴い、血液循環を切り替える必要がある。それらの切り替え経過によっては、重篤な障害に至ることもある。むしろ多くの子どもたちが無事に生まれて育っていくのが神秘的ともいえる。

また生まれて間もない幼子は脆弱であり、重篤な疾病にかかりやすい。昔から子どもが無事に育つことを祝う習慣が、七五三として根づいているほどである。一部の子がリスク

を持つ可能性はゼロにはならない。多くの子が健常に育つ一方で、誰かが障害を持つ。誰かがリスクを引き受けてくれたから、ほかの子が健常に過ごせるともいえる。九州のある地方では障害を持った子を宝子と呼ぶ。ほかの人の苦難を引き受けてくれた子だから。

　このように考えれば、すべての子どもは平等で尊い命を持ち、同じ家族として愛しみ育むべき同胞といえる。

　新生児を守るためにNICU（Neonatal Intensive Care Unit：新生児〔特定〕集中治療室）がある。それでも困難な状態が起こり得る。そのような場合、新生児がNICUに長期滞在(入院)することが生じる。結果的に"継続的に医療を要する重度障害児"が生まれ、その支援が必要となる。NICU以外の小児医療機関からも同様の課題が常に聞かれる。

　発育・発達に支援を要する子もいるし、医療的サポートが必要な人生が始まった子どもたちもいる。彼らの尊厳を守り、一人ひとりの発育・発達を支援することが大切になる。

　本来、医療的ケアのニーズが高い子どもたちは医療型障害児入所施設（旧・重症心身障害児施設など）がその支援機関とならなければいけないが、その受け入れ能力はすでに限界に近く、毎年毎月のように生じる新たなニーズに応えきれていない。一方で児童発達支援事業（旧・重症児通園事業など）が普及し、特別支援教育が充実してきている。さらに訪問看護、在宅医療機関が加わり、それらの児童を在宅でケアし支援することが定着してきた。

　そこで問題となるのは、障害に対応した適正な育児(=療育)の確実な実行である。発育・発達の観点が抜けては、子どもたちの尊厳は守れず支援にならない。支援には、発達の状態と障害の原因から将来を見通し、その都度の育成ゴールの設定が前提となる。それには理学療法士、作業療法士、言語聴覚士、心理士、保育士などの専門職の参加が不可欠である。児童の立場から望まれるニーズが周知され、すべての小さな命が尊重されることに、本書が少しでもお役に立てればと願っている。

2019年3月

鈴木　康之

目次 Contents

はじめに ……………………………………………… 鈴木 康之　2

Chapter 1　新生児医療の現状から

1. **早産・低出生体重児の生存率・予後と重度障害新生児** … 金井 雅代　10
   早産児・低出生体重児の出生数の推移　10 ／極低出生体重児の予後　11 ／重度障害児の発生原因　13

2. **NICU 長期滞在児とは：課題と対策** …………… 金井 雅代　16
   NICUとは　16 ／ NICU 長期滞在児の現状　17 ／課題と対策　18

3. **NICU 退院時に必要な移行支援** ………………… 高田 栄子　22
   NICU と在宅医療　22 ／ NICU 入院時から在宅移行を見据える　23 ／在宅移行準備（在宅導入期）の支援　24 ／小児科病棟〜退院までの支援　26 ／在宅移行後の支援　26

4. **医療的ケアとは** …………………………………… 北住 映二　28
   「医療的ケア」という言葉の成立過程　28 ／学校などでの「医療的ケア」実施の意義　29 ／実施体制の発展　30 ／最近の状況　31 ／関係性のなかでの「医療的ケア」と課題　33

Chapter 2　発達障害のある乳幼児の療育支援

1　療育環境の整備

1. **子育て環境の調整** ………………………………… 奈須 康子　36
   子育ての再スタートとしての在宅生活　36 ／自宅退院後の生活のイメージ　37 ／障害乳幼児の生理的特性　39 ／子どもの特性や発達・成長の視点からの環境調整　39 ／家族関係の調整　46

2　栄養・排泄のケア

1. **子どもの栄養評価** ………………………………… 大塚 周二　48
   栄養評価の方法　48 ／子どもに必要なエネルギー量　49 ／乳幼児の成長に欠かせない栄養素　51

2　低出生体重児・医療的ケア児の栄養ケア …… 大塚 周二　56
低出生体重児の栄養管理　56／嚥下機能障害のある子どもへの対応　59／食物アレルギーのある子どもへの対応　62／腎機能が低下している子どもへの対応　63／心臓病のある子どもへの対応　64／貧血のある子どもへの対応　65

3　乳幼児の摂食・嚥下発達とその指導 ………… 小泉 たみか　66
口腔機能の発達　66／摂食・嚥下の過程　67／経口摂取開始前の確認とその対応　67／経口摂取と経管栄養の併用の注意点　69／摂食・嚥下リハビリテーションの実際　70／自食に向けた手や食具の使用　76

4　経管栄養 ………………………………………………… 星 順　78
経管栄養の概要　78／経管栄養の種類　79／経管栄養剤の種類と選択　82／経管栄養の実施（経鼻胃管栄養法）　84／合併症とその対応　88

5　排泄のケア …………………………………………… 奈須 康子　92
排泄のケアのポイント　92／排尿のケア　93／導尿の実際　95／排便のケア　98／排便のコントロール　103

3　呼吸のケア

1　呼吸管理 ……………………………………………… 長谷川 朝彦　104
重症児の呼吸管理のポイント　104／呼吸管理の目的　108／気管切開　110／人工呼吸　113／姿勢管理　115

2　呼吸理学療法 ………………………………………… 丸森 睦美　116
新生児の呼吸の特徴　116／呼吸状態の確認　118／ポジショニング　119／背臥位のポジショニング　120／側臥位のポジショニング　122／腹臥位のポジショニング　123／座位のポジショニング　123／胸郭呼吸運動学習　124／呼吸介助手技と体位排痰法　125

3　機械的排痰法 ………………………………………… 長谷川 朝彦　126
機械的咳介助装置(MI-E)　126／肺内パーカッションベンチレーター(IPV)　130／そのほかの機械的排痰法　134

4　主な疾患別ケアの留意点

1　脳性麻痺 ……………………………………………… 舟橋 満寿子　136
病態　136／障害対応の基本　136／留意事項　137

2　神経・筋疾患 ………………………………………… 松田 光展　138
病態　138／障害対応の基本　139／留意事項　141

3 水頭症 .... 舟橋 満寿子　142
病態　142／障害対応の基本　143／留意事項　143

4 心疾患 .... 鈴木 康之　144
病態　144／障害対応の基本　145／留意事項　145

5 ダウン症 .... 赤星 惠子　146
病態　146／障害対応の基本　146／留意事項　147

6 二分脊椎 .... 舟橋 満寿子　148
病態　148／障害対応の基本　149／留意事項　151

7 呼吸器感染症 .... 松井 秀司　152
病態　152／障害対応の基本　152／留意事項　153

8 尿路感染症 .... 松井 秀司　154
病態　154／障害対応の基本　155／留意事項　155

9 けいれん .... 赤星 惠子　156
病態　156／障害対応の基本　157／留意事項　157

10 発達障害 .... 椎木 俊秀　158
病態　158／障害対応の基本　160／留意事項　163

11 知能とその障害 .... 鈴木 康之　164
病態　164／障害対応の基本（評価）　165／留意事項　167

5　子どもの健康と看護

1 健康管理と一般看護 .... 長田 幸枝　168
健康管理①子どもの状態の把握　168／健康管理②身体測定　171／一般看護①口腔（鼻腔）内吸引　172／一般看護②気管内吸引　174／在宅における感染対策の基本　178

Chapter 3　発達支援・リハビリ指導

1 発達支援・リハビリ指導の基本的留意点 ...... 鈴木 康之　180
療育とは　180／発達の基本　181／臨界（感受）期について　181／発達支援の理解のために　182／療育の基本方針　183

2 運動・姿勢の発達への支援 ……………… 丸森 睦美 184

子どもの身体の発達 184／発達を促す療育の基本 186／抗重力方向への発達の重要性 187／赤ちゃん体操 188／臥位から座位への発達を促す 190／座位から立位への発達を促す 194／立位から歩行への発達を促す 200／生活を支えるいろいろな姿勢・人 203

3 上肢・手の機能の発達 ……………………… 石原 幾子 204

上肢・手の機能の発達を促す支援の基本 204／手を伸ばす動作（リーチ：reach）の発達への支援 205／把握（握る：grasp、つまむ：pinch）の発達への支援 207／放す（リリース：release）の発達への支援 209／目と手の協調を促す支援 211／手の識別機能を育てる支援 212／協調的な両手活動の発達 214／道具の操作などの巧緻的活動の発達 215／アクティブな（能動的な）動き・操作を引き出す 216

4 コミュニケーション・ことばの支援 ……………… 高泉 喜昭 218

コミュニケーションの基礎的理解 218／コミュニケーション行動の発達過程 220／ことばの基礎を育てる支援への理解 222／ことばの発達段階の評価法 224／支援の実際①コミュニケーションの支援 226／支援の実際②コミュニケーションやことばの基礎を育てる支援 230／支援の実際③日常的なことばや単語の理解・表出への支援 231／支援の実際④語連鎖の理解・表出への支援 233

5 感覚（感覚統合）の発達を促す支援 …………… 石原 幾子 238

感覚と発達 238／感覚（感覚統合）の発達 240／感覚の受け取り方 241／感覚と覚醒との関係 242／豊かな感覚を提供する遊び 244

6 身体発育に伴う変形への対応 ………………… 鈴木 康之 248

幼少期からの変形への対応の重要性 248／股関節脱臼への対応 248／風に吹かれた股関節への対応 252／脊柱変形への対応 252／足関節拘縮への対応 255／肩関節拘縮への対応 256／扁平胸郭への対応 257

7 重度障害児の保育 …………………………… 渡部 幸子 258

乳幼児群（0～2歳）の集団保育：母子の愛着形成に向けて 258／年長群（3～5歳）の集団保育：母子分離へ 263

8 発達障害の子どもの理解と支援 ……………… 染谷 昌美 268

出会いと愛着の形成 268／気質と発達障害 269／発達障害が明らかになる 270／子どもの発達状況と関わり方のポイント 271

Chapter 4 在宅支援の実際

1 在宅生活を支えるサービス ……………………… 長田 幸枝 278
NICU退院時に使用できるサービス 278／乳幼児期（未就学期）に使用できるサービス 284／サービス利用の実際（1週間の例） 286／継続した支援体制 292

2 在宅医療ネットワーク ……………………… 下村 千枝子 294
在宅医療とは 294／在宅診療の種類 295／在宅支援診療所制度とは 295／小児在宅医療の特徴 296／在宅医療ネットワーク（長崎県の例） 296／ネットワークを利用した症例 298／小児在宅診療の実際 300

Chapter 5 子どもたちの尊厳

1 子どもたちの尊厳を求めて ……………………… 仁志田 博司 302
生命倫理とは：生命倫理の背景にある「連続と不連続の思想」 302／私たちを取り巻く連続性 303／「連続と不連続の思想」と「あたたかい心」が支える生命倫理 306

2 グリーフケア ……………………………………… 仁志田 博司 310
遺族の反応 310／一般的な援助 313／告知の時期と方法 313／死亡時の対応 313／児を失った家族の精神的サポート 314／家族への医療義務上の対応 315

おわりに ……………………………………………… 舟橋 満寿子 316

巻末資料
1 退院までに必要なチェックリスト ……………………………… 318
2 ご家族用退院支援プログラム ……………………………… 320
3 就学までのサービス ……………………………… 322

索引 ……………………………………………… 323

執筆者一覧 ……………………………………… 326

Chapter 1
新生児医療の現状から

1. 早産・低出生体重児の生存率・予後と重度障害新生児
2. NICU長期滞在児とは：課題と対策
3. NICU退院時に必要な移行支援
4. 医療的ケアとは

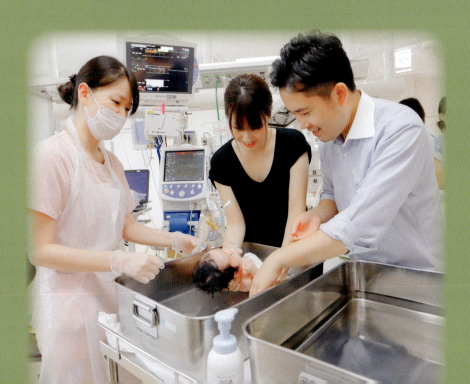

1 早産・低出生体重児の生存率・予後と重度障害新生児

ここ数十年間で周産期医療は著しい進歩を遂げ、かつては救命が困難であった重篤な疾患を持つ児や、きわめて未熟な児が生存可能になった。これらの児の後遺症なき生存率が上昇する一方で、救命されたが生命の維持に高度な医療的ケアが不可欠な重症児も増加しており、新たな課題となっている。

早産児・低出生体重児の出生数の推移

かつて早産児や低出生体重児の出生数や割合は上昇していたが、近年は横ばい傾向にある[1,2]。2015年（平成27年）の人口動態調査によると、在胎37週未満の早産児の割合は5.6%、低出生体重児の割合は男児で8.4%、女児で10.6%であった。

ただし、早産児の出生数全体は減少し、超早産児と呼ばれる在胎28週未満の児の出生数も減少傾向にある一方で、在胎22〜23週のきわめて未熟な児の出生数は増加傾向にある（図1）。

早産児
在胎37週未満。本稿では特に在胎週数の短い児を下記の様に分類した。
超早産児
在胎28週未満。
きわめて未熟な児
在胎22〜23週
低出生体重児
出生体重2,500g未満
極低出生体重児
出生体重1,500g未満
超低出生体重児
出生体重1,000g未満

早産児ならびに在胎28週未満の超早産児の出生数は減少傾向にあるが、超早産児のうち在胎24週未満のきわめて未熟な児の出生数は増加傾向にある。

図1● 早産児の出生数と超早産児（在胎28週未満）の出生数の推移

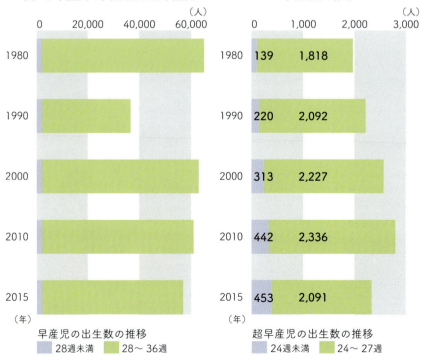

出生体重別に検討しても同様の傾向があり、出生体重2,500g未満の低出生体重児、1,500g未満の極低出生体重児、および1,000g未満の超低出生体重児の出生数は、ともに近年横ばい、あるいは減少傾向にある。しかし、超低出生体重児の内訳を見ると、より体重の小さな子ども、特に500g未満の出生数は上昇傾向にある。

周産期医療の進歩と少子化の影響で早産児全体の数は減少しているが、一方でかつて救命対象にならなかった子どもや救命困難であった子どもが救命されるようになり、在胎24週未満や体重500g未満の子どもの数が増えているものと推測される。その結果、重症児や在宅医療を要する子どもも増加しているものと考えられる。

極低出生体重児の予後

周産期母子医療センターネットワークデータベース[3]によると、2013年の極低出生体重児の死亡退院率は5.5%であり、経年的に減少している（図2）。

出生体重別に見ると、出生体重が小さいほど、死亡率は高くなる傾向にあり、500g未満では約10%、400g未満では約15%の死亡率である。

在胎週数別に見ると、在胎25週以下で死亡率は上昇し、施設間格差はあるものの、死亡率は在胎23週で20%、在胎22週で30%を超える。

周産期母子医療センターネットワークデータベース

総合・地域周産期母子医療センターや、主要な新生児医療施設に入院して加療を受けた極低出生体重児あるいは在胎32週未満の子どもの基本的なデータが集計されている。国内の早産児治療の推移を知り得る重要なデータベースである。

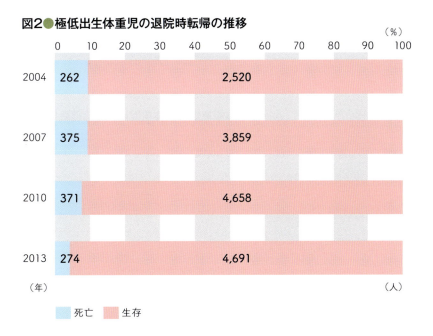

図2●極低出生体重児の退院時転帰の推移

年	死亡	生存
2004	262	2,520
2007	375	3,859
2010	371	4,658
2013	274	4,691

極低出生体重児の死亡率は、経年的に減少傾向にある。

一方、本データは1,500g未満出生児を対象としており、この範疇においては、より在胎週数が短い症例だけでなく、在胎週数35週以降の「胎児発育遅延」が著明な症例でも死亡率が高く、早産だけでなく胎児発育遅延も大きな予後因子であることがわかる。

生存症例のうち、何らかの医療的ケアを要した状態で退院する子どもは増加している。在宅酸素療法（Home Oxygen Therapy: HOT）や気管切開を要する率は、2013年の統計では、それぞれ6.3%（図3）、0.7%（図4）に及ぶ。ほかにも、経鼻胃管栄養や胃瘻栄養、人工肛門などの医療的ケアを要する子どももおり、これらの子どもの退院後生活の準備も、NICU（Neonatal Intensive Care Unit：新生児〔特定〕集中治療室。詳細はp16参照）スタッフにとっては重要な課題である。

胎児発育遅延 (Fetal Growth Retardation)

胎児が子宮内で正常な速度で発育しない場合を胎児発育遅延という。その原因は様々だが、大きく次のように分けられる。

①母体要因：
　母体の慢性疾患や高血圧、喫煙、薬物など
②胎児要因：
　胎児の先天異常や多胎児、先天性感染症など
③胎盤要因：
　胎盤異常や臍帯付着位置の問題など

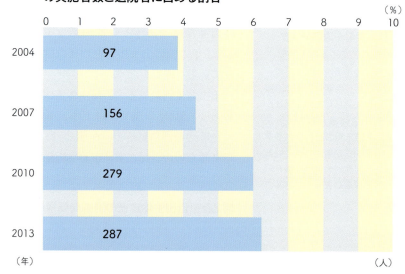

図3●極低出生体重児における退院時在宅酸素療法（HOT）の実施者数と退院者に占める割合

HOTを要する状態で退院する極低出生体重児は増加傾向にある。

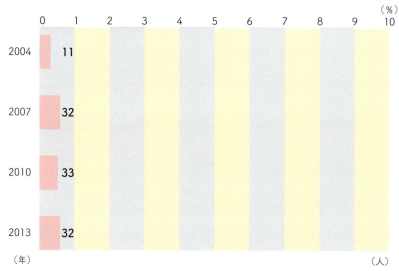

図4●極低出生体重児における退院時気管切開児数と退院者に占める割合

気管切開を要して退院する極低出生体重児は増加こそしていないが、減少する傾向にはない。

重度障害児の発生原因

正期産児における発生原因

　正期産児では、先天異常に次いで出生時仮死（新生児仮死）による死亡が多く、救命に至っても重度障害を遺す原因となる。新生児仮死は、常位胎盤早期剥離や臍帯脱出など、分娩時の異常によるものだけでない。分娩直前まで明らかな異常徴候を認めず、予測不可能なケースもある。

　出産とはそれまでの胎内環境から胎外生活への適応を行うドラマティックなイベントである。呼吸循環動態の胎外環境への適応過程で、約10％の新生児は出生時に吸引や刺激など何らかの処置を要し、1％の新生児は救命のために薬物投与など本格的な蘇生行為を必要とする。

　新生児仮死の発生を軽減するために、2007年7月より新生児蘇生法普及プロジェクトが全国的に展開された。普及が進んだ地域では、正期産出生時仮死児の周産期センターへの入院率が低下したという結果が得られている[4]。

　しかし、新生児仮死の発生をゼロにすることは不可能であり、寝たきりの子や医療的ケアを要する子どもを減らすなどの神経学的予後改善のために、低体温療法など蘇生後管理の研究も各方面から行われており、成果が待たれる。

> **ドラマティックなイベント**
> 羊水で満たされた母体内では、胎児の肺は肺水で満たされている。
> 経腟分娩時、狭い産道を通る過程で、肺水は半分程度しぼり出され（残りは肺胞から血液に吸収される）、分娩直後、新生児は空気を肺に吸い込み、空気を通して呼吸を行うようになる。

Check　新生児蘇生法普及プロジェクト

新生児は、特殊な薬剤やAEDを用いなくても、比較的単純な処置（バッグバルブマスクによる人工呼吸、胸骨圧迫、気管挿管）で、蘇生が可能だとされる[5]。北米では、ほとんどの出産の場に、こうした処置が可能な小児科医が立ち会うが、日本ではそうした医療者が立ち会う場面が少なく、出産時のリスクに十分に対応できる環境になかった。

この状況を受けて、日本周産期・新生児学会が中心となって、国際的なエビデンスに基づいた新生児蘇生法（Neonatal Cardio-Pulmonary Resuscitation: NCPR）の普及・発展、およびわが国の新生児医療水準の向上と、これを介して周産期医療を中心とする国民福祉の向上に寄与することを目的として行なわれたのが、新生児蘇生法普及プロジェクトである。

プロジェクトでは、全国の周産期医療に携わる医療者（医師、看護師、助産師、救命救急士、医学生、看護学生、助産学生など）を対象にして、学会が認定した新生児蘇生法の実技講習会を開いて、新生児蘇生法の習得を目指し、普及が進んだ地域では一定の成果が上がっている。

早産児における発生原因

早産児では、正期産児と同様に、先天異常や新生児仮死のほかに、重度障害の原因として重症脳室内出血や慢性肺疾患などが多い。また、壊死性腸炎や特発性腸管穿孔後に人工肛門管理が必要になる子どもや、短腸症候群に対して中心静脈カテーテルを用いた経静脈栄養が必要になる子どももいる。極低出生体重児における2013年のこれらの疾患の発生率を表に示した[3]。

表● 極低出生体重児における主な合併症の発生率(2013年)

新生児仮死	1%
先天異常	7%
脳室内出血	11%
脳室内出血 grade III – IV（重度）	4.2%
壊死性腸炎	1%
特発性腸管穿孔	2%

重度障害児の発生数や障害の原因分布を全国的に網羅する統計は少ない。人工呼吸器を装着してNICUを退院した子どもに関するアンケート調査[6]では、主な基礎疾患は先天異常、極低出生体重児、染色体異常、新生児仮死が上位を占めている（図5）。これらは新生児死亡の原因と類似することから、新生児死亡の原因疾患は、重度障害児の原因疾患を推測する一つの情報となり得る可能性はあるが、正確なところはわからな

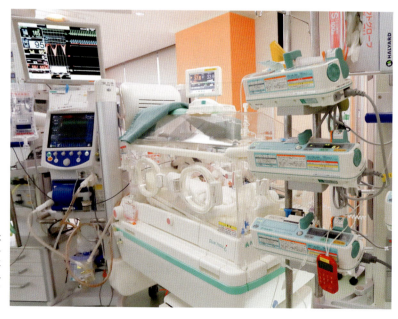

NICUの閉鎖型保育器。保育器内は適温に保たれ、新鮮な空気が循環している。周囲には、個々の子どもに合わせて、必要な人工呼吸器やモニターなどの様々な医療機器が配置されている。

図5 ● 人工呼吸器を装着して NICU を退院した子どもの基礎疾患

既知の染色体異常症とそれ以外の先天異常（奇形症候群など）で約半数を占める。

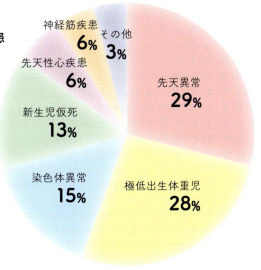

い。現在あらゆる角度から、在宅医療を要する重症児の実態調査が行われており、その結果に注目したい。

    ＊ ＊ ＊

NICU から退院し地域で生活していく子どもは、重度障害はなくても、脳性麻痺、視力障害、聴力障害、発達障害、成長障害など様々な種類と程度のハンデキャップを持つことが多い。それらの児が暮らしやすい地域生活には、行政機関、教育機関、福祉機関に加えて、近隣の住民などの協力が不可欠であり、まずはこれらの子どもの現状を、子どもに関わるすべての人に理解してもらうことが重要である。

註

1) 厚生労働省「平成 27 年人口動態調査」
 (http://www.mhlw.go.jp/toukei/list/dl/81-1a2.pdf)［アクセス：2019/2/1］
2) 厚生労働省「平成 27 年人口動態統計　政府統計の総合窓口」(http://www.e-stat.go.jp/SG1/estat/NewList.do?tid=000001028897)
3) NPO 法人新生児臨床研究ネットワーク「周産期母子医療センターネットワークデータベース」
 (http://plaza.umin.ac.jp/nrndata/)［アクセス：2019/2/1］
4) 中村友彦, 田村正徳（2010）「Consensus2005 に則った新生児心肺蘇生法ガイドラインの開発と全国の周産期医療関係者に習得させるための研修体制と登録システムの構築とその効果に関する研究 7　有効な新生児蘇生法講習会の普及とその評価, ならびに安全な新生児蘇生法の検討」『「周産期母子医療センターネットワーク」による医療の質の評価と、フォローアップ・介入による改善・向上に関する研究：研究代表者　藤村正哲』（平成 21 年度総括・分担研究報告書）
5) 田村正徳監修（2011）『新生児蘇生法テキスト　改訂第 2 版』メジカルビュー, p12-13.
6) 田村正徳ほか（2014）『重症の慢性疾患児の在宅での療養・療育環境の充実に関する研究：研究代表　田村正徳』（平成 25 年度 総括・分担研究報告書）

2 NICU長期滞在児とは：課題と対策

周産期医療の進歩とともに、重篤な子どもの救命率が上昇した一方で、生命の維持に高度な医療的ケアが必要な子どもも増加した。それらの子どもが長期間NICUに滞在せざるを得ない現状が、NICU病床不足という視点から社会的に注目されるようになった。NICU長期滞在児の原因疾患は、人工呼吸器を装着してNICUを退院する子どもの原因疾患とほぼ同等であり、NICU長期滞在児の問題は、小児在宅医療の問題として考える必要がある。

NICUとは

NICUはNeonatal Intensive Care Unitの略で、新生児（特定）集中治療室と訳されるのが一般的である。

NICUは、疾病を持つ新生児や未熟な児の集中治療を行う施設であり、総合周産期母子医療センター、地域周産期母子医療センターあるいはそれに準ずる施設に整備されている（**写真**）。診療報酬で新生児特定集中治療室管理料を加算するためには、医師や看護師の配置、1床当たりの広さ、装置・器具の整備などの条件が定められている。

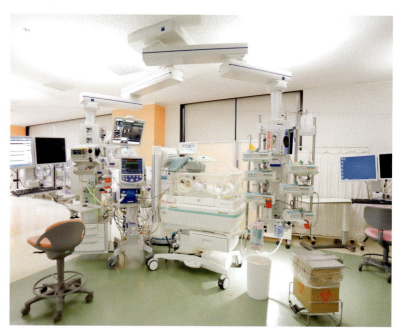

写真● NICU
写真は埼玉医科大学総合医療センターのNICU。

NICU長期滞在児の現状

　NICU長期滞在の定義に決まったものはないが、入院期間がおおむね半年から1年以上を指すことが多い。2010〜2013年のNICU入院患者に関するアンケート調査[1]によると、NICU長期滞在を1年以上と定義した場合、年間200〜260人程度の長期滞在児が発生していると推測された。その原因疾患は、図1に示すように、何らかの先天異常、極低出生体重児、新生児仮死、染色体異常が主なものだった。

図1 ● NICU長期滞在児の基礎疾患

NICUに長期滞在する子どもの基礎疾患は、人工呼吸器を装着してNICUを退院する子どもの原因疾患（p15 図5参照）とほぼ同等である。

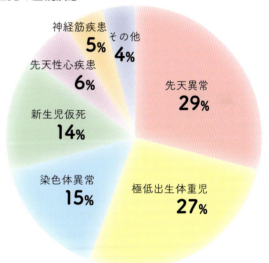

　これは、人工呼吸器を装着してNICUを退院した子どもの原因疾患とほぼ一致しており、NICU長期滞在児の問題と小児在宅医療、医療的ケア児の問題とは、切り離して考えることはできない。

　また、長期滞在に至る理由に関する調査[2]では、長期滞在の理由が、病状が重症あるいは不安定であるという医学的な問題の症例は約半数で、これは長期「入院」児である。一方、残りの半数は、療育施設の空床待ち、中間施設としての小児科の受け入れ体制の不備、地域のサポート体制などの在宅医療を支えるシステムの不備、家族の受け入れ不良や経済的・社会的問題であり、これらの子どもは、その意味から長期「滞在」児に当たる。

　医学的な問題で入院を余儀なくされる長期「入院」児の問題は、解決が困難であるが、それ以外の長期「滞在」児は重症児の在宅医療への移行システムを各施設や地域で整備することで解決が可能であり、近年地域に根差したかたちでの在宅移行支援を行っている施設も増えてきている。

課題と対策

NICU病床不足と長期滞在児の増加

1994年ごろには、NICU必要病床数は出生1,000に対し2床と計算されていた[3]。その後、NICUに入院する必要のある子どもの増加など、周産期医療を取り巻く環境は変化した。さらに、2006年と2008年には、NICU満床が理由で母体胎児症例の救急受け入れ困難が発生し、社会的問題になった。このときに、NICU満床の原因の一つとして「長期滞在児の存在」が挙げられ、NICU病床不足改善の観点から、病床数の増加の重要性とともに、長期「滞在」を余儀なくされている重症児の適切な療養・療育環境をNICU外で整備することの必要性が認識されるようになった。

2009年に策定された周産期医療体制整備指針では、「出生1万人に対し25から30床を目標として、地域の実情に応じたNICUの整備を進めるものとする」とされ、厚生労働省第7次医療計画の「疾病・事業及び在宅医療に係る医療体制について」[4]でも、この必要病床数は踏襲されている。

この指針を受けて、都道府県単位でNICUの整備が急速に進み、厚生労働省の医療施設調査によると、2014年10月の時点でわが国のNICU病床数は約3,000まで増加し、全国平均では出生1万に対し30.4床の病床数となった[5]。病床の「数」の問題は解決されつつあり、2008年には出生1万に対し21.2床であったものが6年ほどで約1.5倍に増えている（図2）。

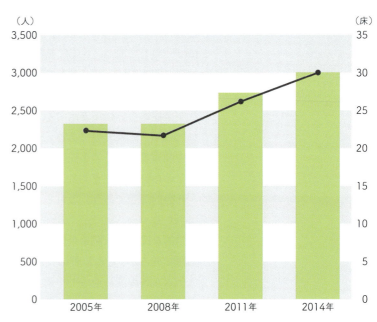

図2● NICU病床数の推移

病床の増加に見合ったNICU勤務医師の増加が得られないという新たな課題が生じている。

また、NICU 長期滞在児を減らす取り組みは、在宅医療への移行というかたちで対策がとられるようになり、近年、長期滞在児は減少しつつある。その一方で、家族の過剰負担などの新たな課題を生んでいる。

長期入院児の療養・療育環境の問題

NICU は高度医療を用いて重症児を救命することに特化した施設であり、急性期を脱して、医療的ケアを継続する必要はあるものの症状は安定した慢性期の乳児や幼児の生活・療育の環境としては不適切である。いかなる疾患を持つ子どもであっても、子どもらしく生活し成長していくべきである。

NICU で救命された子どもは、たとえ医療的ケアを要するような状態であっても、地域で家族と子どもらしく生活するために、単に医療的ケアを家で安全に行うだけでなく、重症児を含めた家族の生活や子どもの療養・療育環境を地域のなかにつくることを目的とした在宅移行支援が必要である。

また、在宅移行が不可能な長期入院児の病院内での療育環境の整備も必要であり、保育士の適切な配置などは今後の課題である。

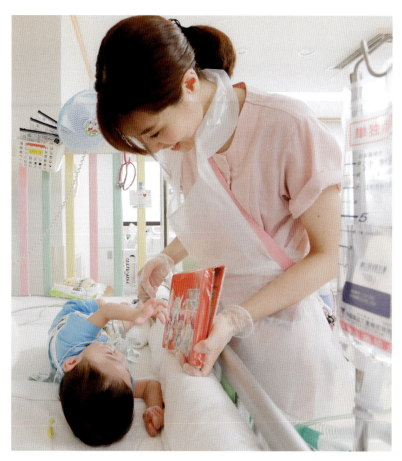

「遊んでほしい」子どもが NICU や病棟で生活し続けることは、可能な限り避けなければならない。

長期滞在児とその家族が抱える問題

NICU長期滞在児の家族が抱える問題は、社会的・経済的・心理的なものなど多岐にわたる。

地域により事情は異なるが、多くの都道府県ではNICUは集約されており、子どもが重症であればあるほど、自宅から遠方の施設に入院している状況があり得る。家族は面会のための移動に多くの時間を費やし、ときに交通費や就業困難などの経済的な負担も生じる。また、幼いきょうだいや支援が必要な家族が家庭内にいる場合は、面会に来る家族だけでなく、ほかの家族の負担も考慮しなければならない。

ほかにも、長期にわたりNICUで治療を受けていることで、重症児をひとつ屋根の下で生活する家族として受け入れることが困難であったり、在宅で医療的ケアを行うことに強い抵抗を感じたりする家族がいるのも事実である。

このような家族の心理的な問題は、ときに最も解決し難い問題になる。医療的ケアを必要として退院する可能性のある重症児の家族には、NICU入院早期、胎児期から在宅医療を見据えた関わりが重要である。

> **地域の事情**
>
> 周産期センターは都道府県単位で整備されている。関係者の努力で、病床数の不足は改善されつつあるが、その病床は都道府県全域に均等に配置されているわけではない。
> またNICUを退院したあとの医療や福祉の充実度も地域ごとに異なる。小児在宅医療体制は、その地域の特性に応じて整備されるべきである。

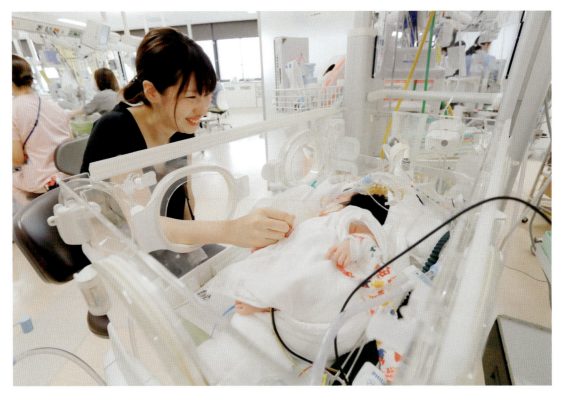

どうしても退院が不可能な長期入院児にも家族と過ごす時間を持ってもらいたい。
そのために、NICU内での家族団欒の試みも各施設で行われている。

在宅医療へ移行する家族の負担と不安を軽減するために、医学的なことに関しては、NICU、病院小児科、小児集中治療センター（Pediatric Intensive Care Unit：PICU）などの小児集中治療施設、地域開業医、医療型障害児施設ほか、自病院内外の関連医療機関と連携して、社会的なことに関しては地域の関係行政機関と連携し、在宅移行支援を行う必要がある。

＊　＊　＊

NICU長期滞在児を減らすためには、長期入院の原因となる疾病に対する予防と治療が重要であり、医療の発展に絶え間なく努力しなければならない。

しかし、原因の多くは不可逆的あるいは先天的な問題であり、今後医療が進歩しても、すべての重症児を健康に完治し得るとは考え難い。むしろ医療技術が進歩することで救命される子どもが増え、重症児の発生率が将来増える可能性もある。

増床と重症児の在宅移行の結果、NICU病床不足の問題、すなわち重症児のNICU入口問題は解決されつつある。一方で、自宅退院した重症児の在宅療育は、現時点では家族の過剰な負担により支えられていることは否定できず、NICU出口とその先には解決すべき問題が多く残っている。

また、地域で暮らす重症児の増加に伴い、就園・就学など、重症児の日常生活における新たな問題が浮上している。この問題は、医療機関だけでは解決できない。長期滞在（入院）児に関して、NICUと居住地域の医療機関、行政、福祉、教育の各機関との連携が重要であり、成長しやがて成人になる重症児の生活とともにあるシステム化された支援体制の早期確立が望まれる。

今後の医療の進歩

昨今、新生児医療にも再生医療などの高度な医療技術が応用されるようになった。現在は治療方法がない病態にも光明が差し込むことが大いに期待される。

[註]

1) 田村正徳ほか（2014）『重症の慢性疾患児の在宅での療養・療育環境の充実に関する研究：研究代表　田村正徳』（平成25年度　総括・分担研究報告書）
2) 田村正徳ほか（2014）『重症新生児に対する療養・療育環境の拡充に関する総合研究：研究代表　田村正徳』（平成22年度　総括・分担研究報告書）
3) 多田裕ほか（1995）「地域周産期医療システムの評価に関する研究」『ハイリスク児の総合ケアシステムに関する研究：主任研究者　小川雄之亮』（平成6年度　厚生省心身障害研究報告書）
4) 厚生労働省医政局地域医療計画課（平成29年7月31日）「医政地発0731第1号　疾病・事業及び在宅医療に係る医療体制について」
https://www.mhlw.go.jp/file/06-Seisakujouhou-10800000-Iseikyoku/0000159904.pdf　［アクセス：2019/2/1］
5) 厚生労働省医政局地域医療計画課（平成27年11月27日）「第3回周産期医療体制のあり方に関する検討会　資料1　周産期母子医療センター整備の現状等について」
https://www.mhlw.go.jp/file/05-Shingikai-10801000-Iseikyoku-Soumuka/0000105601.pdf　［アクセス：2019/2/1］

3 NICU退院時に必要な移行支援

新生児医療の進歩に伴い生命予後は改善されたが、医療的ケアを必要としながら退院する子どもは年々増えている。NICUからの退院支援は、入院早期から在宅移行支援のスケジュールを立て、退院支援プログラムを作成するなどの取り組みが重要である。また、在宅医療への移行支援には、児と家族を支える多職種連携が必要不可欠となる。

NICUと在宅医療

筆者らが埼玉県で行った在宅重症児の基礎疾患の発生時期に関する調査[1]では、出生前（染色体異常、先天奇形など）が51％、出生時（重症仮死など）が13％、新生児期（慢性肺疾患、壊死性腸炎、髄膜炎など）が23％と、全体の87％を周産期が占めており、重症児はNICUで発生する率が高いことがわかった。

これらの子どもはNICUに長期入院する可能性が高いため、急性期医療を必要とする新生児の受け入れ困難との関連性が社会問題化した。その結果、NICUから在宅医療への移行を目指した取り組みが注目され、医療的ケアを受けながら退院する子どもは年々増える傾向にある[2]。

NICUの長期入院は、親子の愛着関係にも影響し、子どもを家族として受け入れ、地域で暮らし、成長していくイメージが描きにくくなる。このためにも、NICU入院早期から在宅医療を見据えた取り組みが重要になる。

NICU入院児支援コーディネーター

厚労省は、周産期医療の体制構築に係る指針のなかで、総合周産期母子医療センターは、NICU、GCUに長期入院している児童について、その状態に応じた望ましい療育・療養環境への円滑な移行を図るため、新生児医療、地域の医療施設、訪問看護ステーション、療育施設・福祉施設、在宅医療・福祉サービスなどに精通した看護師、社会福祉士などを次に挙げる業務を行うNICU入院児支援コーディネーターとして配置することが望ましいとしている。

a. NICU、GCUなどの長期入院児の状況把握
b. 望ましい移行先（他医療施設、療育施設・福祉施設、在宅など）との連携および調整
c. 在宅などへの移行に際する個々の家族のニーズに合わせた支援プログラムの作成ならびに医療的・福祉的環境の調整および支援
d. そのほか望ましい療育・療養環境への移行に必要な事項

Chapter 1 新生児医療の現状から

自治体によっては、「NICU入院児支援コーディネーター」を配置しているところもある。家族の意思を尊重し、家族が意思表示しやすい環境を整え、家族の気持ちに寄り添いながら、在宅での生活を支援していくことが求められている。

NICU入院時から在宅移行を見据える

NICUでの急性期集中管理を行うなかで、将来NICU長期入院または在宅移行困難が予想される子どもに対しては、医療スタッフが早期から在宅移行の意識を持って診療に取り組むことが大切である[3]（図1）。

まずは家族、特に母親の子どもへの愛着形成に配慮する必要がある。思いがけない早産や、分娩直後からの母子分離により、母親の子どもへの愛着形成が阻害されやすく、退院後の育児困難や虐待の可能性が危惧されている。そこで子どもに対する家族の愛着形成と受容の過程への寄り添いが重要となる。

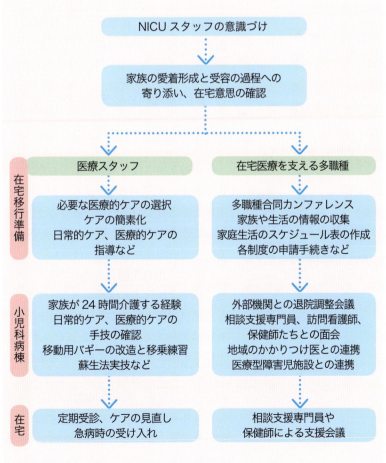

図1●在宅移行の手順

在宅移行の手順は、NICUスタッフの意識づけから始まり、在宅移行準備、小児科病棟、在宅へと進んでいく。
身近に利用できる診療所は、医療ソーシャルワーカー（MSW）に探してもらう、などで探すことができる。

出典：高田栄子（2015）「ICUからの退院支援」『在宅医療テキスト』公益財団法人　在宅医療助成　勇美記念財団, p182-183.

家族中心のケア

家族は単なる面会者ではなく、医療チームの一員として医療者と情報を共有し、子どもへのケアや意思決定への参加を積極的に推奨する家族中心のケアの理念が重要視されている。

　NICUでは、これらの問題に対して、「家族中心のケア（family centered care）」といわれる取り組みがなされるようになっている。この意義は、子どもの治療やケアの方針に関して、家族も医療者と情報を共有し、家族の意思を尊重しながら決定していくことにある[4]。家族も子どもの治療を医療者と一緒に決定していくことにより、家族の一員として受け入れていく過程の手助けになると思われる。

　このように家族をサポートしながら、子どもの在宅療育の可能性を話して、在宅医療受け入れの意思の確認を行う。医師は子どもの状態を評価しつつ、必要な医療的ケアを選択する。子どもの状態が安定し、在宅移行の方向性が見えてきたら、本格的な在宅移行準備へと進んでいく。

在宅移行準備（在宅導入期）の支援

　在宅移行準備期には、院内の多職種による合同カンファレンスを開催し、子どもの状態、必要な医療的ケア、家族や生活の情報、社会資源などを共有し、問題点を討議する。合同カンファレンスに参加する職種は、NICU医師、小児科病棟医師、NICU看護師、小児科病棟看護師、外来看護師、薬剤師、理学療法士、医療ソーシャルワーカー、臨床心理士、臨床工学技士、管理栄養士などである。

ケアの簡素化と家庭での生活スケジュール作成

ケアの簡素化

NICUと家庭とでは、ケアの環境が異なる。在宅ケアを実践するためには、在宅環境に合わせたケア手技の取得が求められる。たとえば、気管内吸引チューブはNICUでは1回ずつ使い捨てるのに対し、家庭ではアルコール綿で拭いて保管して再利用するなど。

　NICU入院中に、家族は少しずつ日常的ケアや医療的ケア手技の獲得を行う。

　医療的ケア手技を家族に伝える際にポイントとなるのが、ケアの簡素化である。NICUでの手技は、24時間の集中治療ケアであり、感染対策が要求される滅菌的操作主体の手技である。しかし在宅では、子ども1人に対する手技であり、生活の一環なので厳密な清潔操作は不要である。ケアの簡素化は、在宅移行に関する重要な過程の一つである。

　在宅への実践を積むためにNICUから小児科病棟などに転棟したのちに在宅に移行する場合がある。このような場合、NICUで教える手技と小児科病棟で教える手技が違うと家族が混乱するので、家族に教える手技は統一することが望ましい。チェックリスト（p318 巻末資料1）を作成し進捗状況を共有することも重要である。

　NICUでは、24時間ケアであるため、ミルクの注入回数が1日7〜8回であったり、内服の時間が深夜であったりして家庭では継続できないような生活スケジュールを組まれていることが多い。そのため、在宅での生活をイメージした24時間タイムスケジュールを作成する（図2）。このシートは、退院調整会議にも利用できる。

図2 ● タイムスケジュール

子どもの24時間の生活をイメージするために1枚の図にして、退院調整カンファレンスで使用する。これにより情報を共有しやすくなる。

退院調整カンファレンス　看護情報提供用紙 (平成　　年　　月　　日現在)

タイムスケジュール：睡眠・覚醒リズム、入浴時間含む。注入時間のところには胃残量も記載

0時　　　　　　　　　　　12時　　　　　　　　　　　24時

呼吸

- □ 酸素投与　　　使用機器：
  - FiO_2：　　　%　　　L
  - SpO_2 ベース：
  - SpO_2 モニターメーカー：
- □ 呼吸器　　装着時間：
  - メーカー：
  - 設定：
- □ 気管カニューレメーカー・サイズ：
- □ 吸引器：メーカー
  - 吸引チューブサイズ：
- □ 吸入器：メーカー
  - 吸入内容：

循環

体温ベース：
HRベース：
Bpベース：

栄養

- □ 経管栄養 (胃管・胃瘻・ED)
  - 内容：母乳・人工乳・栄養（　　　　　　）
  - 　　　　　　　ml ×　　回／日
  - 胃瘻・NGサイズ：　Fr　　cm　固定水
- □ 持続ポンプメーカー：
- □ IVH 薬剤名：

主な疾患と特徴

排泄

尿量及び回数：
Hr：　利尿剤　有・無
導尿：有 [　　　カテーテル　　Fr] ・無
Kot：　浣腸・緩下剤　有・無

家族構成・祖父母 (伯叔父・伯叔母) の所在地

名前

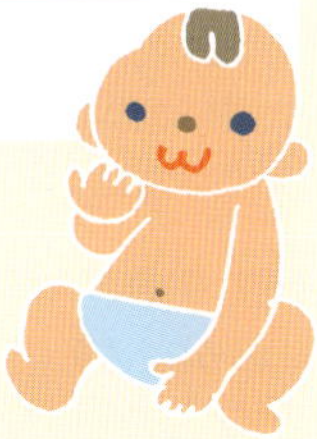

手当・手帳関係

- □ 高額療養費制度の案内：申請・取得
- □ 未熟児養育医療：申請・取得
- □ 産科医療保障制度：申請・取得
- □ 重度心身障害者医療費助成制度：申請・取得
- □ 小児慢性特定疾病治療研究事業
  - (　　　　　)：申請・取得
- □ 身体障害者手帳 (　　障害　級)：申請・取得
- □ 障害児福祉手当：申請・取得
- □ 特別児童扶養手当：申請・取得
- □ 重度心身障害者手当：申請・取得

訪問看護師への依頼内容・その他情報提供

地域連携

- □ 訪問看護　□ リハビリ：
- □ ヘルパー事業所：
- □ 相談支援専門員：

小児科病棟～退院までの支援

小児科病棟で行う支援

　NICUから小児科病棟に転棟後は、家族の医療的ケア手技の確認を行い、24時間家族が子どもをケアする経験を積む。ケアの手技は母親一人だけでなく、父親など複数の人に取得してもらう必要がある。

　そのほかにも、移動用バギーに呼吸器を載せたり、経管栄養用イルリガートルを吊り下げるポールを付けるなどの改造を行う、心肺蘇生法や気管カニューレ交換など緊急時の手技も習得してもらう、などの対応が必要となる。

　地域で子どもや家族を支えてくれる人々（相談支援専門員、訪問看護師、介護福祉士、市役所の担当、保健師など）との直接の顔合わせも家族と医療スタッフにとって重要である。予防接種を行ったり、感冒罹患時などに診てくれる地域のかかりつけ医を探す必要がある。最近は小児であっても訪問診療を行ってくれる在宅療養支援診療所が増えてきている。

> **在宅療養支援診療所**
> 医療的ケアを必要としながら在宅で生活している人が住み慣れた地域で安心して療養生活を送れるように、24時間往診が可能な体制を確保している診療所のこと。
> 訪問看護ステーションとの連携により24時間訪問看護の提供が可能な体制を確保しているなどの要件を満たしている診療所。

退院直前・直後で行う支援

　退院間近になれば、病院内外の多職種による退院調整会議を開催する。

　在宅での主な介護者は母親であり慢性睡眠不足で心身ともに消耗することが予想される。介護者の休息のための短期入所「レスパイト」ができる施設や病院との連携が重要となる。

　そのほか、医師は呼吸器を装着した子どもが地域に帰ることを消防署に連絡したり、看護師、理学療法士、臨床工学技士は家庭をあらかじめ訪問し居宅環境を整備したり、医療ソーシャルワーカーは社会資源の調整を行ったりする。

　可能ならば退院前に子どもを一時帰宅（外泊）させて、自宅での在宅療養を経験すると、思いがけない問題点が浮かび上がり、微調整が必要になることもある。

　また退院一週間後くらいに再入院を予定し、家族の疲れ具合や児の健康状態を評価することもすすめられる。

在宅移行後の支援

　在宅移行後も子どもの成長や家族のライフスタイルに合わせてケアや支援方法の見直しを行っていく必要があり、多職種の関わりがさらに重

写真● 「こばと」
子どもが必要とする医療的ケアなどを一つにまとめることにより児と家族を支える多職種が情報を共有できるように作成した。

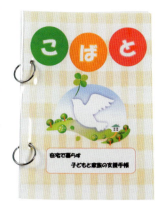
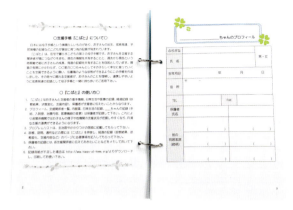

要になってくる。地域の相談支援専門員や保健師が中心となって適時、支援会議が開かれることが望ましい。

筆者の勤務する埼玉医科大学総合医療センター小児科では、子どもと家族を支える多職種の情報共有を目的として、埼玉県保健医療部医療整備課と協力し、「在宅で暮らす子どもと家族の支援手帳　こばと」（写真）を発行し、家族に渡している。

安心できる在宅医療のためには、急病時の受け入れが保障されていることも重要であり、地域中核病院や地域小児科センターとの連携も大切である。

＊　＊　＊

高度な医療的ケアを必要とする子どもと家族の退院支援は、基幹病院スタッフと地域で支える多職種の継続的な連携が必要不可欠である。子どもの幸せのみならず家族それぞれが充実した人生を送れるような体制の構築が求められる。巻末に退院支援プログラム例を掲載したので、活用してほしい（p320 巻末資料2）。

[註]

1) 森脇浩一ほか（2013）「埼玉県における在宅医療の小児患者の実態調査」『重症の慢性疾患児の在宅での療養・療育環境の充実に関する研究：研究代表者　田村正徳』（平成23～25年度 地域医療基盤開発推進研究事業 総合研究報告書）p28-31.

2) 森脇浩一ほか（2013）「NICU・GCUからの一歳前の人工呼吸管理付き退院児の実態調査」『重症の慢性疾患児の在宅での療養・療育環境の充実に関する研究：研究代表者　田村正徳』（平成23～25年度 地域医療基盤開発推進研究事業 総合研究報告書）p69-78.

3) 側島久典（2013）「NICU入院から退院までの流れ」『周産期医学』43（11）：1335-1339.

4) 渡辺とよ子（2013）「子どもを自宅で診るために必要なこと：退院支援」『小児在宅医療ナビ』南山堂, p46-59.

4 医療的ケアとは

「医療的ケア」とは、「医療的な生活援助行為」として、対象児者と実施者の関係性を含む概念として提唱されてきた言葉である。
医療的ケアの対象児者は増加し、かつ、その内容は高度化している。また、「医療的ケア」として位置づけるべき内容も、広がってきている。在宅と多様な場での医療的ケアのニーズに対応するために、関係性を基本にしながらの「パーソナル・アシスタント」や、「コミュニティー・ナース」など、新たな制度の創設の検討が必要である。

「医療的ケア」という言葉の成立過程

昭和50年代から、特別支援学校（当時は「養護学校」）において医療的配慮を要する生徒が多く見られ、経管栄養や吸引などの医療的ケアを必要とする生徒も増えてきていた。
一方で、以下のような全国の状況があった。

- 経管栄養や吸引が必要というだけで、十分に通学できる体力があるのに訪問学級になる、あるいは母親の同行と学校内待機が必要とされた。
- 痰の吸引ができなかったために、子どもたちが学校で呼吸が苦しいままに過ごさざるを得なかった。
- 誤嚥のリスクを冒しながら、無理に給食を食べさせざるを得なかった。　など

このようななか横浜では、市レベルでの取り組みとして、学校での教員による経管栄養や吸引が、昭和年代から先駆的に開始された。その後大阪で現場の教員や養護教諭の自主的な熱意による取り組みとして実施され始めていた。東京でも1992年（平成4年）から村山養護学校などをモデル校として、看護師と教員の協働での実施が始まるなど、各地の学校での実践が積み重ねられてきた。

このころから、経管栄養・吸引などの「日常生活に必要な医療的な生活援助行為」を治療行為としての医療行為とは区別して、「医療的ケア」と呼ぶことが、関係者の間で徐々に普及してきた。経管栄養や吸引が医療行為か生活援助行為かの議論があり、その中間的なものとして、「医療的ケア」と呼ぶという共通了解がなされてきたのである（図1）。その実施者には、医師・看護師だけでなく、家族や教員、ヘルパーなどの介

図1 ●「医療的ケア」の当初からの概念[1]

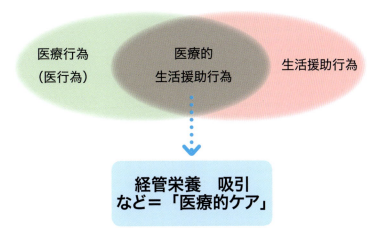

護スタッフも想定された概念と呼称であった。

「医療的ケア」とは、行為を示すだけの言葉ではない。その担い手として、医療スタッフや家族、そして対象児者の支援に関わる人々への広がりを志向しての関係概念も含む言葉なのである。この言葉をキーワードとして、学校現場での対応が進み、自治体レベルの取り組みも開始され、1998年（平成10年）からの文部科学省の研究事業など、行政による取り組みも前進してきた。

学校などでの「医療的ケア」実施の意義

学校で、学校スタッフにより医療的ケアが実施されることの必要性や意義として、図2に示す3点が共通認識されてきた。

図2 ●学校などで医療的ケアが実施されることの3つの意義

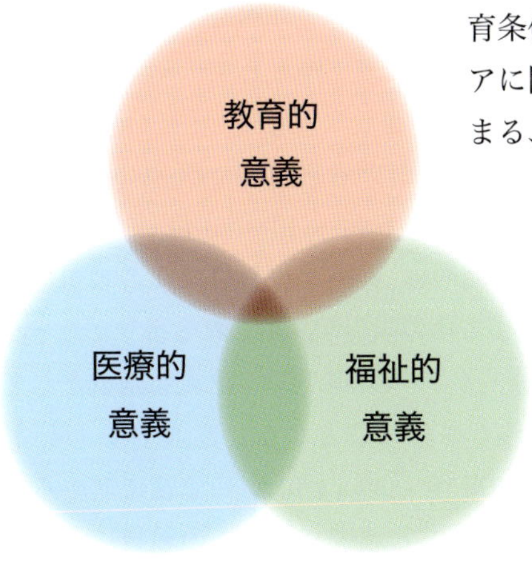

教育的意義

訪問教育であった生徒が通学可能になる、家族の都合や体調不良によって欠席せざるを得なくなることが回避される、などの教育条件の改善という教育的意義がある。さらに、教員が医療的ケアに関わることで、教育内容が深まる、教員と生徒の関係性が深まる、などの本質的な教育的意義も、実践を通して認識されてきた。

医療的意義

　学年が上がるにつれて嚥下機能が低下し、経管栄養が必要になる児童がかなりいる。一方で、学校スタッフは注入ができない、家族も来校できないという理由で、誤嚥のリスクを冒しながら教員が無理に経口摂取をさせ続けている例が少なくなかった。学校スタッフによる経管栄養の実施により、このようなリスクが回避できるようになった。

　医療的ケアを要する重度な障害を持つ児童が通学することに対して、安全面での危惧が当初、医師から出されていた。実際は、誤嚥や脱水の予防、呼吸困難の防止や軽減が可能になり、学校での医療的配慮も向上してきた。

福祉的意義

　福祉的意義として、母親の負担軽減が得られ、兄弟姉妹も含めた家族のQOLも守られるという点がある。学校での医療的ケアの実施があることによって、長期施設入所が回避されているケースもある。

＊　＊　＊

　医療的ケアのこれらの意義は、学校以外の場でも共通する。

　実践を通して以上のような意義が共通認識され、それを基礎に1998年（平成10年）の医師有志635名による「学校等での『医療的ケア』についての厚生大臣宛要望書」、2002年（平成14年）の日本小児神経学会からの「学校教育における『医療的ケアの在り方についての見解と提言』」などが、医師グループから提起されてきた。

実施体制の発展

　文部省の研究事業（1998年〔平成10年〕）は、2003年（平成15年）からのモデル事業に発展し、その実績も踏まえて国としての対応がさらに進められるようになった。

　厚生労働省の「在宅および養護学校における日常的な医療の医学的・法律学的整理に関する研究会、平成16年5月～17年3月」での検討を基礎に、一定条件のもとでの一定範囲内の、養護学校教員による吸引と経管栄養、および在宅でのヘルパーによる痰の吸引が認められるようになった。

　これを機に、養護学校での医療的ケアの実施が国の正式な施策として進められた。看護師の配置が条件とされたことから、養護学校（現・特別支援学校）への看護師の配置が2005年（平成17年）から急速に進められ、自治体による差はありながらも、看護師と連携しながらの教員による医

療的ケアの実施が進められてきた。

　その後、在宅医療の普及などを背景に、在宅や学校、障害児者施設（通所・入所）、高齢者施設における医療的ケアのニーズがさらに増大してきた。国は、関係法律を改正し、「介護職員等によるたんの吸引等の実施に係る制度」を創設、2012年（平成24年）4月からこの制度が実施された。

　制度の内容と趣旨は、所定の研修を修了した介護職員など（学校教員も含む）が、吸引（口腔内・鼻腔内・気管カニューレ内）、胃瘻または腸瘻による経管栄養注入、経鼻経管栄養注入などの医療的ケアを「認定特定行為」を業として行えるようにし、それにより医療的ケアの担い手を広げ、ニーズの増大に対応していくものであった。

　文部科学省の2017年度（平成29年度）調査結果では、全国の公立特別支援学校において日常的に医療的ケアが必要な児童数は8,218名であった。これに対して、医療的ケアに対応するために配置されている看護師は1,807名、医療的ケアを行っている教員は4,374名であり、人工呼吸器への対応以外は、大半は学校スタッフが医療的ケアを実施している。

最近の状況

拡大するケアの対象への対応

　この文部科学省による調査では、2017年5月現在、日常的に医療的ケアが必要な学校在籍児童の数は、特別支援学校以外の学校の児童を含め合計で9,076名。そのなかで、気管切開2,904名、酸素療法1,713名、人工呼吸器使用1,468名、中心静脈栄養74名など、高度のケアを必要とする児童が増加してきている。厚生労働省の研究班による調査では、在宅医療関係の診療報酬請求の数から医療的ケアを必要とする児童数を推定し、2015年度（平成27年度）で0歳から19歳までの医療的ケアを要する児童数は全国でおよそ1万7,000名で、そのうち在宅人工呼吸器を要する児童は3,069名と推定されている。

　このような状況に対応し、2016年（平成28年）6月施行の児童福祉法改正に「地方公共団体は、人工呼吸器を装着している障害児その他の日常生活を営むために医療を要する状態にある障害児が、その心身の状況に応じた適切な保健、医療、福祉その他各関連分野の支援を受けられるよう、保健、医療、福祉その他の各関連分野の支援を行う機関との連絡調整を行うための体制の整備に関し、必要な措置を講ずるように努めなければならない」と定められた。これに伴う厚労・文科省・内閣府合同通知では、「医療的ケア児の支援に関する保健、医療、福祉、教育等の連携の一層の推進」を自治体に要請している。

最近使われるようになってきた「医療的ケア児」という用語は、基本的には医療的ケアを必要とするすべての子どもを指すもので、正しくは「要医療的ケア児」である。

医療的ケアを要する子どものグループは図3のように整理される。

図3 ●医療的ケアを要する子どものグループ

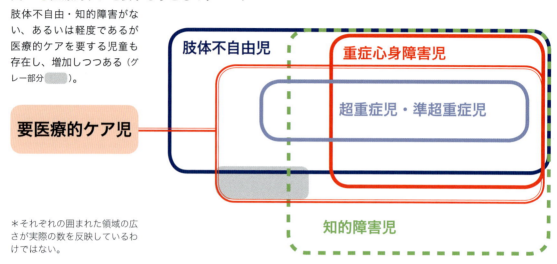

肢体不自由・知的障害がない、あるいは軽度であるが医療的ケアを要する児童も存在し、増加しつつある（グレー部分　　）。

＊それぞれの囲まれた領域の広さが実際の数を反映しているわけではない。

　赤色の二重線で囲んだ領域が要医療的ケア児で、超重症児・準超重症児が中核となる。要医療的ケア児の6〜7割は重症心身障害児であり、医療的ケアを要する子どもの約3〜4割は重症心身障害を有していない。重度知的障害を伴わない肢体不自由児においても超重症・準超重症児も含め、要医療的ケア児が存在する。

　一方で、知的障害があるが肢体不自由はない子どものなかにも要医療的ケア児が存在し、さらに肢体不自由・知的障害がない、あるいは軽度であるが医療的ケアを要する子どもが存在しており、その数は増加しつつある（図3のグレー部分）。

　これらのグループの子どもたちは、重症心身障害児や超重症児・準超重症児としての支援、障害児としての支援の枠の外にあった。彼らも含めて、支援が制度的にも行われるようにとの意図から、「医療的ケア児」という包括的な言葉が関係者から提起され、行政的にも用いられるようになってきた。

　医療的ケア児の生活や教育の場は、近年、特別支援学校以外の学校や保育所などにも拡大している。さらに在宅人工呼吸器療法を受ける子どもが増加してきており、学校などでの対応への取り組みが進みつつある。

医療的ケアの内容の広がり

また、学校や福祉の場において日常的に必要とされるが、「生活援助行為」と称するにはやや無理があり、かつ看護師によることが必須条件となっている行為がある。

- 針を刺しての血糖値測定とインスリン注射
- 喘息への気管支拡張剤の吸入
- 浣腸や摘便（特に通常量以上の液を用いる場合）
- 難治てんかんでしばしばけいれん発作のある子どもがけいれんを生じたときの坐薬挿入やその後の吸引処置

などである。

てんかん発作時の学校での坐薬挿入は、条件を満たせば緊急対応として可という文部科学省からの通知が出され、看護師によることが必須とされていないが、福祉の場では看護師がいないと対応が困難とされることが多い。このような"「生活援助行為」とするには無理があり、実施者も家族や看護師に限定せざるを得ないが、日常的に必要な医療的対応"も、広く「医療的ケア」として位置づけ、これを看護師が保育園、学校などで実施できる体制が整備されることが必要となっている。増加している人工呼吸器療法についてもこのような広がりのある考え方による対応の前進が望まれる。

「医療的ケア」の内容

痰などの吸引、経管栄養（経鼻胃管、胃瘻、腸瘻）、人工呼吸器療法、気管切開管理、経鼻エアウェイ管理、酸素療法（呼吸障害または心臓疾患に対して）、薬液の吸引、導尿、排便管理（一定量以上の浣腸、摘便）、中心静脈栄養（IVH）、人工肛門管理、透析、血糖測定・インスリン注射、難治てんかんでのけいれん多発への対応（坐薬挿入、臨時吸引など）など。

関係性のなかでの「医療的ケア」と課題

病院のなかでの治療や医療処置としての「医療ケア」は、生活の場での日常的なケアと支援としての「医療的ケア」に移行していく。支援は人と人との関係性において行われるものであり、医療的ケアにおいても、対象児者と実施者との関係性が大切なものである。

「家族だからできる」ということ：医療的ケアを実施する場合に、そのケアの仕方や、それに関連することの判断や対処の仕方は、それぞれの子どもの状態に応じて、判断や方法（こつ）、慣れが必要です。医師や看護婦よりも、日常的なかかわりが深くその子のことを良く理解し信頼関係も深い家族のほうが、上手に適切に、医療的・看護的な対処、医療的ケアができていることが、しばしばあります。家族だからこそできている、その子との日常的な関係が深い人の方が、医療専門スタッフよりも適切に医療的な対応ができている、すなわち、「関係性が専門性を超える」状況がしばしばあるのです。これは家族にとどまらず、担当教員、施設職員など、その子との関係が深い人がかかわる場合も共通しています。ただし、このことは、専

門スタッフの必要性を否定するものではありません。（中略）医療専門スタッフに限定することを大前提にするのでなく、「関係性」を重視し医療職の専門性も生かす「関係性と専門性の調和」（元・村山養護学校長・飯野順子氏の表現）された取り組みをそれぞれの場の状況に応じて進めることが必要です[2]。

　自分から表現する力が弱い子ども達と接する私たちにとって、0歳からの発達を細かく見る力は子ども達への理解と共感を広げました。そして今、医療的な知識や医療的なケアができる力は、更に子どもに対する理解を広げ、子どもと関われる場面を増やしてくれました。重症児のケアは、重症児の教育において、子どもが大人への志向性を高めるというだけでなく、教師が子どもへの愛情を形成する基本になるものだと、あらためて思いました。私は、医療的ケアができるようになった結果、子ども達とより深く広く明るく接することができるようになりました。このことがとてもうれしいと思います[3]。

　医療的ケアの在宅、教育、地域福祉の場におけるニーズは増大し、かつ、その内容は多様化・高度化している。それに対して、関係性を基本とした支援を大切にしながら、様々な場での多様な医療的ケアに対応し、高度医療的ケア児への在宅支援も拡充できる体制が必要となっている。現体制に加え、次のような制度の創設が検討される必要がある。

- 「本人、家族の代理人」として、認定特定行為より高度なケア（人工呼吸器療法など）も含めた医療的ケアが、十分な関係性をもとに、特定ヘルパーが、学校などにおいて実施可能となる柔軟な制度：
「パーソナル・アシスタント」
- 看護師が、診療報酬制度の枠での訪問看護ではなく、福祉制度として、地域看護ステーションから、家庭や地域の保育所、学校に派遣され多様な医療的ケアを担えるような制度：
「コミュニティー・ナース」

[註]
1) 日本小児神経学会社会活動委員会, 北住映二, 杉本健郎編著（2012）『新版 医療的ケア研修テキスト』クリエイツかもがわ, p10.
2) 北住映二「問題の解決に向けて」（2000）（下川和洋編著『医療的ケアって大変なことなの？』ぶどう社, 2000年）p91-100.より引用.
3) 「特別支援学校教員Kさんの文章」『医療と教育研究会』研究収録（日本小児神経学会社会活動委員会ほか前掲書）p11.より引用.

[参考文献]
- 田村正徳ほか（2016）『医療的ケア児に対する実態調査と医療・福祉・保健・教育等の連携に関する研究　中間報告：研究代表者　田村正徳』（平成28年度 厚生労働科学研究費補助金障害者政策総合研究事業）

Chapter 2
発達障害のある乳幼児の療育支援

❶ 療育環境の整備
1 子育て環境の調整

❷ 栄養と排泄のケア
1 子どもの栄養評価
2 低出生体重児・医療的ケア児の栄養ケア
3 乳幼児の摂食・嚥下発達とその指導
4 経管栄養
5 排泄のケア

❸ 呼吸のケア
1 呼吸管理
2 呼吸理学療法
3 機械的排痰法

❹ 主な疾患別ケアの留意点
1 脳性麻痺
2 神経・筋疾患
3 水頭症
4 心疾患
5 ダウン症
6 二分脊椎
7 呼吸器感染症
8 尿路感染症
9 けいれん
10 発達障害
11 知能とその障害

❺ 子どもの健康と看護
1 健康管理と一般看護

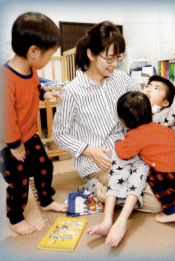

1 療育環境の整備

1 子育て環境の調整

子育ては胎児期から連続している。しかし、早産・低出生体重児や障害乳幼児とその家族は、NICUや小児科病棟入院という予期せぬ分離期間を経験する。退院後、初めてわが家で迎える子どもとの時間は、医療依存度が高い、低緊張で抱っこしづらい、視聴覚障害のため情報入力に工夫を要するなど、障害乳幼児の子どもとの出会い直しでもあり、わが子の受容、障害の受容、そして親自身の生活スタイルや人生設計変更の受容を迫られる。

子どもの存在を慈しみ一人ひとりを大切に育てることは、障害の有無に関わらない。これから始まる子育てにより、家族を犠牲にする介護ではなく、子どもとともに育ち合い生き抜く幸せな家族となることを願い、子育て環境を考える。

子育ての再スタートとしての在宅生活

子育てはすでに胎内で始まる。障害乳幼児の子育ては、胎内の子育て時期や出産前にパパママ教室でイメージした周産期とは異なり、入院期間が長く家族形成に工夫と努力が必要になるなど、家族にとって予期せぬ出来事の連続である。退院して始まる在宅生活は不安も大きい子育ての再スタートであり、支援者は、家族の受容過程に寄り添いながら、子育て環境を支えていく必要がある。

長期入院を経験した子どもにとっても、新しく始まる家庭生活は不慣れな環境である。在宅移行当初は、体調変化や体調不良が続き、生活が落ち着くまで入退院を繰り返すこともある。そのような姿を見て、在宅生活をあきらめる家族もいるだろう。多くは季節ごとの変化を経験し、1年半ほどかけて、ようやく穏やかな「日常」に落ち着く。障害乳幼児の身体的特性を知り、各々の個別性の理解へと深まり、自然と子どもと家族の生活がしっくり馴染んでいく。

障害乳幼児の家庭子育ては、「特別な育児」ではなく「注意深い子育て」である。日常行う、子どもの特性に応じた関わりやケアそのものが療育であり、その子にとっては、日々の家庭生活が当たり前の生育環境となる。特別な技術を要すると考えるのではなく、各々の家庭で、子どもが大切な家族の一員として受け入れられ、その子らしく穏やかに、健やかに育っていくことが大切であり、楽しめる子育てとなることが、その子、きょうだい、そして両親にとって重要な視点となる。

支援者に求められる配慮

すでに健常児を育てている両親と、第一子である障害児1人を育てる環境とでは、異なることにも留意が必要となる。また、子どもを亡くした経験のある家族への配慮も求められる。

自宅退院後の生活のイメージ

自宅退院後の生活を具体的にイメージできると、これから解説する子育て環境の調整について、理解しやすくなる。以下に、1歳3カ月で退院し、在宅生活約2年の「あいちゃん」を例に生活の様子を紹介する。

あいちゃんの日常

ママの1日は、あいちゃんの体調確認から始まる。あいちゃんの顔色や機嫌を確認。掛け物の中に手を入れて、手と足にしっかりと触れると今日も温かく、皮膚にはほどよい潤いが感じられる。体温を測り、モニターで経皮的動脈血酸素飽和度（SpO_2）と心拍数を確認する。昨日は、顔が紅潮し汗ばみ、心拍数は112、体温も38℃と高めだった。掛け物調整をして朝の水分注入を行うと、体温は36℃になり、心拍数は85程度に落ち着き、緊張もとれてきた。部屋の温度は25℃、湿度65％。本人が快適そうだったので、部屋の環境はそのままにする。

最近痰が多く吸引量も増えている。呼吸器の加湿を最大にし、ネブライザーの回数を増やし、着替え動作時には呼吸リハビリテーションを加える。

排尿回数を数える。気管支炎のあとで、尿路感染に注意が必要であった。

パパがカーテンを開け、今日のスケジュールを確認する。朝食（注入）のあとは、弟の保育園の園バス送迎に合わせて、朝の光を浴びに一緒にバス停まで散歩する。

午前中に、看護師と介護士が訪問し、入浴。お風呂で加湿しながら、全身の皮膚状態をチェックする。お風呂上がりの水分補給をして絵本を読んでもらって、午後のリハビリに備えてお昼寝タイム。

在宅移行当初、少し風が吹いても、SpO_2モニターのコードを留めるテープが変わっても、すぐに気づき不安になっていた。入院中も、経鼻胃管を顔に貼るテープにも敏感で、よくかぶれていた。テープを貼る場所や種類を変えたり、保護剤塗布の上にテープを貼るなど、工夫をした（やがて胃瘻となり、顔テープ問題は終結した）。

口周囲の過敏性も高い。気管切開は単純気管切開で、誤嚥のリスクがある。誤嚥性肺炎などの感染症予防、嚥下能力向上、口周囲の過敏性を落とすことなどを目的とした口腔ケアに力を注いだ。ママは入院中に練習した口腔ケアを、楽しいお口遊びに組み立て直した。口腔ケア時のママの手の動きに合わせて、同じ歌を歌うようにすることで、本人にとっては、楽しいお口遊びとなり、歌が始まると口や手指が少し動き、期待するようになった。訪問看護師と一緒に、

障害乳幼児の体温

障害乳幼児は、体温調整が困難な子どもが少なくない。詳細はp40参照。

固定テープのかぶれ

固定テープのかぶれを防ぐためには、貼り方や貼る位置を工夫する。詳細はp88参照。

いろいろな感触に慣れる遊びを行う。本人が快と感じる遊びを繰り返す。手で触れた感触と耳に聞こえる音が関連していく楽しさが感じられ、過敏性が低下していった。

　あいちゃんは、環境の変化にとても敏感。在宅移行した当初は、モニターのアラームが1回鳴るたびに、吸引に追われる日々。心拍数が高く、緊張していると、「不快を訴えている？」「痰はとった？」「姿勢は？」「緊張がとれない？」と、家族はいろいろと考えを巡らせる。弟が顔の表情と匂いに気づき、「うんちだって」とひと言。ママがオムツ交換して、気持ちよくなったあいちゃんの表情が緩む。
　暑い夏、バギーでお出掛け中。脱水になり一気に排尿量が減少して、おしっこが血尿になった。実は結石だった。尿路感染症を繰り返した2年後にようやく判明した。
　秋までは、在宅移行していても、半分は入院だった。冬は、感染症が多くなるといわれている。あいちゃんは、体温調整が大変。冬はすぐに低体温になるので、外出のタイミングも熟考が必要。温めるとすぐに高温になり、発汗し緊張が高くなり、しばらく気づかないと肌が汗疹だらけになる。一度は、湯たんぽが足に当たっていて、低温やけどになってしまった。現在は、ベッドのある部屋には床暖房を入れている。
　褥瘡対策でもあり通気性のよいやわらか高弾性マットレスを使用。発汗で皮膚のトラブルが起こることもなくなった。外出時は、通気性のいいママ手作りの洋服を着て、バギーにバッテリーを積み、電気毛布でくるみ、断熱シートで覆う。反対に夏の外出は、通気性のいい夏用の洋服を着て、バギーには送風機能の付いた冷風マットを敷き、軽めのブランケットを掛けて出掛けている。
　体温調整のおかげで、いまでは1年を通して外出可能。呼吸器付きで新幹線にもよく乗る。飛行機にも乗れた。通園の仲間と遠足も楽しんでいる。

　それぞれが楽しめる人生を家族で支え合いながら一歩一歩のんびり生きていきたい。地域では訪問看護師、訪問リハビリスタッフ、訪問介護士、送迎サービス、相談支援専門員、通園スタッフ、療育センター、訪問診療、後方病院など、多くの方々に支えられ、ありのままの平和で幸せな日常が守られている。
　退院直後には、入退院の繰り返しで、在宅をあきらめたくなったことも何度もある。3歳を過ぎ、週に2回の通園を始め、表情が豊かになり笑顔が増えた。感染症も減少してきた。肺炎や尿路感染症で一度入院すると、栄養が通常に戻ったり体力が回復するのに数カ月かかった。この日常生活のリズムとゆったりテンポ、ときどきの集団活動が、現在のあいちゃんにとても合っている。

尿路感染症

尿路感染症は、乳幼児の発熱の原因として比較的多い。詳細はp154参照。

在宅での社会資源の活用

スムーズな在宅生活への移行を実現するためには様々な社会資源を活用する。詳細はp278参照。

障害乳幼児の生理的特性

　障害乳幼児との家庭生活を安心・安全に過ごすためには、子どもの生理的特性を理解する必要がある。身体発育に関しては個人差が大きく、年齢相当の標準値と差がある場合がある。ほかの子どもと比較せず、子ども自身の発育をゆっくり見ていくことが重要である。日常の健康で落ち着いた子どもの状態のバイタルサインを知っておくことで、子どもの日々の状態変化に気づきやすくなる。

　低出生体重児や脳障害のある子どもには、様々な過敏性が残存した様子がよく見られる。特に皮膚は、むきだしの神経（脳神経）とも表現される過敏な臓器で、皮膚が感じ取った様々な情報を脳神経が認知し判断する。また、免疫臓器でもあるため、外界の刺激に対し過敏に反応し、反応性の変化がたびたび見られることがある。

　子どもの皮膚にケアする人の皮膚が直接作用することで、生理的反応が引き起こされる一方で、愛着形成や情緒の育ちが促される。直接の皮膚と皮膚のやり取りでなくとも適度に包み込まれるハンドリングにより、心拍数の安定や緊張緩和などの報告がある。これらは、子ども自身の安定のみならず、ケアをする側の安定にもつながっている。

> **皮膚を介したケア**
> 通常の子育てにおいても、スキンシップやタッチング、タクティールケア、また新生児領域ではカンガルーケアやデベロップメンタルケアとして確立してきている。

子どもの特性や発達・成長の視点からの環境調整

　子育て環境そのものが穏やかであると、子どもの全身状態の安定につながる。「適切な居住環境」は、個々の子どもの特性によって、また家族の1日の生活スタイルによって異なる。まずは、生理的特性および発達・成長（発達保障）の視点から、快適な居住環境の調整について考える。

居住環境全般の調整

室内の温度・湿度

　自律神経の調整や適応に時間を要する障害乳幼児の子どもたちは、急激な温度変化に適応できずに、体調を崩すことがある。

　NICUは、1年中、室温25℃、湿度55％に保たれている。日齢の浅い子どもの保育器内環境は、庫内温度35℃前後、湿度は出生時週数や出生時体重および成長により90％台から次第に下げていき、保育器外の生活へと移行する。

一方、自宅の場合、家屋の建築様式にも影響を受け、廊下や居室間の室温差がほとんどない家もある。そのような家でない場合でも、換気システムを工夫することで、急激な室温変化をすることなく空気の入れ替えが行え、障害のある子どもだけでなく、家族が快適に過ごせる適度な温度・湿度を一定に調整することができる。

　季節あるいは場面によって、設定温度・湿度を変更する。日常の家庭環境においては、大人が快適な温度・湿度に設定し、体温調整が苦手な子どもは、掛け物調整を主体とする。また、入浴時など衣類で調整できないときは、一時的に室温を2℃程度上げておく。

写真●
室内の温度・湿度の調整

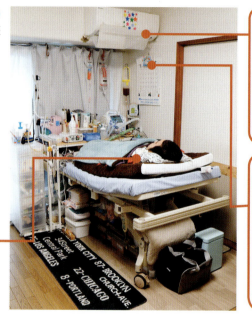
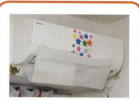
エアコンの風が直接当たらないようにしてある。

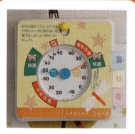
温度・湿度計を設置。

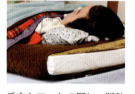
毛布とマットの間に、断熱シートを挟み込んでいる。

環境温度
室温・季節による外気温度環境、着衣や掛け物による環境などの温度のこと。

COLUMN　障害乳幼児の体温

　一般的に、ヒトの体温は、1日の内で1℃程度の幅で変動する（日内変動）。早朝覚醒前の6時前後が最も低く、この活動前の体温を平熱と定めると、最も高い体温は午後3時前後である。障害児は体温調整が困難な子どもが多く、生理的な日内変動を逸脱することもあり、環境との関係や本人の緊張や情緒などの状態との関係を観察する必要がある。

　低体温の子どもには、自らの体温で温まることのできる子どもと、できない子どもがいる。自らの体温で温まることのできる子どもは、掛け物などで体温調整ができる。寒さにさらされると、健常児であれば、震えによる熱産生が起こるが、震えが起こらない重症児は、環境温度の調整が必要である。

　環境温度で容易に体温が下がる代謝の低い子どもは、低温やけどに注意して床暖房やベッドのマットの下に電気毛布を挟むなどの工夫が必要となる。外出や旅行をする際は、滞在先の熱環境を確認する。

Chapter 2 発達障害のある乳幼児の療育支援 | 1 療育環境の整備

音の居住性

　家族の生活の営みの音は、家庭生活には欠かせない安心の要素である。

　医療機関や施設では、複数の職員が子どもに関わり、しかも床面からは職員の足音やカートのキャスター音、吸引器の音などが、子どものベッドに響く。これらの音は子どもにとって、不快なことが多く、ストレス環境であることが認識される。一方で、生活場面の始まりや終わりのサインなどに使用される音楽、スタッフの決まった声掛けは、子どもにとって快反応となり、安心の要素となる。

　ヒトはそれぞれ、音質やリズムやメロディーなどに好みがあり、音楽によりリラックスしたり、やる気が出たりすることがある。

　また、話しことばの獲得は、音色やリズムによるやり取りがベースとなり、音声言語の理解が進む。コミュニケーション手段として子どもが音声言語を使わない場合でも、話し掛ける側の音色を聴いて、判断し、イエス／ノーの返事をする子どももいる。重症児には聴覚過敏の子どもが多いため、音の環境が子どもにとって安心できる環境となるよう配慮する。

光の居住性

　視機能は胎生期にその基盤がほぼ完成し、在胎 28 週ごろには視細胞はほぼ成熟している。視神経は 2 歳ごろまで少しずつ成熟し、視覚的発達のピークは 1 歳半前後である。視力をはじめとした生活に必要な視機能は、出生後の生活環境における視覚刺激に影響を受ける。視覚認知の発達は視る体験が大きく関与する。

　新生児はすでに抱っこされた位置で大人の顔を認識できる。しかし、明暗の調整や意識的に両眼で対象物を追うことは、まだできない。NICU などの新生児の居住環境では、子どもがまぶしすぎないような照度と、1 日の生活リズムづくりにかかせない昼夜の変化を照明環境でつくりだしている。

　自宅での生活が始まることにより、より生理的な照度環境において適切な視覚刺激が準備できる。1 日の始まりには朝日が部屋に差し込むように工夫し、朝日を感じることでコルチゾールやエンドルフィンなどのホルモンがはたらき始め、身体が活動し始める。日中室内では家族が過ごしやすい明るさにし、夜間は睡眠を妨げないよう調整する（写真）。

写真●光の調整
夜間室内では睡眠を妨げないよう照度を落とし、ケア時は間接照明などで手元を明るくする。

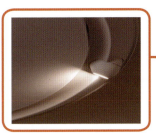
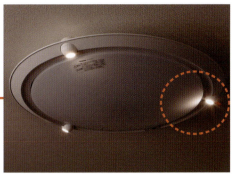

生活リズムの確立のための環境調整

生活リズムを確立することは、生命を守り、成長発達を支えるという重要な意義がある。生命を守る機能のリズムには、随意的に調整のできない機能が多いが、より安定した調整が行えるための環境調整は可能である。日常生活習慣の確立により、行動・精神活動のリズムが安定し生命を守る機能のリズムも整う。生活場面により、子どもの育児環境を調整することで、行動・精神活動のリズムがつくられる。以下に生活場面ごとの環境調整について示す。

安静時・睡眠時の環境調整

通常の安静時・睡眠時は、副交感神経優位の状態にあり、代謝が抑制され、心拍数や体温は低下している。刺激に対しては無防備なため、穏やかな環境を準備する。体位は、呼吸が安定し、緊張のない姿勢（体位）にし、照明（視覚的環境）を暗くし、音刺激（聴覚的環境）を少なくする。

長時間同じ姿勢により褥瘡や循環不全が起こることがあるため、使用するマットレスは、体圧分散・通気性・耐久性・洗浄しやすさ・安全性などを選択基準とし、ポジショニングを考慮し、子どもの特性に応じたものを選ぶ（写真）。

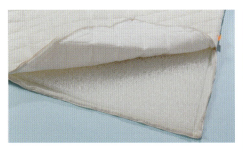
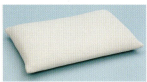
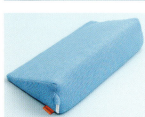

写真●安静時・睡眠時の環境調整
左：褥瘡予防・ポジショニング用高弾性マットレス（SaM Series®）
右上：高弾性枕（SaM Series®）
右下：体位調整用高弾性ブレスサポート（SaM Series®）

活動時の環境調整

活動時は、交感神経優位の状態であり、代謝が亢進している。心拍数は上昇し、体温も高めで覚醒状態がよく、適切な刺激により心地よく新しいことも経験できる状態にある。座位で3次元の世界で遊び、成長・発達するチャンスである。

視覚的には、室内と戸外とでは、子どもが感じる見え方に違いがあることに留意する。子どもの特性に応じて遮光眼鏡（写真）や日除けなどを活用して、まぶしさなどを調整する。聴覚的に過敏性のある子ども

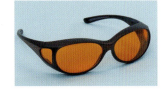

写真●遮光眼鏡

であれば、視覚・触覚などを用いた予告をするなどの工夫が必要となる。また音量などの調整をする。

活動時の姿勢は、子どもの特性に合った座位保持椅子や座位保持装置または座位保持装置付き車椅子を使用する（写真）。同じ姿勢が長時間にならないよう、活動にも変化をもたせて姿勢変換することも重要である。

活動時は体温が高くなり、調整が困難な子どもには、車椅子にファンを取り付けるなどの工夫も可能である。

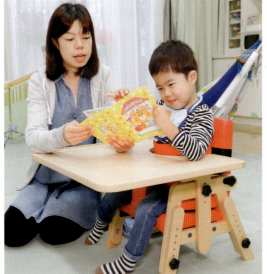
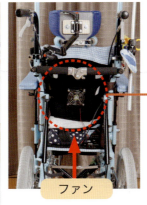
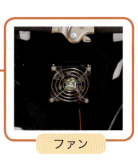

ファン

写真●活動時の環境調整
左：座位保持椅子により姿勢が安定し、上肢操作および視覚認知が向上して、遊びを楽しめる。
右：車椅子に取り付けられたファンにより、うつ熱（こもり熱）を予防する。

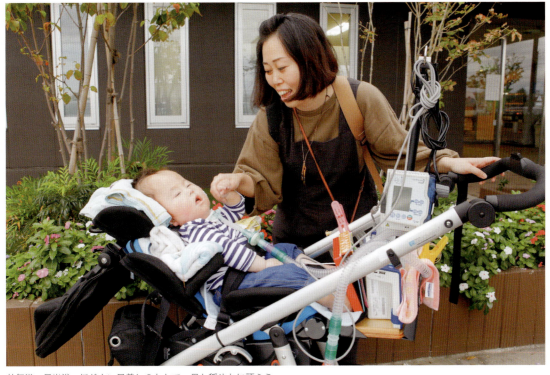

外気浴・日光浴。ほどよい日差しのもとで、母と穏やかに語らう。

清潔ケア

着替え（更衣）

　生活場面に合わせた衣類は、活動性を向上させ、気分の変化を促し、生活シーンを彩る役割がある。子ども自身が選択することにより成長発達を促す要素ともなり得る。

　機能的には、体温調整だけではなく呼吸循環動態や皮膚保護・褥瘡予防にも関与する。環境温度に応じて、適切な保湿性・通気性を考慮する。

　衣類と皮膚の接触面にタグやボタンなどの皮膚損傷や褥瘡につながる突起物や刺激になるものがないかを確認する。胸郭の動きを妨げず呼吸しやすく、関節部や四肢の末梢循環を妨げない構造も重要である。

　更衣の動作により骨折や脱臼のリスクのある子どもや、気管切開カニューレと呼吸器装着などの医療デバイスのある子どもは、袖口や襟ぐりの広いものなど、生活場面や活動場面だけでなく、児の特性に合わせて、清潔で動きやすく、更衣しやすいものを選ぶ（写真）。

写真●生活場面や活動場面に合わせた衣服

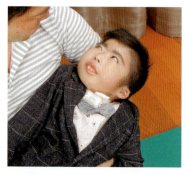
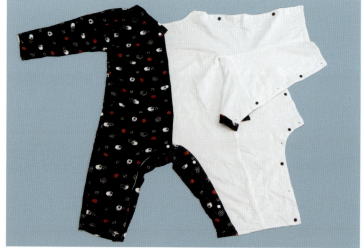

上：襟ぐりが開いているため、気管切開カニューレ位置に影響を与えず、襟付きのシャツも着ることが可能。
右：着脱しやすく、開くと1枚の布になるように工夫されている。内側肌着素材の安静着。

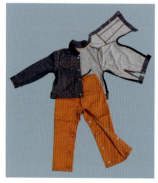
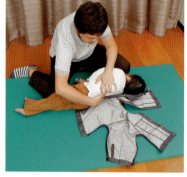

着脱しやすいように工夫された活動着の着用例。

衣服提供：palette ibu

入浴環境の調整

　家庭での入浴は、日常生活のなかでも重要な意義を持つ。清潔の保持や、呼吸循環の安定だけでなく、リラクゼーションやコミュニケーションの要素が大きく、子どもにとっては家族とともに過ごす、とても楽しみな時間となることが大切である。

　低緊張の子や緊張の強い子、また気管切開のある子など、各々の特性に配慮した入浴の工夫が必要となる（写真）。

　家屋の構造や人員により、準備する道具も変わる。身長や状態に合わせた簡易浴槽の工夫が必要となる。簡易浴槽はベビーバス、ビニールバス、ビニールボートなど成長に合わせて使い分ける。身体全体を安定的に支える工夫として、入浴用ビーズクッションや浮き輪、リフターなどを併用することで、子どもが安心して身体をまかせられ、かつ介護負担の軽減にもつながる。

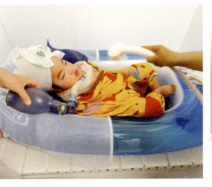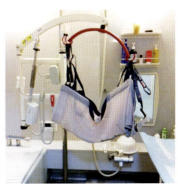

写真●入浴の工夫
左：ビニールバスを使った入浴。エアクッションで上体を安定させている。タオルで気管切開部に土手をつくり、水の流入を防いでいる。
右：浴室に取り付けたリフター。

COLUMN　足の爪のケア

　爪は脆弱なため衣類や寝具の繊維による損傷が起こりやすい。一方で子ども自身の動きにより本人の皮膚の擦過傷の原因にもなるので、清潔を保ち、適切なケアが必要となる。

　足趾に荷重のかからない子どもや手指操作に乏しい子どもは、巻き爪（陥入爪や過弯曲爪）などの爪のトラブルも起こりやすいため、適切なケア道具を用いて日常的に家庭で管理することが重要。

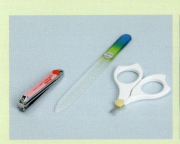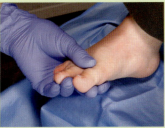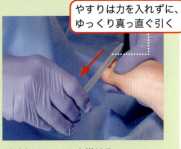

やすりは力を入れずに、ゆっくり真っ直ぐ引く

爪切りの道具。左から、子ども用の小さい直刀の爪切りと、ガラス製のやすり（ファイル）、ベビー用のハサミタイプの爪切り。

指の把持。手の親指で足趾の付け根辺りを上から軽く押さえる。下から足趾を支えながら、中指で爪切りをする足趾の第1関節から趾先端に向かって押し上げ、しっかり見えるようにする。

やすり（ファイル）を掛ける。
①爪切り後の切り口を整える。
②爪切りが困難な爪は、削って長さを整える。
③最後に爪の角を丸く仕上げる。

排泄環境の調整

乳児期の排泄は、家族にとっては「オムツ交換」や排泄介助であっても、子どもにとっては、大事な成長発達の要素であり、尊厳が守られるべきアイデンティティの確立にも関わる場面でもある。幼児期になると、場所が変わった、緊張した、などの理由により排泄できなくなる子どももいる。

また重症児の排泄行動は、環境や接し方によっても大きな影響を受ける。自宅であっても、できるだけトイレあるいは専用の空間で、プライバシーに配慮された落ち着いた環境で行うことを習慣づける。

成長・発達とともに排泄機能も変化する。情緒的成長やコミュニケーション能力とも関係するが、尿意・便意のサインを待ち、受け止めたときに排泄介助動作につながるよう、日常生活のなかで粘り強く繰り返し、それぞれに適した介助を試みる。

排泄習慣の確立には、時間や活動のタイミングで排泄を誘導することも重要である。しかし、予定したタイミング外で排泄を確認したときも速やかにオムツ交換を行うなど、子どもの生理的なタイミングを大事にすることで尊厳が守られ、子どもは排泄前のサインを表出しやすくなり、排泄介助による安心や快感情と結びつき、排泄へのイメージがよいものとなる。排泄後の子どもの表情や緊張の緩和など一連の意味ある生活習慣の確立と成長へとつながる。排泄の生活習慣は、睡眠覚醒リズムの安定や情緒の安定、また体調の安定に影響する。

排泄のケア
重症児の排泄のケアは、個々の子どもの状態によって異なる。ケアの詳細は、p92参照。

家族関係の調整

障害乳幼児の子育てでは、わが子としての受容（家族受容）と障害特性を受け止める作業（障害受容）が支援されることが重要である。子育ての中心となる父と母は、自らの不安や受容過程が支援者に受け止められ、ささやかでも子どもの成長・発達を感じることができたとき、そして喜びを共感できる支援者に温かく見守られていることが実感できたときに、ようやく子どもから自分たちが受容された感覚を持つ。これらの過程を経て、次第に家族として形成される。そして、子どもを介護している感覚から、家族の一員としてともに生活し生きている感覚へと変化し、子どもは一人の人格者として認識（人権受容）される。

それぞれの家庭における、穏やかで当たり前の日常になるまでには、様々な葛藤の過程がある。しかし、親と子どもの愛着が形成され、子どもと親との安定した関係によって安心の基盤が形成されることで、どんなに障害が重くとも安定した関係性発達は可能である。きょうだい児も

同様に、両親との安定的な関係性発達の経過にあることで障害ある子どもとそのきょうだい児が互いの存在を尊重し、大事にし合え、家族機能が安定する。障害の有無に関わらず、乳幼児期は、親が粘り強く待つことで、子どもは信じて見守られていることを感じ、それぞれの強みを生かしてのびのびと育つことに、また親は救われる。

　子どもの発達はらせん状であり階段状である。ある時期はとても成長したように見え、ある時期は停滞したように見えて焦ることもある。完璧を追求せず、ほどよい子育てのなかで、親も子も長い時間軸でお互いを受け止めていけることで、しっかり時間をかけて親子になれる。子育てに悩むとき、子どもと過ごすことにストレスを感じるときは、地域の子育てシステムにおいていつでもSOSを受け止めることができる、担当保健師や訪問看護師、相談支援専門員、通園施設職員などの役割を活用してもらいたい。

　この子と家族になれてよかった、そして子どもも生まれてきてよかったと、そう家族が実感できる日まで、見守り続けたい。

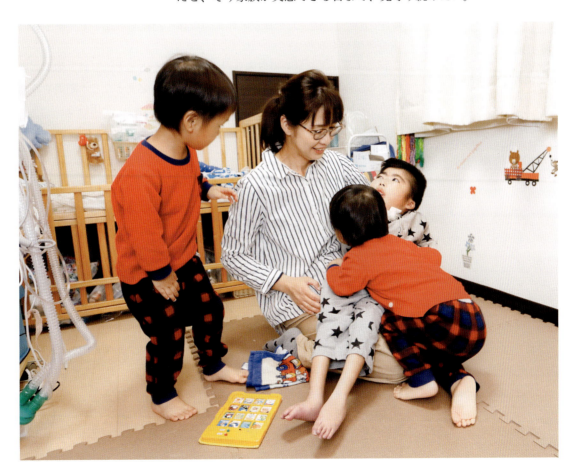

母に抱っこされた兄に、弟ふたりがじゃれ合う日常。兄は少しの間、人工呼吸器を外し、弟たちのいたずらを楽しんでいる。

2 栄養・排泄のケア

1 子どもの栄養評価

栄養ケアは、身体的・情緒的・知的発達や、社会性の発達などに関わる。乳幼児の栄養と食生活は、生涯にわたる健康の礎であり、エネルギー量や栄養摂取バランスが損なわれると、身体の健康や心の発達に大きな影響を及ぼす。
ここでは、家庭で行える子どもの栄養評価と対応について解説する。

栄養評価の方法

家庭では、子どもの身体所見（易感染性や浮腫、下痢・嘔吐などの消化機能障害の有無、皮膚症状）や身長・体重の推移を把握することで、子どもの栄養評価をする[1]。

特にエネルギー量や摂取栄養素量に過不足があると、身長・体重に反映する。体重減少率が著しい場合、栄養介入が必要となる。肥満やるいそう（著しいやせ）の判定には、カウプ指数（p50参照）を用いる。

体重減少率（％）
（健常時体重－現在の体重）
÷健常時体重×100
●6カ月の減少率
　　5％：　　軽度
　　10％：　　中程度
　　10％以上：高度

＊健常時体重：重症児の場合は、健康で体重が安定していた半年から1年間の数値を用いる。

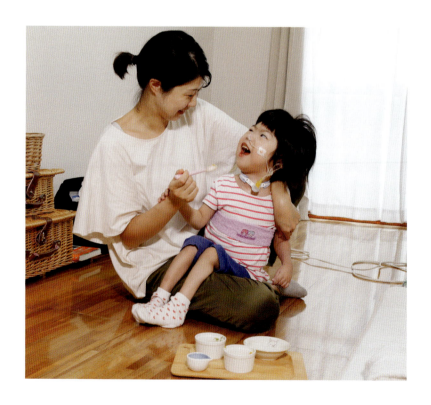

Chapter 2 発達障害のある乳幼児の療育支援 | 2 栄養・排泄のケア

子どもに必要なエネルギー量

基礎的な代謝や活動などで1日に消費するエネルギー量(総エネルギー消費量)と同等と推定されるエネルギー量を「推定エネルギー必要量」という。小児と乳幼児の推定エネルギー必要量は、次の式で求める(表1)。

表1● 小児・乳幼児の推定エネルギー必要量の計算式

【小児】
　推定エネルギー必要量(kcal／日)
　　＝基礎代謝量(kcal／日)×身体活動レベル＋エネルギー蓄積量(kcal／日)

＊基礎代謝量：基礎代謝基準値(kcal／kg体重／日)×参照体重(kg)
　　重症児の基礎代謝量は、健常者の80％を目安とする。また、参照体重がないため、現体重で算出する。

　　　基礎代謝量＝基礎代謝基準値(kcal／kg体重／日)×現体重(kg)×0.8

＊エネルギー蓄積量：成長に伴う組織増加分に相当するエネルギー。

■小児の基礎代謝基準値と参照体重、身体活動レベル数、エネルギー蓄積量

年齢 (歳)	基礎代謝基準値 (kcal/kg体重/日)		参照体重 (kg)		身体活動レベル (男女共通)			エネルギー蓄積量 (kcal/日)	
	男	女	男	女	低い	ふつう	高い	男	女
1～2	61	59.7	11.5	11	-	1.35	-	20	15
3～5	54.8	52.2	16.5	16.1	-	1.45	-	10	10
6～7	44.3	41.9	22.2	21.9	1.35	1.55	1.75	15	20

【乳幼児】
　推定エネルギー必要量
　　＝総エネルギー消費量(kcal／日)＋エネルギー蓄積量(kcal／日)

＊母乳栄養児の乳児期の総エネルギー消費量は、次の回帰式で求める。

　　　総エネルギー消費量(kcal／日)＝92.8×参照体重(kg)－152.0

＊人工栄養児は、母乳栄養児よりも総エネルギー消費量が多いことを留意し、次の回帰式で求める。

　　　総エネルギー消費量(kcal／日)＝82.6×現体重(kg)－29.0

■乳幼児の参照体重とエネルギー蓄積量

年齢 (カ月)	参照体重 (kg)		エネルギー蓄積量 (kcal/日)	
	男	女	男	女
0～5	6.3	5.9	115	115
6～8	8.4	7.8	15	20
9～11	9.1	8.4	20	15

身長・体重の推移によるエネルギー摂取量の評価

エネルギー摂取量に過不足がないかは、子どもの成長の経過を観察し、成長曲線（図）から大きく外れていないかで確認する。

ただし、成長には個人差があるため、必ずしも「成長曲線から外れる＝エネルギー摂取量に過不足がある」とはならない。3カ月〜5歳までの乳幼児ならば、成長曲線カーブから外れている場合、身長と体重を用いて「カウプ指数」を算出し（表2）、現在の発育状態を評価する。

図●男女別 乳幼児の月齢ごとの成長曲線

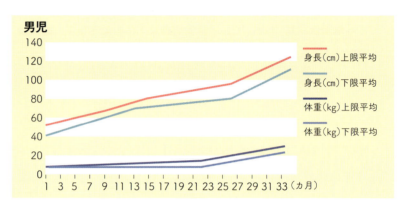

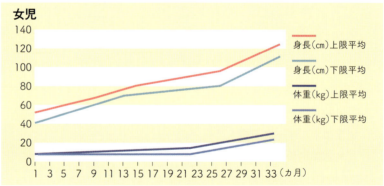

表2●カウプ指数による評価（3カ月〜5歳）

カウプ指数＝{ 体重（g）／身長（cm）^{2} }×10

■指数の評価

3カ月以後	16 〜18
1歳児	15.5〜17.5
2歳児	15 〜16.5
3〜5歳児	14.5〜16.5
重症心身障害児	15.0（身長125cm以上）

＊上記のカウプ指数は「ふつう」の数値を表した。数値が下回る場合は「やせ」、上回る場合は「ふとりぎみ」ととらえる。数値は目安として参考にする。

出典：倉田慶子，樋口和郎，麻生幸三郎編集（2016）『ケアの基本がわかる重症心身障害児の看護：出生前の家族支援から緩和ケアまで』へるす出版，p72. をもとに作成。

乳幼児の成長に欠かせない栄養素

何らかの理由で十分な食べ物を摂取できないと、低栄養状態に陥る場合がある。低栄養状態が長期間続くと、疾病の回復遅延や感染症などの合併症発症のリスクが高まる。定期的に栄養摂取状況、身体状況、生化学検査の評価を行い、低栄養状態の改善と防止を図る必要がある。

健康な身体づくりに必要な栄養素

ヒトの身体を構成する成分は、たんぱく質、炭水化物、脂質、ビタミン類、ミネラル類、水分である。これらの栄養素をバランスよく摂取することが、乳幼児・小児の成長や健康につながる。乳幼児・小児の成長に必要な栄養素の量を表3に示す。

表3 ●乳幼児・小児に必要な栄養素の量

栄養素		月齢・年齢 策定項目	0〜5（月）男	0〜5（月）女	6〜8（月）男	6〜8（月）女	9〜11（月）男	9〜11（月）女	1〜2（歳）男	1〜2（歳）女	3〜5（歳）男	3〜5（歳）女	6〜7（歳）男	6〜7（歳）女
たんぱく質（g／日）		目安量	10	10	15	15	25	25	39	37	53	51	—	—
		目標量	—	—	—	—	—	—	—	—	—	—	63	59
炭水化物（g／日）		目標量	—	—	—	—	—	—	136	129	186	179	—	—
脂質（g／日）		目安量	30	27	28	26	31	28	26	25	36	34	—	—
		目標量	—	—	—	—	—	—	—	—	—	—	43	40
ビタミン類	ビタミンA（μgRAE／日）	目安量	300				400		—	—	—	—	—	—
		推奨量	—				—		400	350	500	400	450	400
	ビタミンD（μg／日）	目安量	5.0				5.0		2.0		2.5		3.0	
	ビタミンB₁（mg／日）	目安量	0.1				0.2		—		—		—	
		推奨量	—				—		0.5		0.7		0.8	
	ビタミンB₂（mg／日）	目安量	0.3				0.4		—		—		—	
		推奨量	—				—		0.6	0.5	0.8		1.3	
	葉酸（μg／日）	目安量	40				60		—		—		—	
		推奨量	—				—		90		100		130	
	ビタミンC（mg／日）	目安量	40				40		—		—		—	
		推奨量	—				—		35		40		55	
ミネラル類	食塩相当量（g／日）	目安量	0.3				1.5		—		—		—	
		目標量	—				—		3.0未満	3.5未満	4.0未満	4.5未満	5.0未満	5.5未満
	カリウム（mg／日）	目安量	400				700		900	800	1,100	1,000	1,300	1,200
	カルシウム（mg／日）	目安量	200				250		450	400	600	550	600	550
	リン（mg／日）	目安量	120				260		500		800	600	900	
	鉄（mg／日）	目安量	0.5						—		—		—	
		推奨量	—		5.0	4.5	5.0	4.5	4.5		5.5	5.0	6.5	
	亜鉛（mg／日）	目安量	2				3		—		—		—	
		推奨量	—				—		3		4		5	
	銅（mg／日）	目安量	0.3				0.3		—		—		—	
		推奨量	—				—		0.3		0.4		0.5	

出典：菱田明，佐々木敏監修（2014）『日本人の食摂取基準2015年版』第一出版，p361-364 掲載の食事摂取基準を参照し、一部抜粋。

たんぱく質

たんぱく質は、乳幼児の成長には欠かせない重要な栄養素である。たんぱく質を構成するアミノ酸は約20種類あり、そのうち9種類が必須アミノ酸である。

必須アミノ酸
体内で合成できない次の9つのアミノ酸のこと。 ●トリプトファン ●リジン ●メチオニン ●フェニルアラニン ●トレオニン ●バリン ●ロイシン ●イソロイシン ●ヒスチジン

効果的な補給方法

たんぱく質の補給には、必須アミノ酸がバランスよく含まれる肉類、魚介類、卵、乳類、大豆製品を中心に摂取するとよい。たんぱく質1g当たり4kcalのエネルギーを供給する。

炭水化物

炭水化物は、糖質と食物繊維からなる。

■糖質

糖質は、主にエネルギー源として利用され、糖質1g当たり4kcalを供給する。摂取後にすぐに利用されない糖質は、肝臓や筋肉でグリコーゲンや脂肪に変化して、エネルギー貯蔵物質として貯えられる。

■食物繊維

食物繊維は、「ヒトの消化酵素で消化されない食物中の難消化成分」と定義される。水溶性食物繊維と非食物繊維に大別され、糖の吸収を抑える、腸内環境を整えるビフィズス菌や乳酸菌などの有用菌を増加させる、などの作用がある。また、排便コントロールに関与している。

効果的な補給方法

摂取すべき炭水化物の量は、必要カロリーを勘案して求められる。糖質がエネルギーになるときにはビタミンB_1を必要とすることに留意する。ビタミンB_1を特に多く含む食材は豚肉である。

COLUMN 1歳未満の乳幼児に蜂蜜を与えるのはNG

蜂蜜は、気軽に食べられる栄養価の高い食品だが、乳幼児に与える際には注意が必要である。消費者庁は2017年、蜂蜜にはボツリヌス菌の芽胞が含まれているおそれがあるため、生後1歳未満の乳幼児には、蜂蜜そのものだけでなく、蜂蜜入りの離乳食や飲み物、お菓子などを与えないよう注意喚起している。

成人ならば問題はないが、生後1歳未満の乳幼児がボツリヌス菌を摂取すると、ボツリヌス菌の芽胞が腸管内で増殖、ボツリヌス症を発症し、呼吸困難、筋肉の麻痺、便秘などの症状を引き起こして生命に危険を及ぼすおそれがある。

脂質

脂質は、ホルモンや細胞膜を構成する、内臓脂肪や皮下脂肪として臓器を保護する、身体を寒さから守る、などの役割を担う。脂質1g当たりのエネルギー供給量は9kcalである。

脂質は、中性脂肪、リン脂質、コレステロールに分類される。

■中性脂肪

中性脂肪は、脂肪酸とグリセリンで構成される。果物、糖質を摂りすぎると中性脂肪により肥満が助長される。脂肪酸は飽和脂肪酸、一価不飽和脂肪酸、多価不飽和脂肪酸に分類され、種類によって体内における代謝作用が異なる（表4）。飽和脂肪酸、一価不飽和脂肪酸、多価不飽和脂肪酸の摂取比率を1：1.5：1にすることが望ましい。

■リン脂質

リン脂質はリン酸を含む複合脂質で、ヒトの体内では、生体膜や神経組織の構成成分を担っている。

■コレステロール

コレステロールは、主に肝臓で合成されステロイドホルモンや胆汁酸に変換される。細胞膜の主要な構成成分であり、小児の身体の成長期には不可欠である。

> **効果的な補給方法**
>
> 脂質は、脂溶性ビタミン（A、D、E、K）やカロテノイドの吸収を助ける。緑黄色野菜を油炒めにすると効果的なビタミン摂取につながる。

表4 ●脂肪酸の分類と生理作用

分類		脂肪酸の種類	含有食品	主な生理作用
飽和脂肪酸		酪酸	バター	●血中の中性脂肪や悪玉コレステロールを上昇させる。
		カプリル酸	ヤシ油	
		パルミチン酸	豚油、牛脂	
		ステアリン酸	豚油、牛脂	
一価不飽和脂肪酸（オメガ9）		オレイン酸	オリーブ油 菜種油	●善玉コレステロールを下げずに悪玉コレステロール低下させる。
多価不飽和脂肪酸	n-6系脂肪酸（オメガ6）	リノール酸 γ-リノレン酸 アラキドン酸	大豆油、コーン油、ゴマ油、エゴマ油、シソ油	●悪玉・善玉コレステロールの両方を低下させる。 ●摂りすぎるとアレルギーになりやすい。
	n-3系脂肪酸（オメガ3）	α-リノレン酸 EPA DHA	エゴマ油、亜麻仁油、シソ油 青背魚類 まぐろの赤身	●中性脂肪を下げ、善玉コレステロールを上昇させ動脈硬化と血栓予防の作用がある。 ●血液をサラサラにする。

ビタミン類・ミネラル類

　ビタミン類は、代謝潤滑の役割を担う重要な栄養素である。脂溶性と水溶性に区分される（表5）。

　ミネラル類は、たんぱく質の合成酵素としてはたらきながら炎症を抑えたり、造血機能、血液凝固、骨代謝、免疫反応に関わっている（表5）。多量ミネラルと微量ミネラルに区分される。

表5 ●ビタミン類・ミネラル類の主な特徴

		種類	生理作用	多く含有する食品・補助食品
ビタミン類	脂溶性	ビタミンA	皮膚・粘膜を健康に保つ	●鶏レバー、あんこう肝、モロヘイヤ
		ビタミンD	カルシウムの吸収を促進する	●かじき、さけ、きくらげ、干し椎茸
		ビタミンE	抗酸化作用により老化防止に役立つ	●にじます、アーモンド、ひまわり油
		ビタミンK	止血に役立つ	●あしたば、納豆、つるむらさき
	水溶性	ビタミンB_1	糖質の代謝に関与する	●豚肉、うなぎ蒲焼、大豆
		ビタミンB_2	細胞の新陳代謝を高める	●豚レバー、牛乳
		ビタミンB_6	たんぱく質の代謝に関与する	●かつお、まぐろ、さけ
		葉酸	赤血球をつくるのに関与する	●牛レバー、牡蠣、さんま、あさり
		ビタミンB_{12}	葉酸と協力して血液をつくる	●枝豆、いちご、菜の花
		ビタミンC	免疫力を向上させる	●いちご、赤ピーマン、菜の花
		ビオチン	糖質・脂質・たんぱく質の代謝	●豚レバー　鶏卵
		パントテン酸	免疫力強化、感染予防	●鶏レバー、子持ちかれい、納豆
		ナイアシン	脳神経のはたらきを助ける	●たらこ、まぐろ、ぶり
ミネラル類		セレン	体内の抗酸化作用に重要な役割を担う 甲状腺ホルモンの代謝に関与する 欠乏症：不整脈、心筋症、免疫力低下	●魚介類（いわし、かれい、帆立貝） ●栄養補助食品（ブイ・クレス®、テゾン®、ポチプラス® など）
		亜鉛	100種類以上の酵素に関与する。アルカリフォスファターゼは亜鉛欠乏の目安となる 吸収率は17〜33％程度。銅と拮抗作用があるので注意する 欠乏症：免疫力の低下、易感染性、味覚障害	●牡蠣、豚肉の赤身、コンビーフ缶など ●栄養補助食品（ブイ・クレス®、テゾン®、ポチプラス® など）
		鉄	ヘモグロビンの成分で酸素と結びつき身体全体に酸素を運ぶ重要なはたらきをする 欠乏症：貧血、易疲労、顔色不良、吐き気	●豚レバー、小松菜、ひじき、がんもどき、納豆など ●栄養補助食品（ヘム鉄飲料など）
		銅	エネルギー生成や鉄の代謝に関与する 甲状腺刺激ホルモン（TSH）の合成にも不可欠 欠乏症：貧血、白血球減少、知能障害、心筋症	●するめ、純ココア、干しえびなど ●栄養補助食品（テゾン® など）
		ヨウ素	甲状腺ホルモンをつくり、新陳代謝を調節する	●海藻類、昆布　いわしなど
		カリウム	心臓や筋肉の機能を調節する	●刻み昆布、大豆、バナナなど
		マグネシウム	骨をつくり、糖代謝の酵素作用にはたらく	●アマランサス、きなこ、納豆など
		カルシウム	骨の主成分、細胞活動の安定に関与する	●乳製品、（チーズ、ヨーグルト、牛乳）　ひじき、干しえびなど
		リン	骨、歯をつくり、糖質代謝に関与する	●チーズ、ヨーグルト、高野豆腐など

Chapter 2 発達障害のある乳幼児の療育支援 | 2 栄養・排泄のケア

効果的な補給方法

低出生体重児は貯蔵鉄などが少ないこと、流動食によっては亜鉛、セレンなどが不足しがちになることに留意する。

摂食・嚥下機能障害がある乳幼児の微量ミネラル・ビタミン欠乏症には、栄養補助食品（写真）などを使用する。

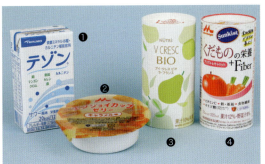

写真●栄養補助食品

❶テゾン®
❷エンジョイカップゼリー®
❸ブイ・クレス BIO®
❹くだものの栄養 + Fiber®

水分

水分は、老廃物の排出、体温の維持・調節など、体内の様々な機能に関わり、生命維持には不可欠である。水分摂取量が不足すると、口渇や嘔吐、倦怠感などの脱水症状が現れる。体液を正常に保つために、水分を適切に摂取することが重要である。

乳幼児の体内水分量は、体重の約65～70％である。乳幼児は発汗だけでなく、新陳代謝が著しいため、不感蒸泄による水分損失量を考慮して必要な水分量（維持水分量）を決める（表6）。

不感蒸泄
発汗以外の皮膚や呼気から失われる水分のこと。

表6●体重別維持水分量の目安（含、食事中水分）

体重	維持水分量（1日当たり）
0 ～10kg	100ml／kg
10～20kg	1,000ml＋50ml／kg(10kgを超えたkg)
20kg以上	1,500ml＋20ml／kg(20kgを超えたkg)

註

1）ほかにも、身体計測による上腕三頭筋皮下脂肪厚、上腕周囲長による評価方法や、生化学・血液検査指標（血清アルブミン値、トランスフェリン、総リンパ球数、レチノール結合タンパクなど。一般的には血清アルブミン値がよく用いられる）を用いた評価方法がある。本書で紹介した以外の栄養評価法については、鈴木康之，舟橋満寿子監修，八代博子編著（2017）『写真でわかる 重症心身障害児（者）のケア アドバンス』インターメディカ，p164-165. に詳しい。

参考文献

- 菅野貴浩，神野慎治，金子哲夫（2013）「栄養法別に見た乳児の発育，哺乳量，便性ならびに罹病傾向に関する調査成績（第11報）：調粉エネルギーが栄養摂取量に及ぼす影響」『小児保健研究』72（2）：253-260.
- 菱田明，佐々木敏監修（2014）『日本人の食摂取基準 2015年版』第一出版
- 堤ちはる，土井正子（2018）『子育て・子育ちを支援する 子どもの食と栄養 第7版』萌文書林

2 栄養・排泄のケア

② 低出生体重児・医療的ケア児の栄養ケア

成長に伴って、食べ物から摂取する栄養素の種類や量が増える。
低出生体重児に対しては、哺乳期から離乳期にかけて、主たる栄養源が乳汁から固形食に移行するので、個々の成長に見合った栄養バランスへの配慮が必要となる。
一方、医療的ケア児に対しては、摂食・嚥下機能に応じた栄養管理に努めなければならない。

低出生体重児の栄養管理

栄養源

　最初の栄養源は、母乳を原則とする。成熟出生児は母乳から成長に伴いながら必要により乳児用ミルクを補い、離乳食へ進む。離乳完了ごろからたんぱく質、カルシウム、鉄を強化したフォローアップミルクと食事を併用する。一方、低出生体重児は、体重増加を目指した栄養管理を行う必要がある。身体の生理的機能が未熟なため、低出生体重児用ミルク（写真❶）を経管栄養などで効率よく摂取する。

　急速に発育する時期には、母乳だけではたんぱく質、ミネラルなどが不足しがちになるため、超低出生体重児では母乳添加用粉末を添加することがある（写真❷）。

写真●低出生体重児用ミルクと母乳添加用粉末
❶低出生体重児用ミルク（GP-P®）　❷母乳添加用粉末（HMS-2®）

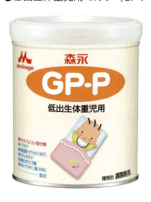
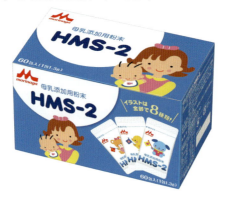

POINT
- 一般の乳児用調製粉乳と比べて、たんぱく質、脂肪、カルシウム、鉄、葉酸、ビタミン（D、B_1、B_2、C）が多く含まれている。
- GP-P 以外にはネオミルク PM、アイクレオ低体重児ミルク、明治 LW などの製品がある。

写真提供：森永乳業株式会社

離乳食

　成長に伴い、いろいろな種類の栄養素を摂取する必要が生じる。そのための準備・移行期間の食事が離乳食である。

　離乳食の開始時期は、母乳や調整ミルクだけでは栄養が足りなくなる生後5カ月ごろ（体重は7〜8kgに成長したころ）が目安となる。

　離乳開始時には、消化管の未熟性により抗原性のあるたんぱく質が体内に入り込まないように配慮し、でんぷん質性食品である米、パン、じゃがいもなどから始め、徐々に野菜、果物、卵黄、豆腐、乳製品を追加していく。

　新しい食品を試すときは、ティースプーン1杯程度から始め、乳児の様子を確認しながら、量を増やしていく。

　離乳初期食・中期食と移行するにつれて、たんぱく質性食品である卵は卵黄から全卵へ、魚は白身魚から赤身魚、青皮魚へ、肉は脂肪の少ない鶏肉のささみへと進めていく。そして離乳食完了期を迎え、幼児食へ移行する。

離乳食の調理の工夫

- 乳幼児の腎臓は発育途中にある。家庭で離乳食をつくる場合、腎臓機能に負担がかからないよう、できるだけ薄味を心掛ける。
- 煮干、昆布、削り節でだしをひくと、少量の醤油で味を調えることができ、減塩につながる。

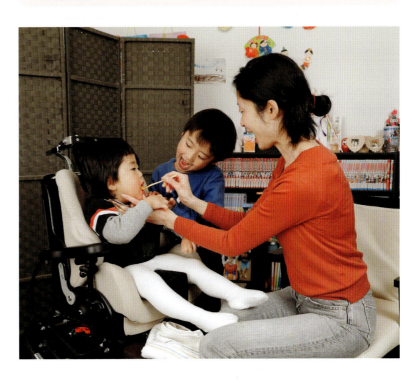

消化不良（下痢）時の対応

　下痢が起こる要因は感染症による胃腸障害、浸透圧性下痢、食物アレルギー、乳糖不耐症、食物の細菌汚染、など様々である。

　特に乳児は、消化器官が未発達なため下痢になりやすい。母乳を飲ませている場合は制限しないが、調整ミルクの場合は、通常よりも薄めて、1回の量を少量にし、回数を多くして飲ませる。

　乳糖不耐症の場合は、乳糖を含まないミルクに変更する（写真）。

乳糖不耐症

牛乳や乳製品に含まれている糖（＝乳糖）は、ラクターゼという酵素によってブドウ糖とガラクトースとに分解され、それぞれが腸から吸収される。乳糖不耐症とは、ラクターゼが欠乏し、乳糖を消化・吸収できない状態をいう。乳糖を消化・吸収できないと、水様性下痢や腹部膨満、腹部けいれん痛などを引き起こす要因となる。

写真●無乳糖調整粉末ミルク

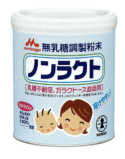

ノンラクト®
写真提供：森永乳業株式会社

　下痢で注意すべきことは、「脱水を起こさせないこと」である。上記のような対応をとっても下痢が続くならば、調整ミルクを中止して、母乳や経口補水液・ゼリー（写真）などを用いる。経口補水液の使用量は、製品ごとに1日摂取量の目安があるのでそれに従う。下痢が継続するならば、短期間経口摂取をすべて止め、輸液で水分と電解質を補給する。

　下痢が止まったあとの経口食への復帰は、胃腸に負担がかからないスープや味噌汁などから始め、整腸作用のあるりんごや、にんじんのすりおろしへと進める。食物繊維が多いものは、腸を刺激するので控える。

　便性を観察・確認しながら、重湯、かゆ、うどんなどの消化のよい食べ物へと進み、そのあとで徐々に脂肪分の少ないたんぱく質（豆腐、白身魚、卵豆腐）を与える。

写真●経口補水液・ゼリー

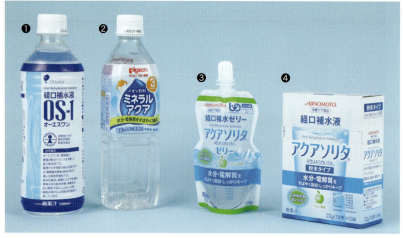

■液体タイプ
❶ OS-1®
❷ ミネラルアクア®

■ゼリータイプ
❸ アクアソリタゼリー®

■粉末タイプ
❹ アクアソリタ®（粉末）

便秘の対応

便秘は、大腸の蠕動運動が弱いことが影響している。特に重症児の場合、寝たきりにより運動量が少ない、摂食・嚥下機能障害により水分や食物繊維の摂取量が少ない、薬（抗けいれん剤など）の影響がある、などで蠕動運動が微弱になる。さらに自分で便意や排便を訴えることができないことも便秘の一因となる。

便秘の有無は3日間排便がないことで判断する。改善には、水分や食物繊維の摂取量を増やすことが第一である。乳児ならば、さらに果汁や乳児用の便秘薬を用いる（写真❶）。幼児では、乳酸菌、ビフィズス菌を添加して腸内菌叢を整える（写真❸）。ビフィズス菌の餌であるオリゴ糖を併用するとさらに効果がある（写真❷）。

写真●便秘を改善する薬品・食品

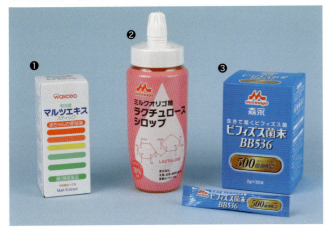

❶便秘薬（マルツエキス®）
❷オリゴ糖（ラクチュロースシロップ®）
❸ビフィズス菌（ビフィズス菌末BB536®）

嚥下機能障害のある子どもへの対応

口から食べ物を食べることは、「食べ物を認知」「口への取り込み」「咀嚼し、食塊を形成」「飲み込み」までの一連の動作からなる。このうち飲み込む動作が「嚥下」である。「嚥下機能障害」とは、「飲み込みの障害」のことである。

嚥下機能障害のある児の場合、栄養摂取量低下による低栄養と、誤嚥することで発症する誤嚥性肺炎が大きな課題となる。

これらの課題を改善するためには、嚥下機能に合わせて食形態を整えた嚥下調整食を準備する。

摂食・嚥下の過程

摂食・嚥下は大きく5つのプロセスに分かれる（p67参照）。このプロセスで、口腔から咽頭、食道へとうまく食塊が送られないと、誤嚥を起こす（p71参照）。

嚥下調整食の調理の工夫

- 食べ物を滑らかにし、飲み込みやすくする。
- テクスチャー（食感）調整食品を使用することで、適切なテクスチャーを生み出し、飲み込みやすくすることもある。

離乳開始時の嚥下調整食

通常の離乳開始時の食事は、母乳・調整ミルク以外の食べ物として、果汁やスープなどから開始する（写真）。果汁やスープは粘度が低く誤嚥が起こりやすいため、嚥下調整食ではとろみ調整剤を使ってあらかじめとろみをつけておく。

写真●離乳開始時の嚥下調整食

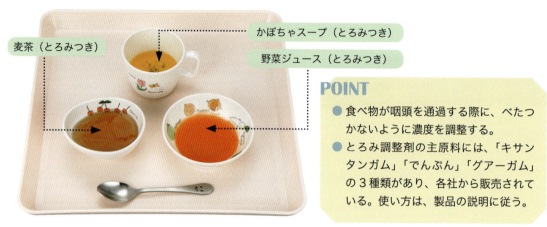

- 麦茶（とろみつき）
- かぼちゃスープ（とろみつき）
- 野菜ジュース（とろみつき）

POINT
- 食べ物が咽頭を通過する際に、べたつかないように濃度を調整する。
- とろみ調整剤の主原料には、「キサンタンガム」「でんぷん」「グアーガム」の3種類があり、各社から販売されている。使い方は、製品の説明に従う。

離乳初期食〜中期食に沿った嚥下調整食

通常の離乳初期食〜中期食には、舌でつぶせる硬さの食事を準備する。嚥下調整食では、ミキサーを利用してペースト状の食形態にする（写真）。

この時期の乳幼児は、まだ消化吸収機能が整っていないため、脂肪が多く含まれる食品は避ける。腎機能も未熟なため、たんぱく質の過剰摂取にも注意する。

写真●離乳初期食〜中期食に沿った嚥下調整食

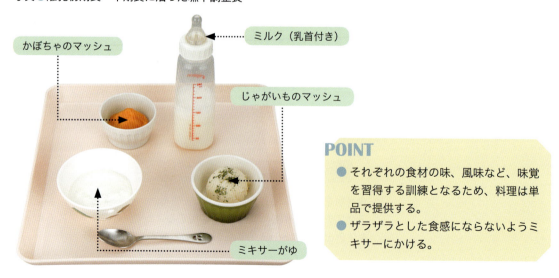

- かぼちゃのマッシュ
- ミルク（乳首付き）
- じゃがいものマッシュ
- ミキサーがゆ

POINT
- それぞれの食材の味、風味など、味覚を習得する訓練となるため、料理は単品で提供する。
- ザラザラとした食感にならないようミキサーにかける。

離乳後期食に沿った嚥下調整食

通常の離乳後期食には、歯ぐきでつぶせる硬さの食事を準備する。嚥下調整食には、ペースト状にした料理をゲル化剤で固めたものや、ペースト状にした料理にとろみ調整剤を混ぜたものが適している（写真）。

でんぷん質は加熱すると粘度が増すので、でんぷん質が多く含まれる食材（じゃがいも、やまいも、さといも、いんげん豆、など）を生かして、嚥下調整食を調理する方法もある。

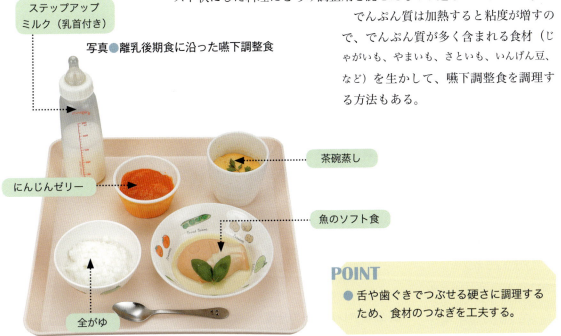

写真●離乳後期食に沿った嚥下調整食

- ステップアップミルク（乳首付き）
- にんじんゼリー
- 茶碗蒸し
- 魚のソフト食
- 全がゆ

POINT
● 舌や歯ぐきでつぶせる硬さに調理するため、食材のつなぎを工夫する。

幼児食に沿った嚥下調整食

子どもにある程度の咀嚼嚥下機能が見られるようになったら、やわらかな固形食を用意する（写真）。ソース類を利用すると、咀嚼と同時に食べ物にソースが絡まり、飲み込みやすくなる。

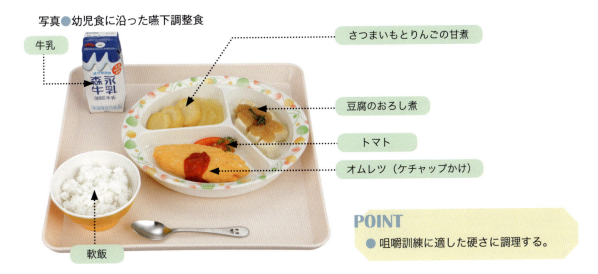

写真●幼児食に沿った嚥下調整食

- 牛乳
- さつまいもとりんごの甘煮
- 豆腐のおろし煮
- トマト
- オムレツ（ケチャップかけ）
- 軟飯

POINT
● 咀嚼訓練に適した硬さに調理する。

食物アレルギーのある子どもへの対応

アレルギーの原因と分類

　食物アレルギーとは、原因となる食べ物を摂取したあとに免疫学的機序によって不利益な症状（抗原抗体反応）が起こる現象である。母体経由で子どもに取り込まれたごく少量の抗原がアトピーを起こすこともあるといわれる。消化機能が未発達な乳児期に、抗原性の高い食品（表1）が入ると、アレルギー発症につながるおそれがある。

　アレルギーは、発症する時間によって、大きく2つに分かれる（表2）。

表1 ●抗原性の高い食品として、食物アレルギーの原因食品・物質の表示が義務づけられている食品と表示推奨されている食品

特定原材料として義務づけられている食品（7品目）	卵、乳、小麦、えび、かに、そば、落花生
特定原材料に準ずるものとして、表示を推奨されている食品（20品目）	あわび、いか、いくら、オレンジ、カシューナッツ、キウイフルーツ、牛肉、くるみ、ごま、さけ、さば、大豆、鶏肉、バナナ、豚肉、まつたけ、もも、やまいも、りんご、ゼラチン

出典：「厚生労働科学研究班による 食物アレルギーの栄養食事指導の手引き 2017」p28. より引用
（https://www.foodallergy.jp/wp-content/themes/foodallergy/pdf/nutritionalmanual2017.pdf）

アナフィラキシー

即時型のアレルギー症状が皮膚症状に留まらず、呼吸器や消化器など複数の臓器に強い症状が急激に現れることを「アナフィラキシー」と呼ぶ。さらに、血圧低下や意識障害を伴う症状は、「アナフィラキシーショック」といわれ、命の危険性を伴う。

表2 ●アレルギーの分類

即時型	皮膚・粘膜症状、消化器症状、呼吸器症状やアナフィラキシーなどの全身症状が起こる食べ物を摂取して、2時間以内に症状が起こる。
非即時型（あるいは遅発型・遅延型）	皮膚・粘膜症状、消化器症状、呼吸器症状やアナフィラキシーなどの全身症状が起こる食べ物を摂取して、数時間以上経過してから症状が起こる。

乳幼児のアレルギー食への対応

写真 ●ミルクアレルギーのある児向けのアレルギー用ミルク

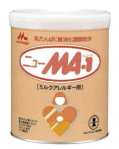

加水分解乳（ニューMA-1® など）
写真提供：森永乳業株式会社

　乳幼児における食物アレルギーの3大原因は「卵」「大豆」「牛乳」である。1～6歳に限ると、食物アレルギーの原因となる食べ物の順位は、第1位が鶏卵、第2位が牛乳となる。

　これらは、子どもの成長に必要なたんぱく源が主成分でもあるので、摂取を厳しく制限するときには不足する栄養への配慮が必要となる。

■ミルクアレルギーへの対応例

　ミルクアレルギーのある子どもには、アレルギー用ミルク（牛乳アレルゲン除去調製粉乳）を与える（写真）。初めにミルクたんぱく質（カゼイン）を加水分解することでアレルゲン性を低下させた加水分解乳を与える。

　それでもアレルギー反応が見られる場合は、アミノ酸乳（エレメンタルフォーミュラ® など）や大豆乳などで代用する。

腎機能が低下している子どもへの対応

子どもの腎機能が低下しているときには、プロテインスコアが高い良質のたんぱく質や必須栄養素を適量摂取しながら、腎機能の低下によって体外に排出されにくい水分やリン、カリウム、ナトリウムなど栄養素の摂取量を制限した食事（写真上）を継続する。また、腎機能の低下した人向けの食品などを活用する（写真下）。

プロテインスコアが高い食品例

卵、牛肉の赤身、豚肉赤身、魚、など。

写真●腎機能が低下している子ども向けの献立例

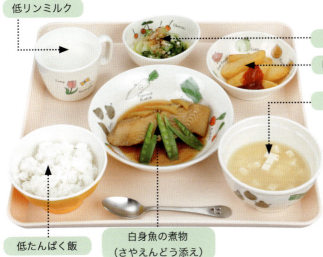

- 低リンミルク
- 野菜の和え物
- じゃがいもの唐揚げ（トマトケチャップかけ）
- 豆腐の減塩味噌汁
- 低たんぱく飯
- 白身魚の煮物（さやえんどう添え）

POINT
- 主食には、低たんぱく飯のほか、パン、パスタを使用すると、たんぱく質の摂取量を抑えられる。

献立作成のポイント

- たんぱく質は、必要以上に摂取すると腎臓に負担がかかる。良質なたんぱく質を優先に補給することで、摂取量を減らす。たんぱく質にはリンが含まれるため、たんぱく質制限はリンの摂取制限につながる。
- インスタント加工食品や麺類、練り製品、チーズにはリンが多く含まれるので、摂りすぎに注意する。
- 乳幼児は低リンミルクを活用する。
- カリウムは生野菜や果物に多く含まれるので、摂取量を制限する。野菜をゆでると、摂取量を減らすことができる。
- 調理に減塩醤油などを使用し、ナトリウムの摂取量を抑える。
- 粉あめを料理に混ぜ、食事制限のために不足しがちなエネルギー量を補う。

写真●腎機能の負担を軽減する食品例

❶低たんぱく飯
❷粉あめ
❸たんぱく質調整パン
❹低リンミルク
❺高栄養流動食（レナジー®）

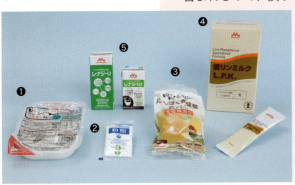

心臓病のある子どもへの対応

　ここでは一般的な循環不全（心不全）時の食事例を紹介する（写真）。心不全時の食事療法として最も重要なことは、塩分を制限し、摂取水分量を適正に保つことである。塩分を多く摂りすぎると、循環血液量が増えて心臓に負担がかかる。

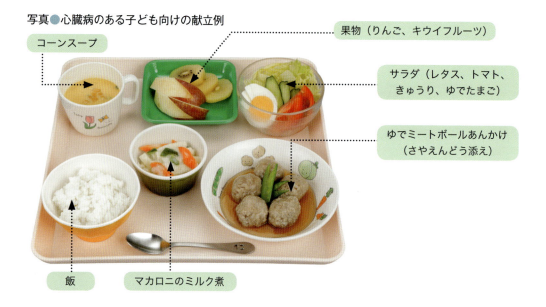

写真●心臓病のある子ども向けの献立例
- コーンスープ
- 果物（りんご、キウイフルーツ）
- サラダ（レタス、トマト、きゅうり、ゆでたまご）
- ゆでミートボールあんかけ（さやえんどう添え）
- 飯
- マカロニのミルク煮

献立作成のポイント

- 小児の食塩摂取目標量は 4～4.5g 未満（小さじ 2/3 程度）。
- 食塩の摂取制限が必要な場合、さらに減量する。
- 腎臓病食に準ずると、乳幼児の食塩量の目安は、以下のように計算する。
    ［体重 (kg) × 0.1］(g／日)
    　例） 体重 3kg の児の場合：3 × 0.1 = 0.3　→ 0.3g／日
- 塩分をなるべく使わない調理法や調味料を選択する。

    ■減塩につながる調理法、調味料の選択の工夫
    - 加工食品には多くの塩分が含まれるので、使用量に注意する。
    - 味つけは、薄味に心掛ける。
    - 塩気の代わりに、柑橘類（レモン、すだち、かぼす）などの酸味を上手に使う。

- 過剰な水分摂取は浮腫を助長するため、制限をする。
- 胃腸のうっ血による消化障害や浮腫を考慮して、消化のよい食品を選択する。
- 揚げ物などによる過剰な脂肪摂取は肥満につながる。肥満は心臓への負担を大きくするので摂りすぎに注意する。

貧血のある子どもへの対応

貧血の原因には、鉄不足（鉄欠乏性貧血）、ビタミン B_{12} 不足（ビタミン B_{12} 欠乏性貧血）、葉酸不足（葉酸欠乏性貧血）などがある。血液検査でのヘモグロビン・血清鉄・フェリチン・トランスフェリンなどの数値から、貧血かどうかを判断する。

特に低出生体重児は、貯蔵鉄が少なく、発育に伴い貧血が起こりやすい。貧血がある場合は、鉄分が多く含まれる食品を中心に、バランスのとれた献立を用意する（写真）。

貯蔵鉄

主に肝臓や脾臓に貯蔵しているフェリチンのこと。フェリチンは血清鉄濃度の維持を行う鉄たんぱく質であり、鉄欠乏性貧血などの鉄代謝異常の指標とされる。鉄が不足するとフェリチンの減少から血清鉄の減少へ、さらにヘモグロビンの減少へと進む。フェリチンを検査することで「かくれ鉄欠乏症」がわかる。

写真●貧血のある子ども向けの献立例

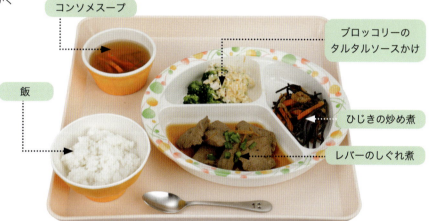

献立作成のポイント

- 鉄欠乏貧血の場合には、鉄の吸収効率がよいヘム鉄が多い食材（赤身の肉、レバー、かつお、まぐろの赤身など）を摂取する。
- ビタミン B_{12}、葉酸が含まれる食品を摂取する。

ビタミン B_{12} が多く含まれる食品	牛レバー、たまご、柿、チーズ など
葉酸が多く含まれる食品	ブロッコリー、いちご、枝豆、牛レバー など

- 離乳食ではレバーが使われているベビーフードが適している。
- 食材を鉄鍋で炒めると鉄の摂取量が増える。

参考文献

- 厚生労働省（2007年3月14日）「授乳・離乳の支援ガイド」

2 栄養・排泄のケア

3 乳幼児の摂食・嚥下発達とその指導

口から食べることは、栄養のみならず生きる楽しみの一つでもあり、コミュニケーションの場でもある。まず食べたくなる環境を整え、たとえ経管栄養でも皆と一緒に楽しく食べることである。口から食べることが難しい子どもでも、唾液を飲み込んだり、口腔ケアをしっかりすることで、たくさんの感覚を育てることができる。その積み重ねが、食べる意欲を育み、健康に生きる意欲を育てる基盤になる。

口腔機能の発達

赤ちゃんは、生まれた直後から生きていくために栄養や水分を自分で取り込まなくてはならない。そのため胎生4カ月ごろには嚥下や舌の動きがあり、7カ月ごろから指しゃぶり、吸啜、嚥下などを練習している。生きる意欲、食べる意欲も胎生期から育っている。この母体内から始まる口腔機能の発達時期を「経口摂取準備期」という（図1）。

出生後の口腔機能の発達は、身体全体の大きな運動の発達とも関係している。頸がすわり安定すると、口腔は微細な運動をしやすくなり（嚥下機能向上期・捕食機能向上期）、座位がとれるころには舌の動きも前後上下と食べ物を押しつぶし（押しつぶし機能獲得期）、さらに四つ這いができるころには舌や歯茎で食べ物をすりつぶす動きが出てくる（すりつぶし機能獲得期）。一方で、目と手の協応運動も発達し、手づかみ食べなども上手になってくる。

図1 ●摂食機能獲得段階の特徴的な動き

手づかみ食べ機能の獲得期は、早期から始まり、食具食べにつながる。

経口摂取機能	舌、口唇、顎の動き	自食機能
経口摂取準備期	哺乳反射、指しゃぶり、玩具舐め	自食準備期
嚥下機能向上期 （5～6カ月ごろ）	下唇の内転、舌先の固定（閉口時）と蠕動様運動での食塊移送	手づかみ食べ機能獲得期 手の協調 前歯咬断 食物の選択
捕食機能向上期 （6～7カ月ごろ）	顎・口唇の恣意的閉鎖、上唇での取り込み（こすりとり）など	
押しつぶし機能獲得期 （7～8カ月ごろ）	口角の水平の動き（左右対称）、扁平な唇、舌尖の口蓋への押しつけなど	食具（食器）食べ機能獲得期 1）コップ　2）フォーク 3）スプーン 4）ストローの使用など
すりつぶし機能獲得期 （9～11カ月ごろ）	頬と口唇の協調運動、口角の引き（左右非対称）、顎の偏位など	

出典：
田角勝，向井美惠（2014）『小児の摂食嚥下リハビリテーション 第2版』医歯薬出版，p44. をもとに作成。

摂食・嚥下の過程

摂食は、まず食べる意欲を持つこと（おなかがすいた）から始まる。

次に、食べ物を認識し（先行期）、口に取り込み飲み込めるかたち（食塊）にして（咀嚼して）、咽頭へ送り込み（準備期・口腔期）、嚥下する（咽頭期）。嚥下は、呼吸を一瞬止め（嚥下性無呼吸）、誤嚥しないように飲み込むという複雑な反射で行われる。嚥下は「食べる機能」のうち、最初に備わる機能である（表1）。

表1 ● 摂食・嚥下の5期のプロセス

摂食・嚥下の5期	何をしているか
先行期	何を食べるのかを認識。
準備期	口に取り込み、飲み込みやすくするための食塊を形成。
口腔期	食塊を咽頭へ送り込む。
咽頭期	咽頭通過、食道への送り込み（嚥下）。
食道期	食道通過。

経口摂取開始前の確認とその対応

経口摂取を開始する前には、以下に掲げる項目（表2）を確認する。

表2 ● 経口摂取開始前の確認項目

①覚醒レベルが保てているか。
②筋緊張が非常に低すぎたり強すぎたりする場合、うまくよい姿勢がとれるか。
③強い呼吸障害がないか、鼻呼吸ができるか。
④口が鈍感で刺激しても動かない、あるいは敏感で触れない、咬む反射が強い、などがないか。
⑤嚥下反射は誘発できるか。

これらに問題を抱える子どもは、口から食べることに意欲があったとしても体力を消耗し体調を崩しやすいため、次のような対応をとる。

【対応例】

- しっかりとしたよい姿勢を見つけ、覚醒レベルを上げて、呼吸を整え、口を閉じて鼻呼吸を安静にできる練習をする。
- 感覚過敏の場合、スプーンが口に入ると全身の緊張が亢進したり、粒のある食べ物では嘔吐反射を誘発して吐いてしまう、などが見られる。脱感作には本人の成熟も必要であり、受け入れられるところから根気よく受け入れてもらう（図2）。
- 感覚鈍麻（低登録）の場合、口の中に食べ物が入っても口が動かず飲み込まなかったり、よだれが顔についても気がつかない、などが見られる。食べ物に関する情報を事前に与えるほか、歯肉のマッサージや口腔周辺の皮膚刺激、筋訓練などの方法があり、食事前に行う（図2）。

図2●ある感覚に対する過敏／鈍麻への対応
（スプーンで食べさせられることに拒否を示すケースを例に）

【感覚過敏】
閾値が低いなどで、金属スプーンの冷たさが耐えられない　など

対応
受け入れやすい手段を探す（木製のスプーンに変更するなど）

【感覚鈍麻】
口に入ってきたものが何であるか判断できず、異物感がある　など

対応
食べ物に関する情報を適用する（事前に匂いをかがせるなど）

経口胃経管栄養法
（OG法・口腔ネラトン法）

経管栄養療法の一つ。栄養チューブの先端を口から嚥下してもらい、食道を経て、胃まで進める。詳細はp79参照。

- 嚥下反射がしっかり出るように、乳嘴（乳首）を吸わせて、乳児嚥下を成熟させる。経口胃経管栄養法（OG法・口腔ネラトン法）で栄養チューブの嚥下を促す、頸部・顎の刺激で嚥下反射を促す、など。

写真●脱感作

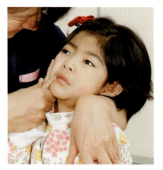

Check
脱感作の方法

- しっかり抱いてあげること、触られることを予告し、過敏性の弱い末梢から、手の甲、腕、肩、頸、顔へしっかり手掌を当て（写真）、受け入れてもらう（これらは食間に行う）。
- 手しゃぶりや指しゃぶりの可能な子どもはそこから始めてもよい。
- 口に入る食べ物に過敏な子どもには自分の手指に好きな食べ物を付けて舐めることや、ほかのこと（映像や音楽など）に気を引きながら受け入れやすい方法を個別に工夫していく。

なんとかこれらの問題をクリアして食べられていても、嚥下反射が不十分のままだと、2〜3歳になって歯や下顎が大きく成長し、咽頭と喉頭との間の距離が離れるようになったときに、食べ物を十分飲み込めずに誤嚥を起こすようになる。こうした子どもに対しては、経管栄養を併用しながら基礎体力をつけて、併行して上記の問題点の原因を明らかにし、摂食・嚥下リハビリテーションを一つひとつ行っていく必要がある。

経口摂取と経管栄養の併用の注意点

経管栄養のみの子どもが経口摂食を始める条件

経管栄養から経口摂取に切り替える際には、嚥下内視鏡検査やビデオ嚥下造影を行い、以下の条件（表3）にかなっているかを確認する。

表3 ● 経管栄養のみの子どもが経口摂食を始める条件

- 下気道感染を繰り返していないこと。
- 喘鳴が少なく頻回の吸引がないこと。
- 誤嚥を起こしにくい食形態、量、姿勢が設定できること。

経口摂取のみの子どもが経管栄養を始めるタイミング

経口摂取をしていた子どもに以下のような状態（表4）が観察された場合、経口摂取の形態・量・姿勢を検討する。経口だけで十分な栄養が摂れないときには、経管栄養を開始する。

表4 ● 経口摂取のみの子どもが経管栄養を始めるタイミング

- やせてくるとか身長に見合って体重が伸びないとき。
- 気道感染を思わせる発熱の反復が見られるとき。
- 食事中のむせや喘鳴が増加しているとき。
- 胸部CTで誤嚥を疑わせる慢性浸潤影が見られるとき。
- 慢性的なC反応性蛋白（C-reactive protein：CRP）の陽性化が見られるとき。

なお、下気道感染の回復期には、いったん全経管栄養とし、十分に体力が回復したあと、食べる条件を整え、経口摂食を一部再開する。発達期にある子どもは、その後、経管栄養を脱することもしばしばある。

喉頭の位置の変化
乳児から成長するにつれて、喉頭の位置は下がる。そのため、空気の流れ（気管への道）と食べ物の流れ（食道への道）が交差する部分が増え、誤嚥しやすい構造となる。

C反応性蛋白
感染症罹患時など、体内で炎症反応や組織の一部が壊れたときに血液中に現れるたんぱく質。

摂食・嚥下リハビリテーションの実際

口腔ケア

　食べ物や唾液など、食道に入るべきものが気管に入ることを誤嚥という。誤嚥をすると、生体防御反応により、咳をしたりむせて気管内から誤嚥したものを除去しようとする。口腔内が不衛生だと、食べ物や唾液に交じった口腔内細菌を誤嚥し、体調不良時には誤嚥された細菌が関与した肺炎（誤嚥性肺炎）になるおそれがある。経管栄養をしている場合でも、唾液などに交じった口腔内細菌を誤嚥する場合がある。

　誤嚥防止手術としての気管切開（喉頭気管分離など）を施されていれば、誤嚥なく食べる楽しみは味わうことができる。ただし、口腔ケアをしなければ、咽頭の唾液や食物残渣から鼻炎や副鼻腔炎、中耳炎、気管支炎などになり、体力を消耗する場合がある。

　これらのリスクを回避するためには、口から食事をしている場合でも、経管栄養をしている場合でも、口腔ケアの実施が欠かせない。食べ物を飲み込まず舐めて味を楽しむ子どもであっても、そのあとで口腔ケアをする必要がある。口腔ケアを適切に行うことは、口腔内の清潔感覚がしっかりし、食べたときの味覚・触覚・温度感覚の発育につながる。そしてそのことが、誤嚥を減らす可能性を高める。また、口腔ケアは、舌の運動訓練にも役に立つ。

　口腔ケアは定期的に受けることが望ましい。訪問歯科医制度もあるので、地域で情報を得るとよい。

> **不顕性誤嚥**
> （silent aspiration）
>
> 嚥下反射がしっかり出ない子どもの場合、咳嗽反射も弱く、誤嚥してもむせず、咳が出ないでぜこぜこすることが多い。これを「不顕性誤嚥」という。

口腔ケアの実施

　口蓋や舌の付着物、歯茎、歯と歯肉の境目（内側外側）、歯と歯の間、噛み合わせなどを丁寧に清潔にしていく（図3）。

　経口摂食ができない子どもに口腔ケアを実施する際には、洗浄水の誤嚥を避けるために、排液吸引を十分にするなどの配慮が必要である。歯ブラシ先端に吸引チップの付いた機器も売られている。

①：下顎口腔前庭（歯肉頬移行部）
②：上顎口腔前庭（歯肉頬移行部）
③：舌と口腔底の間の空間
④：硬・軟口蓋
⑤：舌背

図3 ●口腔ケアの順番

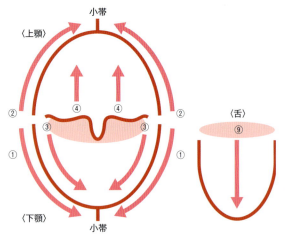

出典：山下美樹（2016）「新生児口腔のケア、グリーフケアとしての口腔ケアの実際」『小児歯科臨床』21（7）：10-12. をもとに作成。

COLUMN　嚥下のメカニズムと誤嚥が起こる理由

通常、私たちは、鼻から喉頭、気管を通じて呼吸を行っている（図a）。呼吸時には、気管の入口である喉頭の蓋（喉頭蓋）は開いており、唾液は口腔内に溜まっている。唾液がある程度停留すると、口腔内に維持できなくなり飲み込み（嚥下し）たくなる。

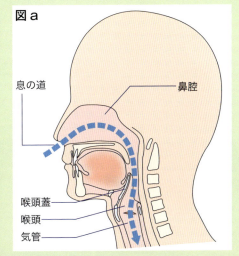

嚥下が始まると、気管は喉頭蓋で、鼻腔は咽頭後壁と軟口蓋でそれぞれふさがれ（図b）、呼吸は一時止まる（嚥下性無呼吸）。嚥下物が通過し終わると、ふたたび口鼻腔と喉頭蓋が開放され、呼吸が再開する。これらの協調運動は、咽頭期からは0.4秒ほどの短時間で無意識に行われる。脳障害や解剖学的異常で協調運動がうまくいかないときに、誤嚥が起こる（図c）。

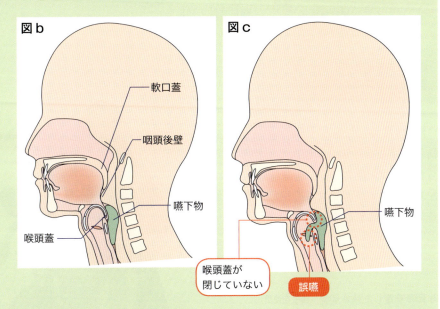

誤嚥の経験は誰しもあるだろうが、むせ込み、咳が止まらず苦しいものである。しかし、この誤嚥に対する生体防御反応（むせ込み、咳）が痰の排出や咳反射であり、異物を気道から除去し気道閉塞や感染を防いでいる。重症児はこういった生体防御反応が不十分である場合もあり、摂食による誤嚥が呼吸困難や肺炎を繰り返す原因となる。

食事姿勢の調整

口からしっかり食べ物を取り込むためには、安定した姿勢をとれる必要がある。

抱っこなどで食事の姿勢を整える（写真）。

ある程度寝かせたほうが誤嚥の少ない子どもには寝かせたままで、誤嚥がなくよい姿勢がとれるならば座位姿勢がよい。

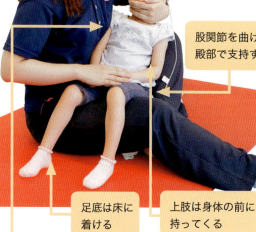

- できるだけ密着する
- 股関節を曲げ、殿部で支持する
- 上肢は身体の前に持ってくる
- 足底は床に着ける
- 頭部と体幹はできるだけ真っ直ぐになるようにする

写真●抱っこによる姿勢の調整

抱っこは、姿勢の崩れやむせに対して柔軟に対応できる。
介助者の負担軽減のために、クッションやソファーなどを利用するとよい。

座位がまだしっかりととれない子どもを椅子に座らせる場合、頸がしっかり支えられ、身体が反り返らず丸まらず（中間位）、左右にねじれず傾かず（正中位）に座らせるように支援する（写真）。

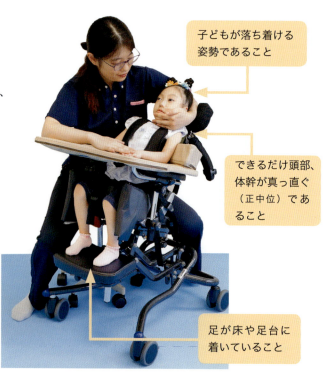

- 子どもが落ち着ける姿勢であること
- できるだけ頭部、体幹が真っ直ぐ（正中位）であること
- 足が床や足台に着いていること

写真●安定した基本姿勢（椅子を使用）

食べ物の取り込みから嚥下に至る一連の運動は、安定した姿勢をとることでより効果的に行える。
体幹や頸の角度は、
- 呼吸状態
- 筋緊張
- 顎・口唇・舌の動き
- 食べ物が流れるスピードと嚥下のタイミング
- 重力による送り込み

などの状態によって、子どもごとに異なる。

食事形態、一口量の調整

誤嚥のない子どもならば、摂食の各期における口腔機能の状態（発達の程度）に合った食事形態を準備する。

食事を摂る際には、口の大きさに合ったスプーン（シリコンスプーンやアイスクリームスプーン、写真）を使い、一口量が多くならないように配慮する。

食事中は、顎や口唇、舌の動きなどを評価し、介入の指針を得る、食事形態のレベルアップを検討する、などをしていく。表2に東京小児療育病院で使用している摂食評価表を用いた例を示す。

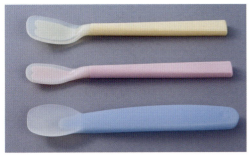

写真●シリコンスプーンの例

表2●摂食評価表の例（マッシュ食）

摂食の期（区分）			顎	口唇	舌	姿勢、その他所見
先行期	認知		食べ物に合わせて開く	食べ物に合わせて開く	（前歯内側にある）	覚醒状態：良好 食べる意欲：良好 伸展方向に緊張が入りやすい傾向
					前歯外側〜口唇	
			開かない、（開きすぎる）	開かない、（開きすぎる）	口唇の外に突出	
	取り込み		閉じる	上唇で取り込める	（前歯内側にある）	前歯での取り込み
					前歯外側〜口唇	
			後退して開く 急激に閉じる	動かない	口唇の外に突出	
準備期	食塊形成	押しつぶし	閉じ続ける	閉じ続ける	十分な前後上下	
			（上下する）	（閉じるときもある）	未熟な前後上下	
			開いたまま	開いたまま	（前後のみ、）突出	
		咀嚼	左右回旋を伴う	閉じ続ける	中央から奥歯へ	
			上下左右	（開閉する）	奥歯に触れる	
			上下のみ、開きすぎる	開いたまま	（前後のみ、）突出する	
口腔期	送り込み		閉じ続ける	閉じ続ける	口蓋に押し付ける	
			（上下には動く）	（一瞬は閉じる）	上下には動く	
			開きすぎる	閉じない	動かない、止まる	
			噛みしめる		（前後に動く、）突出	

ペーストのような初期食でこのような食べ方をしている場合、「顎」が上下によく動いているので、咀嚼しているように見える。ただし「舌」に着目すると、前後の動きをしていることから、顎と舌の運動が分離しておらず一緒に動いていることが推測される。

また「口唇」での取り込みや閉じ続けることに課題があることがわかり、介入の指針がこの評価表で得られる。

一方、誤嚥しやすい子どもの場合は、ビデオ嚥下造影などを参考に、食事形態、姿勢、食べる量（一口量）などを決める。

一般に、とろみがあってまとまりやすいマッシュ状、ゼリー状やプリン状のものを少量から始める。

ベビーフードや既製の嚥下調整食（写真）は、硬さや大きさの手本となり、食材やメニューの幅を広げられるので、適宜活用する。

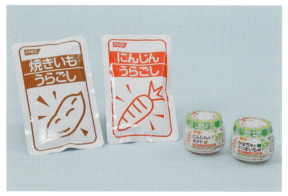

写真●既製の嚥下調整食の例

食事の進め方

食事中は子どもの状態をよく観察・評価して進める。

頭部や下顎が不安定な場合は、オーラルコントロールを実施し、食べるときの顎・口唇・舌の安定性と協調運動を引き出し、口腔機能のリハビリテーションを行う。

■食事中の評価とサポート例

Step1 観察　子どもの状態を観察する。

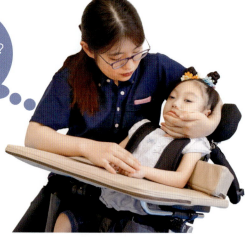

全体の筋緊張はどうか？
頭頸部の安定性はどうか？
ほかの身体部位に過剰な努力が見られないか？

たとえば、頸部が後ろに反る、顎が引ける、口が開きすぎる、舌が緊張する、などが見られないかを観察する。

Step2 評価
- 姿勢を起こしたほうが、食べ物が見やすくなり、口をしっかりと動かしやすくなるかもしれない。
- オーラルコントロールがあれば、舌だけ動かし送り込みやすくなるかもしれない。

Step3 オーラルコントロールの実施

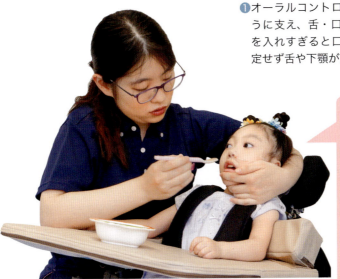

❶ オーラルコントロールを実施。下顎が安定するように支え、舌・口の動きを引き出す。介助者が力を入れすぎると口が動かなくなり、弱すぎると安定せず舌や下顎が動きすぎる。

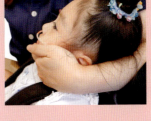

介助者の腕と身体で後頭部をしっかりと支える。頭部は軽く前屈させる（顎を上げない）。

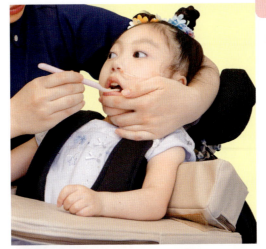

❷ 口の中央から水平にスプーンを入れ、舌の上に食べ物を乗せる。
介助者の中指で下顎・舌の安定性を助ける。
スプーンや食べ物に合わせて口の開き具合を調整する。

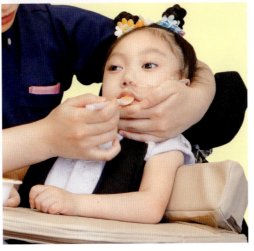

❸ 上唇での取り込みを引き出しながら、スプーンを水平に引き抜く。
介助者の人差し指を下顎と下唇の間に置いて、口唇閉鎖を助けて、送り込みと嚥下を確認する。

自食に向けた手や食具の使用

　赤ちゃんは、胎生6〜7カ月ごろから指しゃぶりをしている。生まれてからは、多くの感覚刺激を通して、自分の身体の各部分のイメージ（ボディイメージ）が育つ。指しゃぶりから始まり、手で足や身体、顔に触れる、物に触れる、握る、放す、たたく、そしてものを操作する力が、視覚機能と協応しながら育っていく。

　そのため、乳幼児期の手づかみ食べは、食具を操作する前段階として、自分と食べ物との距離感、食べ物の触感や重さ、大きさ、口に入れるタイミングなど、様々なことを体得するよい機会となる。

　一方で、重度の障害を持つ子どもは、自分で身体を触れる、確認する機会に乏しく、食具を操作する前段階でつまずいていることが少なくない。

　まずは、食具を使うための土台となる「姿勢」を安定させる必要がある。どのような姿勢（座位保持椅子など）で食べるのがよいか、椅子や机の高さ、身体との距離をどのようにするか、などの環境面を整える必要がある（写真）。

写真●環境面の調整①

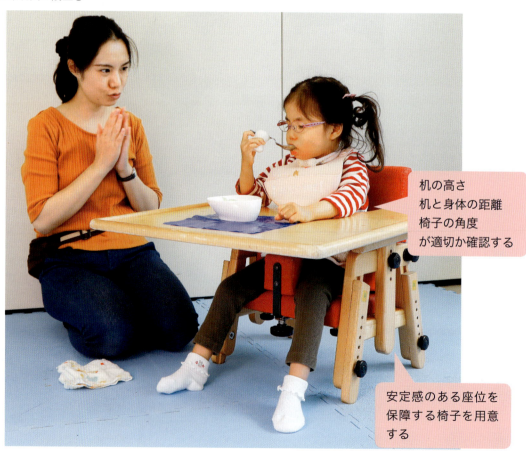

机の高さ
机と身体の距離
椅子の角度
が適切か確認する

安定感のある座位を保障する椅子を用意する

Chapter ❷ 発達障害のある乳幼児の療育支援 | 2 栄養・排泄のケア

写真●環境面の調整②

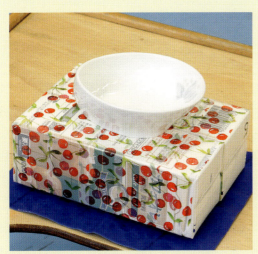

口と皿の距離を縮める台を置いて、口に運びやすいようにする。

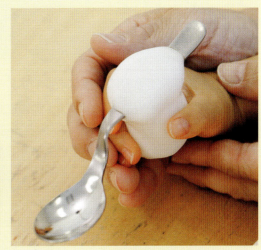

握りを安定させ、腕・手首の動きを引き出すスプーンなどは、自食を支える環境となる。

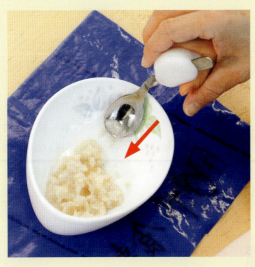

皿の底面やへりをすべらせて感覚的フィードバックを得る。

参考文献

- 田角勝, 向井美惠編著（2014）『小児の摂食嚥下リハビリテーション 第2版』医歯薬出版
- 小山珠美（2017）『口から食べる幸せをサポートする包括的スキル：KTバランスチャートの活用と支援 第2版』医学書院
- 小西紀一, 小松則登, 酒井康年（2013）『子どもの能力から考える 発達障害領域の作業療法アプローチ』メヂカルビュー社
- 藤島一郎, 藤谷順子（2001）『嚥下リハビリテーションと口腔ケア』（N-Books 4）メヂカルフレンド社
- 乾敏郎（2009）『イメージ脳』（岩波科学ライブラリー）岩波書店
- 大野木宏彰（2014）『頸部聴診法を使った 嚥下の見える評価マニュアル：「3つの嚥下機能」と「6つの嚥下障害タイプ」と「10の評価項目」をまとめた動画DVD付き！』メディカ出版
- 北住映二, 藤島一郎, 尾本和彦（2007）『子どもの摂食・嚥下障害：その理解と援助の実際』永井書店
- 日本摂食嚥下リハビリテーション学会医療検討委員会（2018）「発達期摂食嚥下障害児（者）のための嚥下調整食分類2018」『日本摂食嚥下リハビリテーション学会誌』22（1）：59-73.

2 栄養・排泄のケア

4 経管栄養

子どもが成長するのに必要な栄養や水分を上手に摂取できないとき、経管栄養は安全に発育を促すための前向きな方法である。行うやり方の注意を守りながら、家族の生活を組み立てていきたい。
注入を先に始めながら食事をともにするなど、家族の生活の流れに自分も参加する意欲を育てたいと思う。

経管栄養の概要

経管栄養とは

消化管の消化・吸収機能は保たれているが、摂食・嚥下障害があり十分な栄養摂取ができない場合や、誤嚥による呼吸障害や肺炎を繰り返し安全に栄養摂取ができない場合は、経管栄養を選択する。経管栄養は、胃や腸に栄養チューブを留置して、そこから食事を摂る栄養法である。経口摂取の代わりに行われる栄養法として、経静脈栄養とならび重要な位置を占める。

経管栄養は、経静脈栄養と比べると、消化・吸収に消化管を使うという面で生理的である。また、腸管免疫系を保ち、消化管ホルモンを分泌することで、消化管の運動・消化酵素分泌の調節、粘膜萎縮や胆汁うっ滞を防ぎ、腸管内の細菌が体内に移行して感染を引き起こすこと（バクテリアルトランスロケーション）を防ぐという利点もある。

> **誤嚥のメカニズム**
> P71 参照

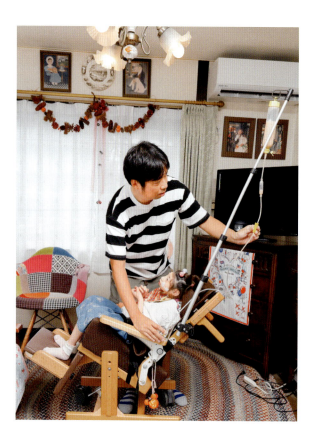

適応

子どもに次のような様子が見られた場合には、経管栄養の適応となる。

- 意識障害や麻痺による摂食・嚥下障害が見られる。
- 嚥下の協調運動障害による誤嚥が見られる。
- 摂食・嚥下の機能が十分にあっても、摂食意欲が不足している。
- 口腔過敏で摂食嫌い。

これらが原因で十分量が経口摂取できないときには、経口摂取と経管栄養を併用することもある。

重症新生児仮死後の蘇生後脳症のように、受傷後一度も摂食の可能性がなく、改善の見込みもない場合は、在宅移行時に、経管栄養の方法や合併症への対応方法のトレーニングを家族が受けたあと、在宅で経管栄養が行われる。

在宅移行後に摂食・嚥下障害が回復して経口摂取に移行したり、経口摂取をしていたが徐々に嚥下機能が低下し経管栄養に移行するということは、めずらしくない。経口摂取をしていたあとに経管栄養を選択する根拠としては、食事中の咳やむせ込み、食事中・食事後の呼吸障害や喘鳴といった症状、さらに肺炎を繰り返すような誤嚥による弊害が挙げられる。

経管栄養の種類

経口胃管栄養法（OG法・口腔ネラトン法）

食事や飲水のときだけ口から胃管（ネラトンチューブ）を挿入して栄養剤を注入し、終了したら抜去する方法（図1）。患児の挿入時の協力が得られる場合は適応となる。

食事のとき以外は抜去するので、負担が小さいのが利点であり、嚥下力の育成にも効果的である。

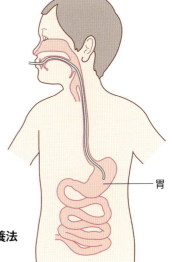

図1 ●経口胃管栄養法

> **口腔ネラトン法**
>
> 経口胃管栄養法は、挿入部と到達部の組み合わせ名は「経口胃管」だが、1985年に舟橋らが報告し慣例的に「ネラトン法」と呼ばれている。ネラトンチューブは、外科医ネラトンが考案したゴムや塩化ビニル製の生体用の挿入管で、先端が鈍で挿入時に組織を損傷しにくい。

経鼻胃管栄養法

鼻から胃に挿入した栄養チューブを粘着テープなどで顔に固定して、栄養剤投与時に使う（図2）。日常は栄養チューブに蓋をしてまとめて、生活のじゃまにならないようにする。

鼻は口より固定がしやすく自己抜去が少ない利点がある。

栄養チューブは、素材がポリ塩化ビニルで、長期間留置すると可塑剤が抜けて栄養チューブが硬化し、抜去しにくくなることがあるので注意を要する。

図2 ●経鼻胃管栄養法

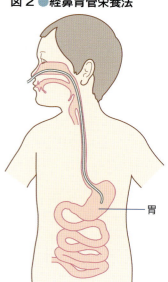

胃

> **可塑剤の安全性**
> ポリ塩化ビニルに従来使用されている可塑剤DEHP（フタル酸ビス）に関しては、安全性が確認されている。
> また、ポリ塩化ビニルを使用しない代替品も普及している。

経鼻腸管栄養法

鼻から胃を経て胃の出口である幽門を越えて栄養チューブを留置する方法（図3）。先端を幽門後（十二指腸）、またはトライツ靱帯後（空腸）に置く。

成人では、胃癌などで胃切除後などの適応がある。

小児では、胃内への間欠的栄養投与法では、嘔吐や逆流による誤嚥の危険性が高い子どもや、胃内残量（胃残）が多く十分な栄養を得られないような子どもに適応がある。

毎回受診してX線透視下で挿入を行うなど手間がかかる。また、自己抜去時や閉塞時は、時間的余裕がないため、時間外受診が必要なことがある。

基本的には成分栄養剤または消化態栄養剤を、ポンプを使って24時間持続的に投与する。

使用する栄養チューブは、胃管よりも内径が細く全長が長いため、閉塞しやすい。特に散剤は閉塞しやすく、十分な後押しが必要となる。できれば一時的な選択に留め、近未来的には胃管に移行するか、できなければ胃瘻と噴門形成に移行してから在宅移行するのが安全である。

図3 ●経鼻腸管栄養法

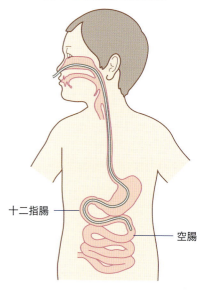

十二指腸

空腸

> **持続的に注入する理由**
> 経腸栄養でゆっくり時間をかけて注入するのは、消化態栄養剤が短時間で吸収され、肝臓の負担にならないようにするためである。

胃瘻

腹壁と胃を外科的に固定して瘻孔を開け、栄養チューブを留置する方法（図4）。作成に手術を要するが、できてしまえば経鼻胃管のように顔にじゃまなものもなく、径が太く長さも短いため閉塞もまれである。事故抜去も少なく再挿入も容易である。

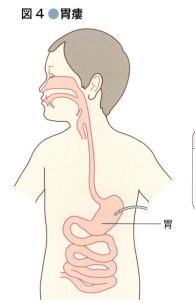

図4 ● 胃瘻

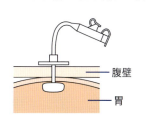

図5 ● ストッパーと注入部の組み合わせ例

バンパー・チューブ

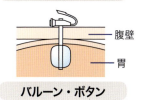

バルーン・ボタン

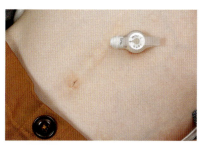

胃瘻の栄養チューブには、胃内側のストッパーと注入接続部に次のようなタイプがあり、それぞれ組み合わせたものがある（図5）。

- ストッパー：バルーン型／バンパー型
- 注入接続部：ボタン型／チューブ型

術後、瘻孔が安定するまではチューブ型を使用し、そのあとでボタン型に変更することが多い。

腸瘻

胃瘻と同様に腹壁と空腸を固定して瘻孔を開け栄養チューブを留置する方法（図6）。利点は胃瘻とほぼ同じで、内容物の逆流や胃残（胃内容）で胃が使えない場合に選択される。欠点としては、栄養の選択肢が少ないことと、持続注入が必要なことである。

注入接続部とストッパーの組み合わせは、胃瘻と同様。

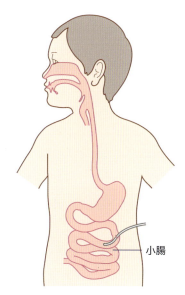

図6 ● 腸瘻

> **経胃瘻的腸瘻**
>
> 小児では食道と胃が使えなくなることはまれなため、腸に直接瘻孔を造設するよりは、それまで使用していた胃瘻を利用して幽門後に先端を留置する経胃瘻的腸瘻が選択されることが多い。

経管栄養剤の種類と選択

栄養剤の種類

　経管栄養剤は、人工的に部分消化された経腸栄養剤と、自然食品栄養剤とに大きく分かれる。

　経腸栄養剤は、たんぱく質の消化吸収の程度で「成分栄養剤」「消化態栄養剤」「半消化態栄養剤」に分類される。糖はデキストリンで、低分子であり消化を要するが容易に吸収される。

■成分栄養剤
- たんぱく質そのものではなく、アミノ酸として含まれ、消化を要しない。
- 脂質は極少量のため、長期間使用すると必須脂肪酸などが不足する。
- 消化が不要で吸収が容易であるが、浸透圧が高く下痢が起こりやすい。

> **そのほかの経腸栄養剤**
> これらのほかにも、経腸栄養剤には、肝不全、腎不全、糖尿病用など各病態用のものがある。

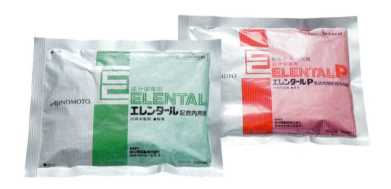

■消化態栄養剤
- 成分栄養剤と同様、たんぱく質そのものではなく、アミノ酸と低分子ペプチドが配合されており、消化せずに吸収できる。
- 脂質は少ないが、長期間使用しても不足は生じない。

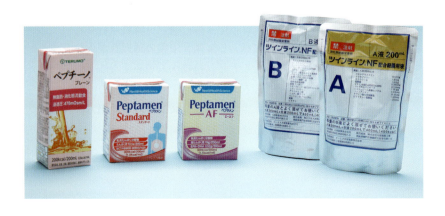

■半消化態栄養剤
●たんぱく質のかたちで含まれており、消化を要する。
●脂質は十分含まれており、長期投与で不足は起きない。
●分子量が比較的大きく浸透圧は低い。消化機能に問題のない子どもで適応となる。

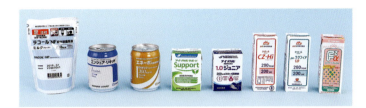

■自然食品栄養剤
●天然食品をブレンドしたもの。
●ふつうのミキサー食と同じなので、ゆっくり消化・吸収され、食後の低血糖が起こりにくい。
●分子量が大きく浸透圧が低い。消化機能に問題のない子どもで適応となる。

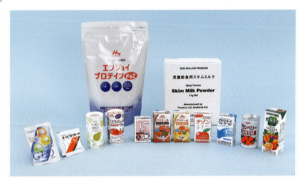

栄養剤の選択

　栄養剤の選択（医薬品か食品か、液体か粉末か半固形か）は、胃に入れるか腸に入れるか、子どもの消化機能の程度、費用や使い勝手などによって決まる。一般に濃度が高い栄養剤は、基礎代謝が低く希釈してカロリーを抑えることが多い重症児向きではない。

　経鼻腸管栄養法を実施する場合、乳児期には、経腸栄養剤の代わりに母乳や人工乳を経管栄養として投与し、乳児期を過ぎてから経腸栄養剤に変更する。このとき投与経路を、経鼻胃管のように細くて長いものから、胃瘻のように太くて短いものに換えることができれば、離乳食としてミキサー食に切り替えることができる。

　ミキサー食を投与する場合は、通常の食事をミキサーで撹拌したものを準備する。このとき水分を増やすとカロリーが足りなくなり、水分を減らすと粘稠で栄養チューブを閉塞するおそれがあるので注意する。

> **ミキサー食**
> ミキサー食は、浸透圧は低く、消化吸収機能が保たれている子どもでは、微量元素補充や便性改善に利点がある。

経管栄養の実施（経鼻胃管栄養法）

　胃管（経管栄養チューブ）や連結チューブ（ボタン型胃瘻用）が正しい位置にあることを確認してから、イルリガートルやバッグと、胃管などの接続チューブとを接続し、注入を開始する。
　ここでは経鼻胃管栄養法の方法について解説する。

物品の準備

　チューブの種類・サイズ・長さが、指示どおりであることを確認する。

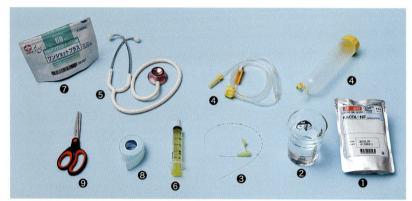

写真●必要物品

❶注入物
❷白湯
❸経管栄養チューブ
❹イルリガードルと注入セット
❺聴診器
❻カテーテルチップシリンジ
❼清浄綿
❽絆創膏
❾ハサミ

経鼻胃管の挿入

❶準備した物品は、子どもの手の届かない安全な場所に置いておく。

❷子どもを仰向けなどの、栄養チューブの挿入に適した姿勢にする。栄養チューブを挿入するときは、基本的には30〜45度程度の半座位をとる。
　筋緊張や変形拘縮がある場合は、リラックスできる安全な挿入姿勢を選択する。

❸メジャーで栄養チューブの挿入の長さを測定する。

POINT
- ゼコツキのある場合は鼻咽腔をしっかりと吸引する。
- 必要があれば手で払いのけられないように両手をタオルでくるんだり、他の人が抑えたりする。

――挿入チューブの長さの測定――
①外鼻孔から胃までの長さを測定する。
②挿入する栄養チューブを使用し、「鼻→耳→みぞおち」とたどり、外鼻孔から胃までのおおよその長さを測定する。
③みぞおちの位置の長さで、栄養チューブに油性マジックで印を付ける。

❹手洗いをし、子どもに鼻から栄養チューブを挿入することを説明する。

Chapter 2 発達障害のある乳幼児の療育支援 | 2 栄養・排泄のケア

❺子どもの頭部をしっかりと固定し栄養チューブの挿入を開始する。子どもの嚥下に合わせてゆっくり挿入する。

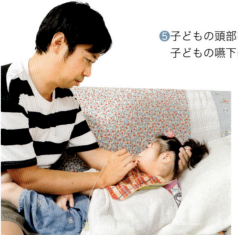

POINT
- 子どもの頭部を挙上し、食事時の自然な体位をとり（半座位〜座位）、胃食道逆流による誤嚥性肺炎を防ぐ。
- 咽頭を刺激すると嘔吐反射が起こるため、喉の奥をチューブで突かない。
- 挿入者は、子どもがリラックスできるように、声掛けを行う。

4 経管栄養

絆創膏の工夫

絆創膏にイラストなどを描くと、子どもが楽しめるようになる。イラストを描いた絆創膏の上からは透明の保護用テープを貼る。

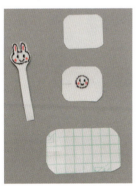

❻チューブの印が鼻腔まで達したら絆創膏で止める。

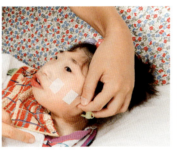

POINT
- チューブは、鼻部や頬部で固定するが、自己抜去の可能性や皮膚への刺激を考慮し、利用者の状態に合わせた工夫が必要である。
- 絆創膏を貼付する皮膚の汚れや皮脂を拭き取る。

❼栄養チューブが口腔内に巻いていないことを確認する。

POINT
- 嘔気・嘔吐、咳嗽があったり、呼吸が苦しそうな場合は、チューブを抜いて落ち着いてからもう一度行う。

❽栄養チューブが胃に入ったことを確認する。胃内容が引けるか空気を3〜5ml入れた注入用注射器を接続し、聴診器をみぞおちに当て、空気を注入し気泡音（ボコボコ・グーなど）を確認する。

POINT
- 気泡音が確認できない場合やはっきりとしない場合は、栄養チューブをいったん抜く。
- 胃の内容物が引けてくる場合は問題ないが、空気が引かれ続ける場合や顔色が急に悪くなった場合は、気管に入ってしまったことを考え、いったん抜く。

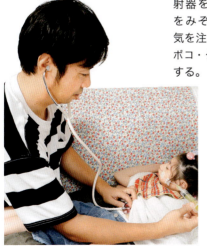

❾内筒をゆっくりと引き、胃内容の有無を確認する。胃内容を胃内に戻す。

❿すぐに注入を行わない場合は、白湯5〜10mlを栄養チューブ内に通す。

85

注入の実施

❶手洗いをする。準備した物品は、子どもの手の届かない安全な場所に置いておく。

▼

❷嘔吐や誤嚥を防ぐため、子どもに合った姿勢をとり、子どもに注入することを説明する。

▼

❸栄養チューブの挿入の長さや固定がしっかりされているか、栄養チューブが胃内に留置されたことを確認する。

▼

❹注入物を入れたイルリガードルを吊るす。イルリガードルのクレンメを閉めて注入物を注ぎ入れ、蓋をする。滴下筒の½ほど溜め、クレンメをゆっくりと開放し先端まで注入物を満たす。
注入物を入れたイルリガードルを吊るす。

POINT
- 痰や分泌物の貯留があった場合は手洗いをし、声を掛け十分に吸引を行う。

POINT
- ミルク様の胃内容が多い場合の対応（時間をずらす、濃度を薄めるなど）を確認しておく。

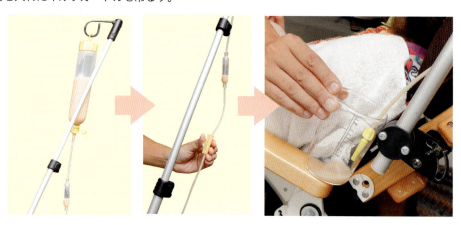

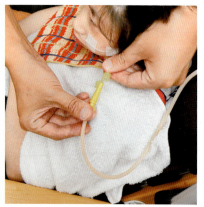

❺栄養チューブを折り曲げ、キャップを開け、イルリガードルの先端を接続し、クレンメをゆっくりと開放する。

POINT
- 注入物や水分の、注入速度が速い場合、胃に負担となり、嘔吐や下痢を引き起こすことがあるため、適切な速さで注入する。
- 全量を1時間注入する場合の注入速度は、次の式で求める。

$$全量（ml）÷ 15 = X 滴／分$$

■注入中の観察のポイント
- 悪心・嘔吐・腹痛・腹部膨満・下痢
- 顔色・脈拍数・SpO₂
- 呼吸状態・咳嗽の有無
- 気道内分泌物量

＊消化器症状だけでなく、呼吸状態にも注意し、誤注入を早期発見

■注入中にチューブが抜けてしまったときの観察のポイント

誤嚥性肺炎を引き起こす可能性があるので、以下の点を観察する。
- 呼吸状態・肺雑音・咳嗽の有無・心拍
- 血中酸素飽和度・気道内分泌物量
- 発熱などの炎症徴候

Chapter ❷ 発達障害のある乳幼児の療育支援 │ 2 栄養・排泄のケア

❻注入中に咳き込みがあった場合は一時注入を止め、呼吸状態が安定してから再開する。
必要に応じて吸引をする。
咳き込みが治まらない場合や嘔気・嘔吐があった場合は、注入を中止する。
吐物を吸引して誤嚥を疑い様子を見る。

❼注入終了後はイルリガードルのクレンメを閉め、チューブを折り曲げ接続部から外し、白湯用カテーテルチップシリンジで白湯を5〜10ml入れキャップを閉じる。

POINT
● 注入が終わっても、30分から1時間はそのままの姿勢でいるようにする。

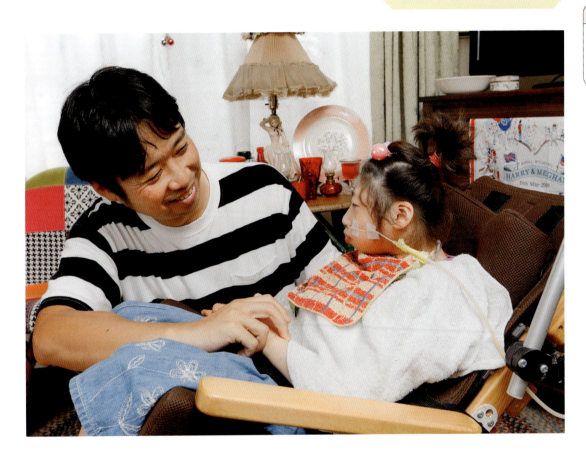

Check
薬の注入

薬を注入するときには、栄養チューブに薬が詰まってしまわないように、白湯と薬が適度に混じり合った状態で注入されるようカテーテルチップシリンジを動かし、撹拌しながら注入する。

POINT
● 薬は栄養注入後とは限らない。薬の効能や目的によって、栄養注入前に薬を注入することもある。薬はチューブを詰まらせやすいため、薬の注入の前後にチューブ内に確実に白湯を通しておくことが重要である。

合併症とその対応

皮膚・粘膜損傷

■栄養チューブ・粘着テープによる皮膚損傷

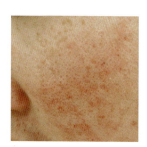

栄養チューブが直接触れる部位や栄養チューブを固定するための粘着テープを貼った部位には、発赤や水泡などの皮膚損傷（接触皮膚炎）が見られることがある。

対応

- 栄養チューブを固定するテープの下に、皮膚保護用テープを貼ることで固定用テープによる皮膚損傷（かぶれ）を防ぐことができる（図7）。
- テープの種類や貼る部位を変更して対応する。
- 栄養チューブを固定する際には、固定用テープを栄養チューブに沿わせるように貼り、チューブに圧をかけない（図7）。

図7 ●テープの固定法

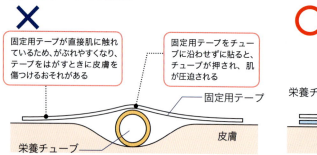
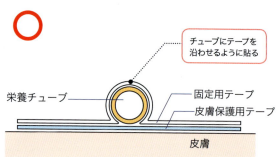

■漏れによる皮膚損傷

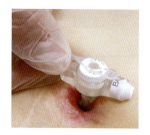

胃瘻の場合、バルーンの固定水が抜けたり、胃瘻チューブが胃瘻に対して長すぎたり細すぎたりすると皮膚損傷が起こる。

子どもの緊張が強いと腹腔内圧が上昇し、漏れやすくなる。成長や脊椎側弯などの変形によって、肋骨や椎骨に胃瘻チューブが当たり、胃瘻とチューブのアラインメントがずれることで漏れることがある。

対応

- 適切な装置の選択と操作、内服薬などによる緊張のコントロールで対応する。
- 再手術でつくり直す、経胃瘻的腸瘻にする、経鼻胃管に変更する、などで対応することもある。

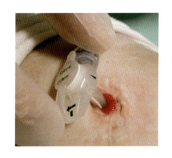

■肉芽

瘻孔は常に異物と接し湿潤であり、上皮化していないところから治癒機転としての肉芽をつくりやすい。

> **対応**
> ●交換時の出血や胃内容の漏れがひどいときは、ステロイド軟膏塗布で縮小を期待する。
> ●効果がなければ硝酸銀で処置する。
> ●最終的には外科的に切除を要することもある。

■バンパー埋没症候群

胃瘻の胃内のストッパーがバンパー型の場合、過度の固定などで粘膜の血行障害を起こすとストッパーが胃壁へ埋没する。バンパーが埋没すると、可動性がなくなり、胃内容が吸引や注入できない、血液が引けるなどの問題が生じる。

> **対応**
> ●外科を受診して抜去する。程度によって方法は様々である。

栄養・代謝

■下痢

> **下痢**
> 下痢の病態・原因・対策の詳細は、「排泄ケア」の項(p100-101) 参照。

経管栄養導入時には、消化吸収障害、高浸透圧によって下痢が生じないか、注意が必要である。

安定してから起こる下痢は、経管栄養以外の理由が考えられる。感染症も鑑別に入る。特に腸瘻の場合、胃酸による殺菌効果が期待できないため、注意が必要となる。

経腸栄養剤や投与速度を変更したときは、消化吸収の違いや高めの浸透圧が下痢の原因となるので、慎重な変更が必要となる。

> **対応**
> ●導入時・変更時には、濃度や投与量を下げる、投与時間を延長する、あるいは元の栄養に戻す。

■たんぱく・ビタミン・微量元素・電解質欠乏

> **栄養補助食品の選択**
> 補充したい栄養素によって栄養補助食品を選択する。詳細はp54参照。

これらの栄養素は、通常の基礎代謝でカロリー所要を考慮したうえで含有されているため、基礎代謝の低い障害児では不足する。

> **対応**
> ●アイソカルなどの流動食やブイ・クレスなどの栄養補助食品（p55参照）、総合ビタミン薬などで補う。

栄養チューブによる合併症

■胃管誤挿入・挿入困難

　胃管（栄養チューブ）はブラインドで挿入するため、既定の長さを挿入しても咽頭でトグロを巻いたり（写真）、食道でコイルアップ（栄養チューブが胃まで届かずにUターンして戻ってくる現象）したり、まれに気管に入っても咳反射が減弱していると注入するまで気づかないこともある。

　胃に挿入されたことの確認は重要だが、毎回X線撮影で確認はできない。胃内容が吸引できるかで確認できるが、空気の挿入音では確実ではない。注入開始後はしばらく観察が必要になる。

写真●
経鼻胃管が咽頭でトグロを巻いて、先端が噴門にある。

対応

- 体格が大きくなったり、側弯などの変形や緊張が強くなると挿入が難しくなる。頭部と体幹のアライメントを合わせるようにポジショニングを変更する。抵抗を感じたら少しずつゆっくり進める。
- ガイドワイヤーの必要性を感じたら胃瘻などの適応と考える。

■事故抜去

　経鼻胃管や経鼻十二指腸管は、嘔吐とともに抜けてしまう、体動のある子どもでは手や足の動きによって抜けてしまうことがある。

　明らかに管が抜けていなくても先端が適切な位置にないこともあるため（写真）、注入前に次の方法で、栄養チューブの先端位置が適切か確認する必要がある。

- 胃管：栄養チューブの固定長と、胃内容の吸引または空気注入音で先端が胃内であることを確認
- 十二指腸管：内容吸引で先端が胃内でないことを確認

　注入中の事故抜去は直接誤嚥の原因となるので、適切な抑制や観察を行う。

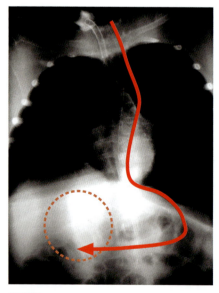

写真●
経鼻胃管が深く入りすぎ先端は幽門を向く。

対応

- 経鼻胃管や胃瘻の場合、家庭でも入れ替えで対応する。
- 経鼻十二指腸管の場合、胃内での持続で診療時間まで待機できるのか、すぐに受診するべきかを主治医に確認する。

■抜去困難

栄養チューブは、素材が塩化ビニルであることが多く、長期留置で可塑剤が溶出し、硬化して抜去しにくくなることがある。

> **対応**
> ● 深すぎない適切な長さの挿入を心掛ける。
> ● 指定の頻度で交換する。

■閉塞・狭窄

細く長いチューブほど詰まりやすいため、経鼻十二指腸管 ＞ 経鼻胃管 ＞ 胃瘻 の順に閉塞の可能性がある。

胃瘻や経鼻胃管は、散剤が原因で閉塞することが多い。経鼻十二指腸管では、持続とはいえ栄養剤による閉塞が多い。

> **対応**
> ● 閉塞した場合の対応を、主治医に確認しておく。

■破損

栄養チューブ・胃瘻ともに、注入接続部が破損し、緩んだり固定できなくなって交換するケースが多い。また、胃瘻を固定するバルーンが破れると、胃内容の漏れや栄養チューブの抜去につながる。

> **対応**
> ● 予備の物品と交換する。

■ダンピング症候群

胃に間欠的に栄養を投与する場合に、胃管が深すぎたり、バルーン・チューブ型胃瘻で蠕動によりバルーンが移動したり、ボタン型胃瘻で脊柱変形とるいそうで胃瘻の先端が幽門に固定されたりすると（写真）、ダンピング症候群が起こる。

早期の症状は、高浸透圧の栄養剤が小腸に高スピードで流れ込むため小腸に循環血液量をとられ、また消化管ホルモンの分泌によって、低血圧症状（頻脈、冷や汗、めまい）や消化器症状（腹痛、嘔気）が起こる。

後期の症状は、低血糖による交感神経亢進症状（頻脈、ふるえ、冷や汗、蒼白）と低血糖による神経症状（意識障害、けいれん）である。

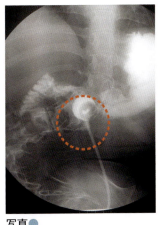

写真●
胃瘻の先端が腰椎に誘導されて幽門に向いている。

> **対応**
> ● 栄養の注入速度を下げる。
> ● 栄養チューブの位置の問題が解決するまでは持続注入にして受診する。
> ● 浸透圧の低い自然食品栄養剤への変更で改善する場合もある。

2 栄養・排泄のケア

5 排泄のケア

私たちは、水分や栄養を摂取し、生命を維持している。摂取した水分や栄養は、消化・吸収、代謝されて、老廃物は体外に排出される。腎臓で濾過されて尿となり、消化管から排出され便となる。このため排泄は、腎機能や消化管機能に影響される。

重症児の場合、排泄機能の発達や変化・低下、排泄機能障害の重症度あるいは改善と増悪を繰り返す病態変化、排泄行為の自立度、日常の運動量や全身状態の増悪による排泄機能の変化などの違いにより、子どもごとにそれぞれ異なる対応が必要となる。個々の児の病態を知り、排泄コントロールやケアを行う。

排泄のケアのポイント

排泄のケアには、排尿のケアと排便のケアがある。子どもの状態や介助者の関わり、環境調整など以下の点（表1）に留意が必要である。

表1 ●排泄ケアのポイント

①	尿意や便意など排泄に関する表出をキャッチする（快・不快の表情など）。
②	生理的に適切であり、かつ発達や自立度に応じた排泄場面を設定する（可能であれば、排泄場所としてトイレへ誘導する）。
③	排泄に対する羞恥心に配慮する。

1日あるいは1週間ごとの排泄の記録を書いておく（図1）と、状態変化があった場合に病態や原因がわかりやすくなる。排尿回数（自尿・導尿）・排便回数・便性などを記録し、日ごろの子どもの状態を知り、変化があれば、訪問看護師などに相談する。

図1 ●排泄の記録例

時刻	おしっこ	便
8:45	○	
9:28	○	
10:45	導	
12:00		少量／水

○：自尿　　水：水様便
導：導尿　　泥：泥状便
　　　　　　軟：軟便
　　　　　　硬：硬便

排尿のケア

尿量の増減や、排尿回数、尿の性状の変化は、日常のケアでも気づきやすく、全身状態の変化を家族が判断できるわかりやすい指標である。重症児は、尿路感染症や尿閉など排尿に関わるトラブルが多く、日常の観察やケアには注意が必要である。

蘇生後脳症（低酸素性虚血性脳症）などにより下垂体機能障害や腎機能障害による尿量および電解質異常などが見られる子どもや、腎機能不全の既往のある子ども、先天性の腎関連疾病や早産・低出生体重児など加齢とともに早期に腎機能低下をきたしやすい病態の子ども、または腎尿路系に結石などのトラブルが発生しやすい寝たきりの子どもなどでは、家庭でも尿量の変動や尿の性状の変化を観察して、日ごろと異なる場合には、全身状態の評価が必要となる。

> **尿路感染症**
> 尿路感染症は、乳幼児の発熱の原因として比較的多い。詳細はp154参照。

子どもの排尿機能の発達

全身を巡った血液は腎臓で濾過され、老廃物は腎盂から尿管を通って膀胱へ送られる。

腎臓では尿の濃さや量を調整する。腎濃縮力は2歳ごろまでに完成する。膀胱機能は高次の大脳皮質機能の発達と関係している。1歳ごろより尿意を知覚し、2歳半ごろから排尿抑制などの随意的なコントロールが可能となる。

腎機能の発達

腎臓には、老廃物の排泄、水や電解質の調整、血圧の調整、骨の成長への関与、造血のはたらきがあり、生後1～2年で成熟し、2歳ごろまでには成人に近い機能を持つ。早産・低出生体重児の腎機能は未熟で、濃縮力の完成までに時間を要し、かつ機能低下の進行が早いことがある。

膀胱機能の発達

膀胱には、蓄尿と排尿の2つのはたらきがある。成長とともに膀胱容量が増し、膀胱機能も発達して、随意的な排尿コントロールが見られるようになる。

膀胱容量	新生児 30～60ml 年齢が増すごとに、+30ml 12歳ごろまでには、成人と同じ 200ml～600ml
小児の最大膀胱容量 （目安の計算式）	（年齢＋2）×30ml

排尿障害の病態

発育発達障害のある子どもや、新生児脳症はじめ脳障害の重い子どもは、膀胱機能障害だけではなく、下垂体機能障害の合併、年齢や状態変化に伴い腎機能が低下するなど、全身的な病態変化にも留意し、重症度を加味して、ケア方針を立てる。

排尿障害には、尿閉の苦しさや、結石の痛み、尿路感染症時の排尿後痛など、苦痛を伴う症状が多く見られる。コミュニケーション障害の重い重症児は、発語のない場合、痛みの表出のサインは冷や汗や筋緊張亢進などの症状や、頻脈や発熱などのバイタルサインによりとらえ、日常とは異なる状態に気づく必要がある。

代表的な排尿障害に神経因性膀胱がある。

神経因性膀胱とは、膀胱および尿道を支配している神経の異常による下部尿路の機能障害により引き起こされる、蓄尿障害と排尿障害を指す。特に問題となる症状は、尿閉・残尿である（表2）。

排尿障害の症状に気づくためには表3にまとめた点に注意して観察を行う。

表2 ●尿閉と残尿

尿閉	● 繰り返す尿閉や、一回排尿量は一定量あっても1日の排尿回数が極端に少ないことが日常化する場合、膀胱内圧が高い状態が持続していることがある。 ● 膀胱内圧が高いことで、長い時間かけて膀胱が形態的に変形し、膀胱尿管逆流症を引き起こして、水腎症になり、腎機能に影響する場合がある。 ● 急性尿閉に対しては、導尿を行う。
残尿	● 正常な排尿では、膀胱が完全に空になるが、重症児には残尿が多く、残尿があることで、尿路感染症や尿路結石など様々な問題が引き起こされる。 ● 結石が尿路感染症の原因ともなり、尿路結石→尿路感染症、尿路感染症→尿路結石と悪循環を繰り返すことがある。 ● 尿路結石が尿路を閉塞すると、閉塞性腎症による水腎症を引き起こすことがある。

表3 ●排尿障害の症状に気づくための観察ポイント

- 尿量の把握（一回排尿量、1日の排尿量）。
- 排尿回数と排尿間隔。
- 尿の色・臭い。
- 排尿時の表情（苦悶様・激しく繰り返す啼泣など）。
- 下腹部の膨満、緊満感。　　　　　　　　　　など

排尿障害への対策

尿路感染症の反復を少しでも軽減し、感染症による全身状態の悪化や、随伴する腎機能障害の増悪を予防するために、導尿を行う。単発の尿閉に対しては、単回の導尿で改善するが、尿路感染症を繰り返す場合の神経因性膀胱などによる残尿に対しては、定時的な導尿を繰り返し継続する必要がある。膀胱容量が一定量を超えないように、一定時間ごとに導尿するケアのことを、清潔間欠式導尿(Clean Intermittent Catheterization:CIC)と呼び、在宅医療の排泄ケアとして定着している(表4)。

表4 ● CICのメリット

- 膀胱の過拡張によって生じた膀胱壁内の血流低下を回復させ、膀胱壁の感染防御力を高め、維持する。
- 過拡張膀胱による膀胱平滑筋、神経、血管の慢性的伸展障害をなくし、高または正常膀胱コンプライアンスを維持する。
- 3〜6時間ごとの導尿(4〜8回/日)で残尿をなくし、尿中の細菌数を減らして、炎症の発生を阻止する(導尿回数は膀胱容量、水分摂取量、残尿量、膀胱コンプライアンス、尿流動態検査の結果などで決まるので、個々人で異なる)。
- 受動的な収縮・弛緩の繰り返しが、膀胱のリハビリテーションとして役立つ。

膀胱コンプライアンス
膀胱壁が蓄尿時に変化できるやわらかさのこと。

導尿の実際

以下に一般的な導尿手技の実際を解説する。関節拘縮の進行や変形などにより子どもの姿勢に工夫を要する場合がある。介助者がそれぞれの子どもの動きなどに合わせて、子どもの介助や物品の配置を調整する。

準備するもの

写真 ● 必要物品

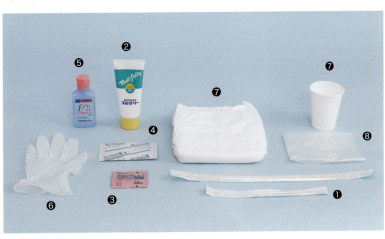

❶ネラトンカテーテル
❷潤滑剤
❸清浄綿
❹アルコール綿
❺擦式アルコール製剤
❻手袋
❼尿を受けるオムツや紙コップまたは尿瓶(しびん)
❽ゴミ袋

導尿の手順

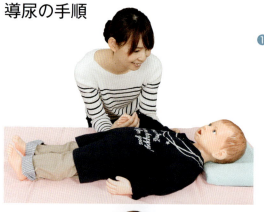

❶手を洗い清潔にし、子どもにこれから導尿することを伝える。

＊導尿の間隔は、子どもの身体の状態によって違う。医師の指示に従う。

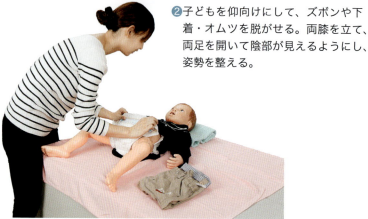

❷子どもを仰向けにして、ズボンや下着・オムツを脱がせる。両膝を立て、両足を開いて陰部が見えるようにし、姿勢を整える。

POINT
● 排泄物が出ていたら、きれいに拭き取ってから導尿を行う。

カテーテルの種類

カテーテルには、ディスポ（使い捨て）と再利用できるものがある。使い捨てのカテーテルには潤滑剤が別に必要なものと潤滑剤の不要な親水性のものがある。
再利用できるカテーテルを使う場合は、保管容器と消毒剤が必要。

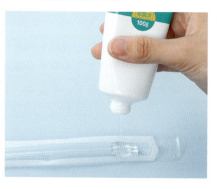

❸必要物品を清潔に開封し、不潔にならないように準備する。カテーテルには、潤滑剤をつけておく。

POINT
● ゴミ袋なども手の届くところに置く。

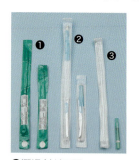

❶潤滑剤が不要
　［左：男性用　右：女性用］
❷潤滑剤は必要
　［左：男性用　右：女性用］
❸潤滑剤は必要
　［左：男性用カテーテル　右：潤滑剤］

❹利き手に手袋を着ける。

POINT
● 手袋の代わりにウェットティッシュで手を拭き、指先をアルコール綿で消毒することでも有効。

Chapter ❷ 発達障害のある乳幼児の療育支援 | 2 栄養・排泄のケア

❺尿道口を確認し、清浄綿などで拭く。

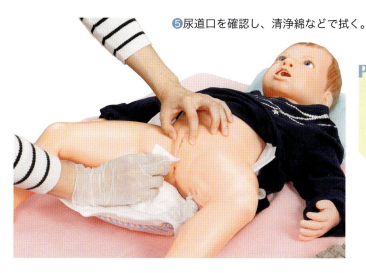

POINT
- 清浄綿を3つに分け、同じ面で2回拭くことを避ける。中央・左側・右側を上から下に向かって拭く。

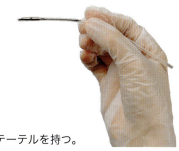

❻潤滑剤のついたカテーテルを持つ。

❼カテーテルを尿道口から挿入する。カテーテルの末端はオムツの上に置く。

女児

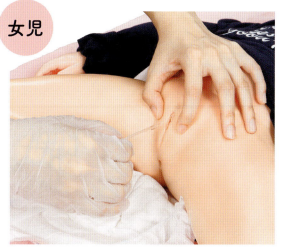

カテーテルを持っていない手で大陰唇を開き、尿道口を確認し、消毒する。カテーテルを鉛筆のように持って、先端を尿道口へ挿入し、尿が出てくるところまでゆっくりと進める。

❽尿の性状などを確認する。

POINT
- 尿の色・臭い・濁りや下腹部の状態を確認する。
- 下腹部が張っている場合は残尿がまだあるのかもしれない。

男児

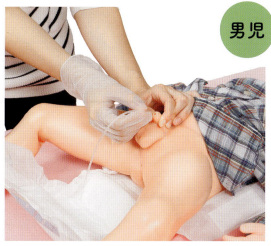

カテーテルを持っていない手で陰茎を持ち、包皮を引っ張って亀頭部を出し、消毒する。カテーテルを鉛筆のように持って、先端を尿道口へ挿入し、尿が出てくるところまでゆっくりと進める。

❾尿の流出が止まったら、カテーテル内の尿が逆流しないようにカテーテルをゆっくり抜く。

❿子どもに導尿が終わったことを伝え、衣服を整える。

排便のケア

快適な排便習慣は、心身ともに健康を維持できる生活習慣の確立が基本となる。乳児期の穏やかで安定的な日常生活が排便習慣に影響する。よく寝る、よく遊ぶ、適切に栄養を摂取する、消化吸収はじめ適切な腸のはたらき、快便のリズム、が重要である。適切な排泄習慣は、適切な睡眠覚醒リズム、バランスのとれた栄養と食環境、適度な運動などの全身状態のリズムと密接に関係している。

また、排便動作には、便意・いきみ・正しい姿勢が重要である。便意は腸蠕動に関連し、いきみには腹筋の力が必要であり、適切な排便姿勢（図2）を整えることがスムーズな排便動作には不可欠である。

図2 ●排便姿勢

股関節が伸展した臥位姿勢は、生理的な排便姿勢としては不自然であり、スムーズな排便につながらず便秘の原因となり、排便へのイメージが低下することがある。関節が柔軟な子どもは、股関節を屈曲してやや外旋し、屈曲した膝関節は股関節より高位に位置するよう介助する。

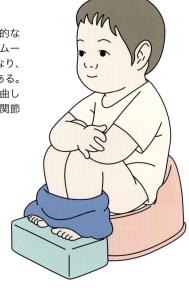

排便障害を呈する病態には、次のようなものが考えられる（表5）。

重症児の排便障害の多くは、慢性的な機能性便秘・繰り返す下痢・通過障害（腸閉塞・イレウス・呑気症）などで、個々の病態を理解し、日ごろの安定した状態と異なる症状に早期に気づくことが大事である。

表5 ●排便障害を呈する病態

- 感染症や疾病に伴う消化管症状としての便秘や、下痢・血便などの便性不良。
- 慢性的な機能障害に伴う便秘や便失禁、下痢。
- 腫瘍や疾病に伴う器質性便秘。
- 誤飲や異食などによる異物混入。　　　など

便秘

病態

便秘は、排便回数の減少や、硬い便を認め、排便に苦痛を伴う。不快・腹痛・食欲不振などの体調不良を引き起こし、腸閉塞やイレウスの誘因となりやすい。重症児では、腸蠕動運動低下により大腸内に多量の便塊が集積する弛緩性便秘が多く見られる。

排便が毎日見られても、宿便を伴う場合があるため注意を要する。

原因

一般的な便秘の原因には、水分摂取不足、運動不足、栄養素の偏り、ストレスや持続する緊張などによる自律神経調節障害などがある。重症児の場合、その特徴から、排便姿勢や筋緊張の問題、水分量や栄養素の不足、内服薬の影響などが原因（表6）で便秘になることがある。

表6 ● 重症児の便秘の原因

- 便意や排便を訴えることができない。
- 寝たきりで運動量が乏しい、あるいは適切な姿勢がとれない。
- 水分摂取量の減少や、発汗の増加、唾液量・吸引量の増加による水分喪失。
- 食物繊維不足、微量元素不足。
- 筋緊張異常のため、排便時に適切な腹圧がかけられない。
- 抗けいれん剤など薬物の影響で、腸蠕動運動が弱くなる。
- 体幹の変形拘縮による消化管の位置異常や腰椎側弯で消化管運動が妨げられる。
- 腸回転異常などの器質性疾患の合併。

対策

便秘になると、一般的には腹痛や食欲不振などの症状が現れる。ただし、重症児ではそれらの症状がわかりにくいため、日常的な排便管理（排便回数・便性）が重要となる。不機嫌や筋緊張亢進、消化に時間がかかる、経管栄養児であれば胃残が多い、などの様子の有無を確認する。嘔吐が頻回な場合は、腸閉塞やイレウスを疑う。胃食道逆流のある子どもは、胃食道逆流症を悪化させ、食道炎を引き起こすことがある。また呼吸状態の悪化や、緊張のコントロール不良につながる。

大腸刺激性便秘薬や腸管運動改善薬で効果が見られない場合、排便反射がなく直腸に便が停滞している直腸性便秘を考慮する必要がある。この場合、摘便や浣腸、腸洗浄などが必要となる。

便塞栓の場合、少量の下痢症状で気づくことがあり、直腸診やX線

宿便

毎日排便はあるが、少量で、コロコロと硬く小さい便や、少しずつの軟便で、食欲はあるが、なんとなく笑顔が少ないなどの症状のときは、宿便も考えられる。

宿便は、腸管の中に少しずつ便が残っていく便秘症である。通常の排便だけでは改善しない場合は、便秘症としての治療が必要となる。

食物繊維と便性

食物繊維は、腸蠕動運動を調整し、便性にも影響する。特に経腸栄養剤の種類によっては、食物繊維が不足し、逆に難治の下痢につながることがあり注意が必要。

による鑑別を要する。

便秘を予防するためには、原則3日以上の便秘にならないように、以下のような日常的な対策（表7）を考慮し、排泄のリズムを加味した生活スケジュールとし、穏やかに過ごせる日常生活を心掛ける。

表7 ● 便秘の予防対策

- プライバシーへの配慮の見直し。
- 水分・栄養の見直し（食物繊維も含む）。
- 抗てんかん剤・筋弛緩薬の見直し、緩下剤・浣腸の併用。
- 緊張緩和・リラクゼーションの対策。
- 排便時のサポートケア（腹部マッサージや排便姿勢支援など）。

下痢

病態・原因

便の水分は腸における吸収と分泌のバランスで調節される。このバランスが崩れて便の水分が病的に増えた状態が下痢である。腸液が過剰に分泌される分泌性下痢や、腸の消化・吸収機能が低下して未消化の食物により腸内容の浸透圧が亢進し、間質内の水分が管腔内に流入することによる浸透圧性下痢などに分けられる（表8）。

一般的な下痢の原因は、感染性や自律神経の異常によるものが多い。重症児の場合、その特徴から、栄養剤の不適応や、長期間の同種栄養摂取や抗生剤長期投与などによる腸内細菌叢の破綻、ダンピング症候群などによって下痢になることがある（表9）。

慢性下痢症
病原菌が証明されない、2週間以上継続する下痢。

表8 ● 下痢の分類

炎症性の下痢	感染症時、あるいは炎症性腸疾患による腸管炎症によって引き起こされる、血性、膿性、粘液性の下痢。
浸透圧性下痢	二次性乳糖不耐症や薬物（便秘治療薬など）の非吸収性溶質により、あるいは経管栄養剤による高い浸透圧や、速い注入速度、栄養剤の温度などが原因で起こる下痢。
分泌性下痢	細菌性毒素や、電解質輸送障害などで、腸管上皮での吸収能が低下し、電解質分泌が亢進し、吸収と分泌のアンバランスが起こることによる下痢。
腸管蠕動異常による下痢	過敏性腸症候群や甲状腺機能亢進症などの場合に、腸管通過時間が短くなり、栄養素や水分の吸収障害が起こることによる下痢。
吸収面積の減少による下痢	小腸切除後を含む、短腸症候群など、腸管の面積が絶対的に不足する場合に、水分吸収不全と、吸収できない栄養素による浸透圧格差によって起こる下痢。

表9 ● 重症児の下痢の原因

- 胃腸炎などの感染症。
- 冷えやストレスなど自律神経の異常。
- 経腸栄養剤の不適応（食物繊維の不足、浸透圧が高い、あるいは乳糖不耐症や脂肪吸収障害など）。
- 注入速度が速い。
- 長期間絶食後（腸管の消化吸収機能の低下）。
- 抗生剤投与による腸内細菌叢破壊。
- ダンピング症候群（早期ダンピング：浸透圧性下痢）。

対策

慢性の下痢も不快・皮膚トラブル・体重増加不良などの体調不良を引き起こす原因となる。下痢の場合には、以下のような対策を講じる必要がある。特に経管栄養の子どもは、栄養剤の見直しも考慮する。

❶ 正しい診断に必要な要素を記録する

下痢の病態診断には、まず感染性か非感染性かの見きわめが必要である。
症状があるときは、次のようなことを記録する。

- 下痢の症状がいつから。
- どのような性状か。
- 頻度はどれくらいか。
- 下痢単独の症状であるか、あるいは、発熱や嘔吐、緊張増強など、ほかの症状があるか。
- ほかの症状があれば、いつからどのような症状であるか。
　　　　　　　など

❷ 全身状態の増悪に注意し、脱水と電解質異常への対策を講じる

下痢が続くことで、全身状態を悪化させる要素は、脱水と電解質異常、低血糖である。特に身体の小さな乳幼児は、下痢が続くことで容易に脱水症となり末梢循環不全に陥る。原因がわかるまでは、消化のよいものを中心に、糖分と電解質のバランスのよいもので補水する。

●消化がよくエネルギーとなる食品
かゆ・よく煮込んだうどん・野菜スープ・りんごのすりおろしなど。
⇒脂肪の多い食品や海藻類などは、消化吸収が悪い食品。

●補水に適した水分
経口補水液や乳児用イオン飲料、茶、野菜スープのうわずみなど。

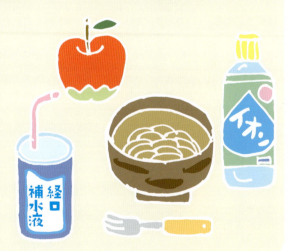

❸ 日常生活におけるケアの変更が必要な場合もある

感染性胃腸炎の場合、炎症による滲出性下痢と、毒素などによる分泌性下痢をきたしやすく、感染は治癒しても、消化管の回復に時間がかかり、浸透圧性下痢が長期間続くことがある。
慢性的な下痢になる場合は、浸透圧の高い経管栄養剤は一時的に変更を検討する。

通過障害

> **腸閉塞とイレウス**
> 急性腹症診療ガイドライン2015において、「腸閉塞」は腸管内腔が機械的・物理的に閉塞する状態のことであり、「イレウス」とは腸管麻痺によって腸管蠕動が低下する状態と定義されているため、本稿でも区別して表記している。

病態

腸閉塞・イレウスなどの通過障害は、重症児にとって、生命に関わる重大な病態である。腸管狭窄・閉塞、腸管運動の低下などにより、腸管内容（腸液、ガス、便など）が貯留し、腸管内容の肛門側への移動が障害される。重症児の主要な死亡原因の一つで、緊急性の高い疾病であり、早期に発見し適切な処置を行う必要がある。

腸閉塞・イレウスは次のように分類される（表10）。

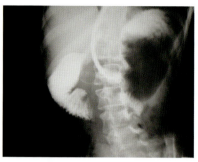

写真●腸閉塞の消化管造影（上腸間膜動脈症候群*）
背臥位で反復嘔吐を繰り返した一例。脊柱前弯により、上腸間膜動脈が十二指腸水平脚を圧迫し通過障害を起こしている。

*：十二指腸が、上腸間膜動脈や大動脈、脊椎によって圧迫され、狭窄・閉塞をきたす疾患。

表10 ●腸閉塞・イレウスの分類

麻痺性イレウス	●腸音の消失・低下があるため、聴診で確認。重症児には比較的頻繁に見られる。 ●機能的に腸管の動きが悪くなり、腸管の通過障害をきたす。感染をきっかけに腸管運動麻痺を生ずることも多い。
絞扼性腸閉塞	●腸音が亢進し甲高い「キンキン」と響く腸音が聴かれることがある。 ●腹膜炎、穿孔性胃腸炎などで、癒着性腸閉塞を起こす。 ●重症児では、しばしば解剖学的に可動性の大きい横行結腸もしくはS状結腸の腸捻転を生ずることが多い。結腸膜が多い宿便が遠因となることもある。 ●水頭症児では、シャントチューブが腸管に巻き付き、狭窄の原因となることがある。
脊柱変形による腸閉塞	●腰椎の前弯は十二指腸の通過障害の原因となり得るが、体幹変形は腸回転異常による狭窄の悪化や腸管軸捻転を引き起こしやすい。 ●特に上腸間膜動脈症候群は、高度のやせや脊柱変形の強い重症児に多く見られる。腸管と膵臓の栄養を司る上腸間膜動脈が、腹部大動脈から分かれ、後ろから腸管を圧迫する。低緊張で腰椎前弯があること、やせていることなどが要因に挙げられる。
異物による腸閉塞	●異物の誤飲や異食が機械的な腸閉塞の原因となる。 ●異食性の腸閉塞は、回盲部閉塞を起こしやすい。重度知的障害児は要注意。
開腹手術の既往による反復性腸閉塞	●開腹手術の既往は反復性腸閉塞のリスクを高める。 ●開腹術後に腸管の癒着、腸管の屈折、索状物を生じ、腸閉塞が引き起こされることがある。

原因

一般的な腸閉塞・イレウスの原因には、腸炎等感染症による小腸麻痺や嵌頓などがある。重症児の場合、難治性便秘や呑気・異食、あるいは変形による通過障害や、感染症などによって腸閉塞・イレウスになることがある（表11）。

Chapter ② 発達障害のある乳幼児の療育支援 | 2 栄養・排泄のケア

呑気症性イレウス
（空気嚥下症によるイレウス）

重度の空気嚥下症で、イレウスが起こることがある。嚥下のコーディネートが不十分なための呑気のほか、自閉スペクトラム症の特性による自己刺激的要素による呑気も重症児に多く見られる。心理的要素による習慣性行動でもあり、行動変容は困難で、イレウスを繰り返すこともしばしばある。日常的に脱気を行う対処法を行う。また、定期的に人工肛門や肛門からガス抜きをする。

表11 ●重症児の腸閉塞・イレウスの原因

- 呑気症（空気嚥下症）や薬物による消化管運動の抑制、便秘による消化管の拡張（麻痺性イレウス）。
- やせや脊柱・骨盤の変形による消化管通過障害。
- 腸回転異常など器質的疾患による絞扼性腸閉塞。
- 異食（玩具や硬貨、大量の紙・髪の毛など。食品でも大量のわかめなど）による消化管通過障害。
- 感染症など体調不良による消化管運動の抑制。

対策

腹痛・嘔吐・腹部膨満の三徴候が見られた場合は、腸閉塞やイレウスを疑う。重症児は、日ごろの表情とは異なる苦悶様表情や身体の過度の緊張などにより、痛みを訴えていることがある。不穏・不機嫌・食欲不振（胃残が多い）・胆汁様胃残・嘔気・嘔吐・胆汁様嘔吐・腹部膨満（腹壁が硬く感じられる）などの症状に気づいたら、早めに訪問看護師あるいは医療機関に相談する。

嘔吐回数が頻回となり、腹部膨満の増悪および腹壁緊張の増悪時は、緊急搬送を念頭に置き、適切な医療機関で治療を開始する。

排ガス・排便の消失や、聴診による腸蠕動（グル音）の消失あるいは金属音や振水音など、日ごろ聞き慣れない音が聴取される場合、触診による腹膜刺激症状、さらに心拍数上昇・呼吸回数増加・血圧低下・尿量減少など呼吸循環動態の急激な悪化が見られる場合は緊急対応を要する。急激な循環不全のため、皮膚色も蒼白となり、重篤感が伴うようであれば、医療機関に救急搬送する。

排便のコントロール

年齢や発達段階に合わせて目標を設定し、方針を決める。発達の様子で柔軟に方針変更を行い、あせらずゆっくり見守ることが大切である。

1日と1週間の排便回数、便性を記録し、担当訪問看護師などと目標の目安を相談する。

自力排便を目標にしている子どもには、腹圧をかけることや、姿勢排便の工夫をすること、気持ちのリラクゼーションやプライバシーへの配慮を心掛け、便性は有形便を目標とする。

括約筋の機能低下があり、随意運動が少なく、腹圧調整ができていない場合は、便性を緩めで管理する。

参考文献
- 工藤孝広, 米沢俊一（2009）「小児の便通異常：診断・治療・管理の進歩 下痢の原因と発症メカニズム」『小児内科』41（12）：1676-1681

3 呼吸のケア

1 呼吸管理

新生児は、未熟性、先天異常、周産期のトラブルなどにより呼吸ができない、あるいは生命を維持するうえで十分でないといった状態が起きることがある。その場合、気管切開術を必要としたり、人工呼吸器での管理を行ったりすることがある。
成長とともに改善し、気管切開を閉鎖するといった場合もある一方、乳幼児期は呼吸維持ができていたが、成長に伴って、誤嚥、排痰困難、胸郭変形や麻痺の進行により、気管切開術や人工呼吸が必要になる場合もある。

重症児の呼吸管理のポイント

年齢の低い重症心身障害児の呼吸管理をするにあたって重要なことは以下の4点である。
①障害があった時点で、できることから介入する
②成長に伴って障害は変化する
③医療の介入は生活をトータルで考える
④原因を整理して一つずつ対応する
これらの点を踏まえて、呼吸管理のポイントについて述べる。

Point 1 障害があった時点で、できることから介入する

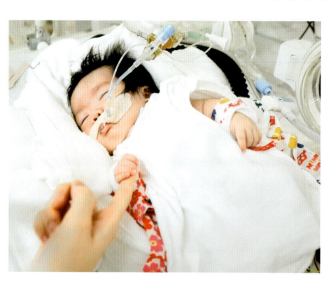

出生時から保育器や人工呼吸器を要するときも、原疾患の治療や多方面の介入を行う。新生児の呼吸理学療法については「NICUにおける呼吸理学療法ガイドライン」が作成され、再挿管の減少や酸素化の改善、気道内分泌物の除去などが報告されている。
呼吸や排痰のための姿勢管理、両親のタッチングや抱っこでリラックスしたよい呼吸を促すなど、安全性を確保して、できることから始めていく。

Chapter 2 発達障害のある乳幼児の療育支援 | 3 呼吸のケア

Point 2　成長に伴って障害は変化する

　障害を持っていても、どの子どもも成長する。成長により身体機能が変わり、さらには、情緒面も変化する。それに伴って障害が変化し得る（図1）。

　健常の新生児の呼吸様式は腹式呼吸が中心で小さく速い呼吸だが、成長に伴って胸腹式呼吸となり一回換気量が増えて呼吸数が減少していく。

　重症児は、そうした変化に加えて、それぞれの病態、呼吸筋の麻痺、寝たきりの姿勢、胸郭の変形の進行などにより、自分なりの呼吸様式で機能を維持している。たとえば、側弯が重度であると左右の胸郭の運動が異なり、姿勢によって呼吸状態が変化することがある。そうした場合は、無気肺や肺炎を起こしやすい部分ができてしまうこともある。個々の呼吸状態を観察し、排痰や肺炎予防の対処を考えることが必要となる。

　呼吸状態は成長によってよくなる場合もあるが、身体の構造や機能の変化、さらには、病状の進行といった問題により、誤嚥が増えたり、気道の確保や呼吸運動が十分できなくなったりする場合は、気管切開による気道確保や人工呼吸の導入を行うことがある。

　また、幼小児期から思春期にかけては急激に身体が大きくなるので、気がつかないうちに、気管切開カニューレのサイズや胃チューブの挿入長が合わなくなることがある。それによって肺炎が繰り返されたり、呼吸が悪化したりすることもある。細かな配慮と適切な対応が必要である。

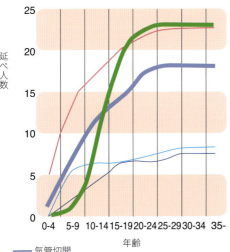

図1 ● 年齢による病態の変化と医療ニード
（重症心身障害児23症例の追跡）

- 気管切開
- 酸素投与
- 経管栄養
- 重度の側弯（コブ角50度以上）
- 股関節脱臼

CO_2 ナルコーシス

慢性的に呼吸状態が悪く、二酸化炭素分圧が高い状態が続いている場合、酸素が下がることが呼吸刺激になっている。そこに酸素投与を行うと、酸素が十分にあると感知して二酸化炭素が溜まっているにも関わらず呼吸が抑制される病態が起こる。これが CO_2 ナルコーシスである。CO_2 ナルコーシスを呈すると意識が薄れ、場合によっては呼吸が止まることもある。

Point 3　医療の介入は生活をトータルで考える

　医療の介入を行う際には、障害や病状だけでなく、その子の生活をトータルで見たうえで「よりよい生活をすること」を目的に治療を進める。

　たとえば、血中酸素飽和度が低く SpO_2 が90％以下であっても、CO_2 ナルコーシスを避ける目的や、学校や通所先での生活制限を避ける目的で、低酸素を許容することがある。

　一方、気管切開、人工呼吸といった侵襲が大きい治療は、生活への影響が大きく施行に躊躇しがちである。しかし、それを行うことで呼吸が楽になり、緊張がほぐれ、それまでよりも日常が過ごしやすくなる場合がある。

Point 4 原因を整理して一つずつ対応する

図2 ● 呼吸障害のタイプと部位

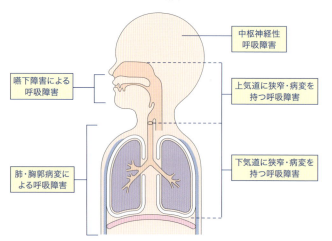

呼吸障害の原因は多岐にわたる。原因を整理して、病態の解決に適切なことから一つずつ対処する（図2）。

重症児の呼吸障害は、主に以下のタイプⅠ〜Ⅵのように分類される（表1）いくつかタイプが重複していることが多く、タイプごとに対応を要する。

表1 ● 重症児の呼吸障害

タイプ		障害の状態
Ⅰ	嚥下障害による呼吸障害	●幼児期から見られ、学童期に増加する。 ●経管栄養、場合によっては喉頭気管分離に至る。
Ⅱ	上気道（咽頭、喉頭）に狭窄・病変を持つ呼吸障害	●舌根沈下・後退は、学齢期後半から増加し、鼻咽頭エアウェイが有効。 ●気管切開に至らないことも多い。
Ⅲ	下気道に狭窄・病変を持つ呼吸障害	●気管軟化症、気管支狭窄など。
Ⅳ	肺・胸郭病変による呼吸障害	●無気肺、下側肺障害、躯幹変形、ヘルニア、排痰障害など。
Ⅴ	筋性呼吸障害	●先天性筋疾患、二次性の呼吸筋拘縮など。
Ⅵ	中枢神経性呼吸障害	●呼吸中枢の障害、脊髄の障害、てんかん。

タイプ別の治療へのアプローチ例

①タイプⅠ：嚥下障害による呼吸障害

障害となるもの		治療アプローチ
●唾液、食塊の気道への誤嚥 ●咳嗽反射の低下（誤嚥しても咳き込まない） ●咳嗽力の低下（咳自体が弱く誤嚥物を排出できない） ●気管上皮の繊毛運動による自浄能力の低下（繰り返しの誤嚥により気管粘膜が損傷する） ●胃食道逆流による誤嚥の増悪	経口摂取での誤嚥防止	●摂食時の姿勢・食形態・食事介助方法の検討、摂食時の覚醒度を上げる。 ●経管栄養の導入。
	唾液を誤嚥しないような管理	●側臥位や腹臥位などの姿勢管理、覚醒度を上げる、口腔内の持続吸引、口腔ケア（口腔内細菌の減少だけでなく、咳反射が出やすくなる）。
	胃食道逆流の治療	●逆流を起こしにくい姿勢管理。 ●経管栄養の注入時間を長くする。半固形タイプの栄養剤を使う。 ●内服治療。 ●Nissen噴門形成術。
	栄養管理	●十分なカロリー、水分を確保することは、嚥下機能、気道異物の除去能力の改善につながる。
	経管栄養の導入	●上述の、嚥下障害による誤嚥に対する対策、および確実に栄養を摂取すること。
	喉頭気管分離術による気道確保	●食道と気管を分離する根本的な解決策。

②タイプⅡ・Ⅲ：上気道・下気道に狭窄、病変を持つ呼吸障害

障害となるもの		治療アプローチ
【上気道の狭窄・閉塞】 ●口腔、鼻腔の構造（顎が小さい、舌が大きいなど） ●咽頭の構造の問題（アデノイド肥大、口蓋扁桃肥大、咽頭腔の腫瘤など） ●喉頭軟化症（軟化によって喉頭の構造が保てない）	上気道の確保	●舌根により気道が閉塞しないような体位管理。 ●鼻咽頭エアウェイの使用。 ●マスク式の呼吸器（NPPV）による持続陽圧（CPAP）。 ●気管切開術、喉頭気管分離術（気道内の吸引ができるようになり、気道確保だけでなく排痰にも有効）。 ●アデノイド切除術、扁桃摘出術。
	下気道の確保	●気管軟化症に対し呼吸器で陽圧をかけて内腔を維持。 ●気管切開術、喉頭気管分離術。 ●気管内肉芽の治療。
【下気道の狭窄・閉塞】 ●気管軟化症（気管軟骨が脆弱で内腔が保てない） ●気管内肉芽 ●喘息発作（気道粘膜の浮腫、分泌物の増加、気管平滑筋の攣縮から末梢気道が狭窄する） ●痰や異物による気道の詰まり	排痰	●呼吸リハビリテーション、日常の姿勢管理（腹臥位など）による排痰。 ●内服薬（去痰剤など）やネブライザー。 ●水分摂取量を増やすことで痰の粘稠度を下げる。 ●排痰補助装置の利用。 ●気管切開術、喉頭気管分離術。
	喘息の治療	●発作時の治療：気管支拡張剤の吸入、内服あるいは静注でのステロイドの全身投与など。 ●発作予防の治療：ロイコトリエン受容体拮抗薬の内服、吸入ステロイドなど。

③タイプⅣ・Ⅴ：肺・胸郭病変による呼吸障害／筋性呼吸障害

障害となるもの		治療アプローチ
肺実質の障害	●先天的な肺の障害によるもの（肺低形成、肺分画症など） ●慢性肺疾患 ●感染（肺炎、気管支炎） ●無気肺	●呼吸リハビリテーション、日常の姿勢管理が最も重要。 ●疾患、感染自体への適切な治療。肺炎に対しての抗菌剤治療など。 ●感染症にならない対策（排痰補助装置の使用、栄養管理、予防接種、姿勢管理、病態に合わせた人工呼吸器設定など）。 ●酸素投与、人工呼吸器の使用。
胸郭病変による障害	●側弯症、胸郭の変形 ●胸郭内の病変（胸水、横隔膜ヘルニアなどによる肺の圧排や拡張障害）	●呼吸リハビリテーション、姿勢管理。 ●薬剤、ボツリヌス毒素治療などによる痙性のコントロール。 ●胸水の除去（利尿剤内服、栄養状態の改善、一時的な救済策としての穿刺での吸引）。 ●外科的治療：横隔膜修復術、高度の側弯症に対しての脊柱固定術など。 ●酸素投与、人工呼吸器の使用。
筋性呼吸障害	●先天性筋疾患による呼吸運動への影響（先天性ミオパチー、筋ジストロフィ症など） ●麻痺などによる二次的な呼吸筋の拘縮	●呼吸リハビリテーション、姿勢管理。 ●酸素投与、人工呼吸器の使用。

④タイプⅥ：中枢神経性呼吸障害

障害となるもの		治療アプローチ
●呼吸中枢の障害（脳形成異常、周産期や事故での低酸素性脳症など） ●呼吸運動を障害する病態（麻痺による痙性、てんかんなど） ●脊髄の障害（外傷性脊髄損傷、脊髄性筋萎縮症など）	呼吸運動（換気）の補助	●人工呼吸器の使用（酸素化が不十分な場合は酸素投与）。
	痙性に対する薬物療法	●内服薬、ボツリヌス毒素治療（筋注）、バクロフェン髄注療法など。
	てんかんに対する薬物コントロール	●薬物血中濃度の適正化。 ●薬の変更や入れ替え。
	リハビリテーション	●適切な体位の管理、リラグゼーションによる痙性の緩和やストレス軽減（てんかん発作も軽減できる）。

呼吸管理の目的

呼吸管理は、生命維持に必要な呼吸が維持できない状態、つまり呼吸不全になることを防ぐために行う。気道確保、酸素化、換気の3点を評価し、介入を行う。

気道確保

気道を確保することが第一に重要であり、次に気道分泌物の処理が問題となる。前者に対して下顎挙上などの姿勢管理、鼻咽頭エアウェイによる上気道確保などで対応する。後者に対しては、呼吸リハビリテーションや体位排痰法による排痰、痰を出しやすい性状にするための内服薬、ネブライザーの使用、呼吸器の加湿器の調整、呼吸器設定の適切化、機械的排痰補助装置の使用といったことが挙げられる。気管切開を行なっていない場合は、気道確保、気道分泌物処理とも十分な管理が難しい場合がある。

十分な気道クリアランスが得られない場合は、緊急時には気管内挿管を行う。慢性的に続くのであれば、気管切開による気道確保が必要となる。適切なサイズのカニューレを使い、呼吸をしやすい体位の管理、排痰処置が必要となる。

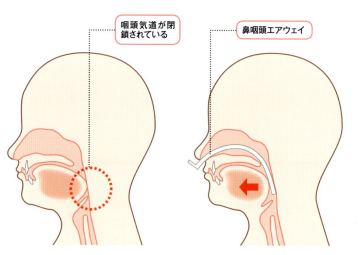

図3●鼻咽頭エアウェイ
鼻腔から咽頭に入れたチューブにより舌根を押し上げて、咽頭気道を確保する。

舌根により気道がふさがれている。　　舌根を押し上げ、咽頭腔を広げる。

酸素化

酸素化の改善には、吸入酸素濃度を上げる、平均気道内圧を上げる、の2つの方法がある。

高濃度酸素を吸入する際には、肺胞内の酸素が急激に吸収されることで肺胞虚脱が起きて無気肺が起こりやすいことや、慢性的な低酸素血症の患者では、低酸素によって呼吸中枢が刺激されることで換気が維持されているので、急に低酸素を改善してしまうと換気が抑制され高炭酸ガス血症になり自己呼吸抑制が起こりやすいことに留意する必要がある。

平均気道内圧を上げるためには人工呼吸器が必要で、呼気終末期陽圧(Positive End Expiratory Pressure: PEEP)を上げることがよく行われる。

> **呼気終末期陽圧（PEEP）**
> 気道内圧が最も下がる呼気終末にかかる圧。健常人でも声門により3〜4cm H_2O 程度の生理的なPEEPがかかっている。気管切開を行うとPEEPがかかりにくい状態になるので生理的なPEEPを補うように呼吸器を設定する。また、治療としてPEEPを高めにすることで、肺胞虚脱を防いだり、肺の酸素化を改善したりする。

換気

換気の指標として動脈血二酸化炭素分圧（$PaCO_2$）が用いられる。その理由は、CO_2 は O_2 に比べて約20倍速く拡散するため、肺実質に問題があり O_2 の取り込み不良で低酸素となってしまう場合でも、換気が十分行われるのであれば拡散のよい CO_2 は十分排出できるからである。

測定のしやすい呼気 CO_2（$EtCO_2$）値や経皮 CO_2（$PtcCO_2$）値を参考に、値が高い場合は換気を改善することを考え、換気不良の原因となる気道クリアランスの改善や、人工呼吸による換気補助を検討する。

Check 呼吸不全とは

動脈に含まれる酸素（動脈血酸素分圧：PaO_2）が60mmHg以下の場合、呼吸不全とされる。

肺実質に問題がある場合、低酸素血症になることが多く、これを1型呼吸不全といい、酸素投与が治療の中心となる。一方、低酸素血症に加えて二酸化炭素の貯留も見られる場合を2型呼吸不全という。肺胞低換気によりガス交換が障害されている状態となっているため、換気補助を行うことが治療の中心となる。

実際には1型、2型が混合することが多いが、酸素投与や人工呼吸器の使用に際し、原因を意識して介入することが大切である。

酸素の状態に関しては、簡単に酸素化を測定できる機器にパルスオキシメータがある。測定される経皮的動脈血酸素飽和度（SpO_2）は、動脈血酸素分圧（PaO_2）と相関があり（表2）、SpO_2 90% ≒ PaO_2 60mmHg と考えることができる。

表2 ● 動脈血酸素分圧（PaO_2）と経皮的酸素飽和度（SpO_2）の相関関係

PaO_2 [mmHg]	10	20	30	40	50	55	60	70	80	90	100
SpO_2（SaO_2）[%]	13	35	57	75	85	88	90	93	95	97	98

- 正常な人の PaO_2 はおおむね80 mmHg以上とされ、SpO_2 に換算すると、95%。
- 呼吸不全とされる PaO_2 60mmHgは、SpO_2 90%にあたる。

二酸化炭素に関しては、静脈血のほうが動脈血よりも二酸化炭素分圧が高めになるが、$PaCO_2$ ＝中心静脈の二酸化炭素分圧－6mmHg程度とされ[1]、静脈血でも $PaCO_2$ を推測できる。また、経皮的に皮下の毛細血管の CO_2 を測定する装置や、呼気の CO_2 を測定する機器があり、侵襲なくモニタリングすることができる。

気管切開

単純気管切開術と喉頭気管分離術

単純気管切開術は、気管を開窓して気道を確保する方法である。適応は、①気道閉塞、高度狭窄、②下気道の分泌物処理の困難、③呼吸不全（人工呼吸を使用する）である。これらによる問題点の解決目的に施行されるが、声が出しにくくなる、痰の量が増える、気管内や瘻孔部に肉芽が形成される、息こらえができなくなることで便秘になるなどのデメリットがある。

また、誤嚥は気管切開術のみでは、カフ付きカニューレを使ったとしても、完全には防げない。誤嚥防止には、気道と食道とを完全に分離する喉頭気管分離術、喉頭全摘術（喉頭摘出術は主に悪性腫瘍などで必要な場合に行う術式。発声を完全に失うことになる）などを検討する必要がある。

図4 ●気管切開、喉頭気管分離術

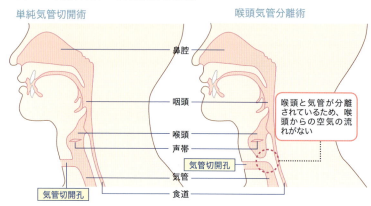

カフ圧について
カフ圧は通常20cmH$_2$O程度で膨らませる。高くしすぎず、人工呼吸をしている場合は、少しリークがあるくらいがよい。

スタイレット
カニューレを挿入しやすくするように、形を保った芯として入っている。特にシリコン製のカニューレはやわらかく、スタイレットがないと挿入しずらいことがある。

カニューレの種類

①カフ付き・なし

カニューレにはカフ付きとカフなしがある。人工呼吸器でしっかり圧をかけて呼吸管理をする場合は、カフ付きを使って圧漏れを少なくする。

カフ付きカニューレで完全に唾液などの流れ込みを防ぐことはできないが、カフの上に溜まった分泌物を吸引するための側管が付いたものを用いることもある。

②構造、サイズ

内径の大きさ、挿入するパイプ部の長さ、カーブの角度、材質などを合わせて選ぶ。また、頸部の形や瘻孔の位置関係が合うように固定翼（フランジ、固定プレート）の形が、真横に直線状に出ているものやV型になっているもの、固定翼とカニューレのチューブが回転できるものもある。

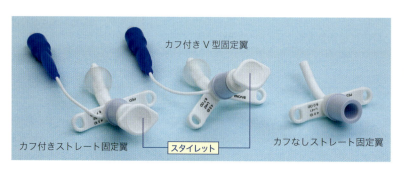

Chapter 2 発達障害のある乳幼児の療育支援 | 3 呼吸のケア

③特殊なカニューレ

気管の変形で通常のカニューレが入らない場合や、気管軟化症や気管内肉芽でカニューレを気管分岐の近くまで入れて内腔を保ちたい場合には、挿入するチューブが比較的やわらかく、ねじで任意に挿入長を変えられるタイプのカニューレなどを用いる。

単純気管切開者を対象とした、発声が可能で気管切開離脱訓練にも用いるスピーチカニューレと呼ばれるものがある。バルブ構造と、内筒・外筒がある複管構造からなり、吸気は気管切開の瘻孔部から入れて、呼気は瘻孔を通さずに声帯に逃して発声が起きる（図5）。

そのほか、体外部分にチューブの部分がなく瘻孔のみに装着するタイプや、気管狭窄部を広げる目的で使用するタイプなどがあるが、挿入に習熟が必要である。

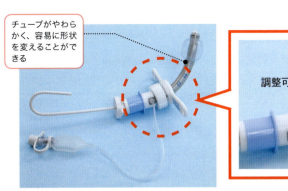
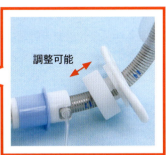

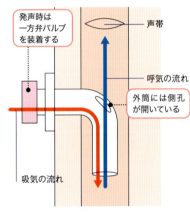

図5 ●スピーチカニューレ

通常のカニューレとして使う場合は、一方弁バルブを外して内筒を入れる。内筒を挿入すると側孔がふさがれ通常のカニューレと同じ吸気・呼気の流れになる。

気管吸引時の注意点

耳鼻科の定期診察の際に内視鏡で、気管切開カニューレ先端から次の部位までの距離をそれぞれ測っておく（図6）。

①カニューレ先端まで（添付文章や外箱にある寸法を参考にしてもよい）
②気管分岐部まで
③肉芽や気管の変形がある場合はそこまで

気管カニューレ内の吸引は比較的安全にできる。しかし、気管カニューレ内の吸引だけでは呼吸状態の改善に不十分で、その先の気管内に吸引チューブを入れる場合は、②や③の場合の位置関係を注意して、カニューレ先端が分岐部や肉芽に当たらないように挿入長を確認して行う。吸引圧は20kPa（150mmHg）程で吸引する。

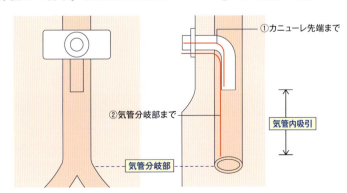

図6 ●距離の測定

気管後壁や気管分岐部に吸引チューブが当たって出血や肉芽の原因となることが多い。

気管切開による主な合併症

気管切開による主な合併症には、カニューレ抜去、痰による閉塞、気管内あるいは瘻孔周囲の肉芽（図7）、気管腕頭動脈瘻などがある。表3に対策をまとめた。さらに下記に重篤な合併症である気管腕頭動脈瘻の病態とその対応について述べる。

表3 ● 合併症の対策

抜去や閉塞時の対策	● 自宅での閉塞、抜去を想定して、カニューレ交換などを家族に指導しておく。 ● 瘻孔が小さく挿入が困難な場合は、普段使用しているものよりもサイズの小さいものや、カフ付きを使用している場合はカフなしを用意する。
皮膚トラブルの対策	● カニューレホルダーの位置、締め付け具合の適切化。 ● 清潔、スキンケア。 ● 発赤やびらんに対して炎症を抑えるステロイド軟膏、細菌や真菌感染が原因の場合には抗菌剤や抗真菌剤軟膏を適宜選択。
瘻孔周囲の肉芽の対策	● カニューレのサイズの適切化。 ● 気管に沿って適切な方向、位置、強さで固定。 ● 瘻孔周囲を清潔に保つ。 ● 肉芽ができてしまった場合、Yガーゼなどによる除圧、清潔、ステロイド軟膏での処置が一般的だが、外科的な処置を行う場合もある。
気管内の肉芽の対策	● カニューレのサイズ、固定位置の適正化（内視鏡などで定期的に確認する）。 ● 気管内吸引による肉芽への対策として、別記のように、挿入長、吸引圧を守って吸引する。 ● 肉芽ができてしまった場合は、肉芽にカニューレ先端や吸引チューブが当たらないようにすることが重要（位置調整、カニューレサイズ小さくする、吸引チューブの挿入長を守り、低めの吸引圧で吸引する）。 ● 肉芽の縮小を狙って、カニューレにステロイド軟膏を塗って挿入したり、ステロイド薬の吸入を行ったりする。 ● 肉芽が大きく呼吸に影響があるような場合は、カニューレ先端が肉芽を越えて挿入されるようにする場合もある。

■気管腕頭動脈瘻

動脈性の出血による致死的な合併症である（図8）。予防や観察は気管内肉芽と同様であるが、出血性の分泌物、気管内視鏡で気管内に動脈性の拍動を認めた場合などで高リスクと考えられる場合は、内視鏡、CTなどでの評価を行う。

対応としては、保存的には気管切開カニューレのサイズや位置調整（図9）だが、出血の可能性が高い場合は腕頭動脈離断術などの手術療法を検討する。

図7 ● 肉芽の形成

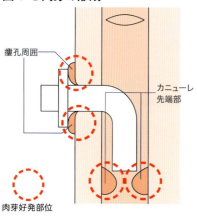

瘻孔周囲
カニューレ先端部
肉芽好発部位

図8 ● 気管腕頭動脈瘻

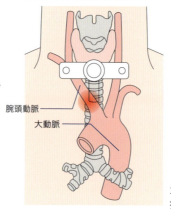

腕頭動脈
大動脈

カニューレ先端が腕頭動脈に接して交通することにより出血する。

Chapter 2 発達障害のある乳幼児の療育支援 | 3 呼吸のケア

図9 ● 固定法の工夫による先端位置の調整

胸壁側に肉芽があるときに、下方向にテンションをかけて、カニューレ先端の位置を調整している。

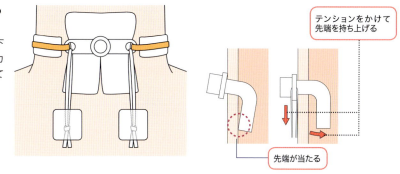

人工呼吸

人工呼吸器の適応となるのは、換気が不十分な場合である。さらに小児では、これらに加えて喉頭軟化症や気管軟化症などに対して、持続的陽圧をかけることにより気道確保することにも用いられる。

人工呼吸の方式は、「気管切開式陽圧換気療法 (Tracheostomy Positive Pressure Ventilation：TPPV)」と「非侵襲的陽圧換気 (Noninvasive Positive Pressure Ventilation：NPPV)」の２つに大別される（表4）。

表4 ● 人工呼吸の２つの方式

	方式	長所	短所
TPPV	気管切開術（喉頭気管分離術）により気道をしっかり確保し、カニューレに接続する方式。	●確実な気道確保、人工呼吸管理ができる。 ●そのためNPPVよりも安全性、安定性に優れる。	●気管切開を前提とするので、それに伴う合併症がある（気管内の出血、肉芽形成、痰の分泌の増加、声を出しにくくなる、など）。
NPPV	気管切開を行わずに、口鼻マスク、フェイスマスク、鼻プラグなどで、口や鼻を覆って人工呼吸を行う方式。	●気管切開を要さないことで、声の温存ができる。 ●着脱が容易。	●口や鼻から陽圧をかけるので、確実な気道確保を行なっておらず、しっかりとした呼吸管理ができない。 ●マスクフィットがとても重要。顔の変形ややせでリークが多くなってしまう場合などは使用が難しい。 ●マスクにより褥瘡ができてしまう場合もある。

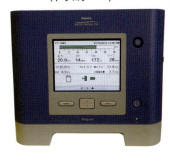

写真 ● TPPVとNPPVを両方できる人工呼吸器（トリロジー®）

自発呼吸がない、非常に弱く常時人工呼吸器を着けていなければならない、気管切開を行わないと気道確保ができない場合にはTPPVの適応となる。

一方、気管切開をせずに気道が確保でき、自発呼吸があって呼吸器を外す時間が持てる場合などにNPPVの適応となる。

最近の在宅人工呼吸器はTPPVとNPPVを両方できるタイプが多い。

人工呼吸器の加湿

　呼吸器分泌物管理は人工呼吸療法において非常に重要である。そのためには気道回路の加湿が欠かせない。

　加温加湿器の設定は十分な調整を行う必要がある。よく間違われるが、「呼吸器回路に結露が出ていれば十分に加湿されている」ということにはならない。むしろ気体中の水分が結露として出てしまい、吸気ガス中に十分な加湿がかかっていない可能性がある。冷房の気流が直接当たらないようにする、熱線入りの呼吸器回路を使ったり、保温用の布でチューブを覆って熱を逃げにくくしたりするといった処置により、しっかり加湿されるようにする。

　呼吸器側だけでなく、気管切開カニューレを適切なサイズにしたり、カフ付きカニューレにしたりすることで、気管とカニューレの隙間からのエアリークを少なくすることも気道の加湿を保つことに大きな効果がある。

在宅での人工呼吸導入時の注意

- 在宅人工呼吸の導入で呼吸状態の安定が得られるとしても、自宅に医療機器を置くことによる家族への介護面、精神面の負担にはしっかり配慮する。医療者ではない家族が、病院のように交代制で介護する環境ではない場所で生活することを前提とする。
- 病院用の人工呼吸器と在宅用の人工呼吸器は、「異なるもの」と考える。病院用の人工呼吸器からの移行時は設定をそのまま利用せず、在宅用人工呼吸器への移行時にあらためて評価し、呼吸条件を設定する。
　また、在宅用人工呼吸器でも機種によって至適な設定は異なる。
- 呼吸器の設定は、SpO_2モニターや血液ガスの値だけでなく、実際の呼吸の様子（胸郭の上がりや、自発呼吸がある場合には呼吸器の補助換気と本人の呼吸が合っているか）、病態や治療目的、さらには自宅での生活スタイルを含めて総合的に考慮して決める。
- 病院で患者に合うように設定を調整した在宅用人工呼吸器であっても、本人の家での様子、自宅の室温や湿度の差といった、病院と自宅との生活の違いによって、呼吸器設定や加湿の調整をする必要がある。
　また、季節の変動や患者の成長や病態変化によっても調整を要する場合がある。
- 換気方法に直接は関係ないが、アラームの設定も在宅での管理ではとても重要である。しっかり知らせなければいけない警報は確実に鳴るように設定し、かつ、不必要に鳴りすぎて生活に支障が出ないようにすることにも配慮をしなければならない。

姿勢管理

重症心身障害児にとって、呼吸をするにあたっての姿勢管理は、呼吸運動自体だけでなく排痰にとって非常に重要である（写真）。

寝たきりの姿勢が多いと、肺炎や無気肺をきたしやすい。体位排痰を考慮した姿勢管理が必要である。さらに、胃食道逆流、誤嚥、側弯症、体の緊張、褥瘡などへの対策など、総合的に考えて姿勢管理を行う必要がある。

姿勢のバリエーションを増やし、リラックスしやすい姿勢で呼吸運動を行いやすくする。

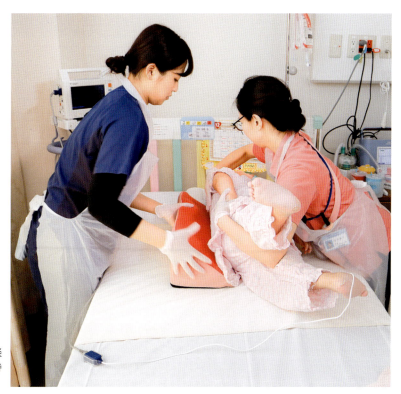

写真●姿勢の変更
姿勢を変更することで呼吸が楽になり、また排痰の効果も期待できる（体位排痰法はp125参照）。

註
1）落合亮一, 宮坂勝之（1984）「静脈血血液ガス分析の再評価」『ICUとCCU』8（2）：87-90.

参考文献
- 岡田喜篤監修, 小西徹, 井合瑞江, 石井光子, 小沢浩編（2015）『新版 重症心身障害療育マニュアル』医歯薬出版
- 小川勝彦監修, 児玉和夫著（2014）『重症心身障害児・者 医療ハンドブック 第2版』三学出版
- 北住映二編（2016）「特集 呼吸2：気管切開、酸素療法など」『はげみ』370（10/11）
- 前田浩利ほか（2016）「特集 小児在宅医療のエッセンス：必要な知識・技術から緩和ケアまで」『小児科診療』79（2）
- 日本リハビリテーション医学会監修（2014）『脳性麻痺リハビリテーションガイドライン 第2版』金原出版

3 呼吸のケア

2 呼吸理学療法

安定した呼吸は、日々の安定した活動を可能にし、生活リズムをつくるため、発達を支えるという側面からも重要になる。特に早産児は、未熟な肺胞を育てていくことが重要であり、空気をいっぱい肺胞に入れること、速くて浅い呼吸からゆっくりとした深い呼吸ができるように育てていく必要がある。

新生児の呼吸の特徴

新生児は、横隔膜を主な呼吸筋として使用する腹式呼吸を行っている。腹式呼吸では、吸気時に横隔膜が収縮し、腹部内容を下げて肺の容量を垂直方向に増やし確保する。成人では肋骨は脊椎に対して角度がついているため、1回の呼吸で肋骨が大きく上下し、大きな換気量を得ることができる。一方、新生児では肋骨は脊椎に対して水平なため、1回の呼吸で上下する幅が小さく、少ない換気量しか得られない。そのため、呼吸の数を増やして対応することになり、その分呼吸には大きなエネルギーを必要とする。

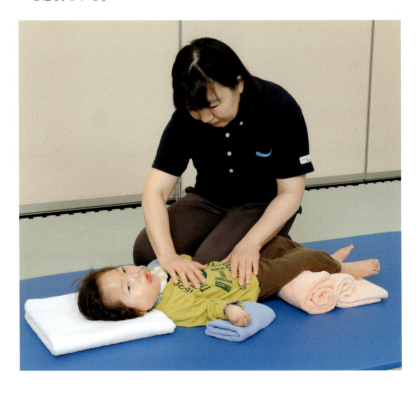

Chapter 2 発達障害のある乳幼児の療育支援 | 3 呼吸のケア

　横隔膜は収縮の速さや疲労しやすさの違う複数の筋で構成されている。早産児は、正期産児と比べて、疲労しにくい筋の割合が低いため、呼吸筋が疲労しやすく、呼吸不全に陥りやすいといえる。

　また新生児は、肺胞換気面積が相対的に狭く、胸郭がやわらかく、肋間筋や呼吸筋の力が弱い。そのため、何らかの原因によって一回換気量が減少すると、換気量を補うために呼吸回数を増やして代償しようとし、浅くて速い呼吸になる。

　特に早産児は、肺胞面積が少ないため、呼吸筋が疲労しやすく呼吸不全に陥りやすい。鼻腔から細気管支までの気道が細く、上気道の緊張や全身の緊張も低いため、気道閉鎖による無気肺を起こしやすいという特徴もある。

　呼吸の安定は、健康を維持し、体力をつけ、家族と日々の生活を楽しむことへとつながる。また安定した呼吸は、日中の安定した活動を可能にし、生活リズムをつくり、発達を支えるという側面からも重要である（図1）。逆に呼吸が不安定だと、子どもには様々な悪影響を与えることになる（表1）。

図1 ● 呼吸の安定と日中の活動

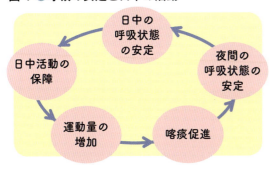

表1 ● 不安定な呼吸が子どもに与える影響

状態	影響
痰や分泌物の喀出が不十分になる。	感冒から気管支炎、肺炎へと症状が進み、悪化・長期化しやすい。
不規則な速い呼吸で、呼吸に多くのエネルギーを使う。	わずかな外的変化で体調を崩すなど、適応力が低下し、生理的発達基盤の弱さなどにつながる。
睡眠が浅くなり、日中もうとうとしがちになる。	環境の変化や他者からのはたらきかけに気づきにくくなり、活動を楽しむことが難しくなる。

COLUMN

睡眠と学習

　睡眠の役割とそのメカニズムについての理解が近年深まってきている。睡眠は単に休んでいるのではなく、記憶の固定や毎日の活動に必要な状態に脳をチューニング（調整）しているのではないかと考えられている。
　通常、新生児は、1日当たり16〜18時間の睡眠を、ランダムにとっている。
　4カ月くらいになると、昼夜と同期する昼行性の概日リズムを示し始める。
　3〜5歳までに1日当たりの睡眠時間は10〜12時間となる。
　しっかり睡眠をとるためには、日中の活動が必要である。

呼吸状態の確認

呼吸機能を育てることは、元気に育つことの基本である。したがって重症児の呼吸ケアは、呼吸が安定するように支援する。気管切開をしていても、呼吸器を使用していても、そのことには変わりがない。熱を出さないで、肺炎にならないように、もしそうなっても早期に回復できるように元気に育てていくことを念頭に置いてケアを進める。そのためには、日ごろから子どもがどのような呼吸をしているのか（図2）、よく観察することが重要である。

図2●日常の呼吸状態の観察点

呼吸数	回/分
心拍数	回/分
呼吸の様子	努力呼吸（下顎呼吸・肩呼吸・胸骨上窩陥凹・肋間陥凹・シーソー呼吸・呼吸時の腹筋の収縮）、浅速呼吸、呼吸延長の有無、頻度、程度
喘鳴	吸息・呼息・ゼロゼロ・ヒューヒュー・そのほか（　　　　　）
聴診	エアエントリー（呼吸音の聴こえ）が悪い部位
触診	肋骨の動きのよい部分　　　　　　　　　悪い部分 吸息時の腹部の膨らみ（十分・不十分・乏しい）
酸素飽和度	よいときの姿勢（　％〜　％）　　　悪いときの姿勢（　％〜　％）
分泌物	量　　　　　　色　　　　　　性状
よく見られる過緊張の原因	
モニター方法	観察・経皮的酸素飽和度モニター（SpO₂モニター）・そのほか（　　　　　）

出典：江草康彦監修（2004）『重症心身障害児マニュアル　第2版』医歯薬出版, p 71.をもとに作成。

①鼻翼呼吸：吸気時に鼻の孔を広げてたくさんの空気を吸おうとしている状態。
②肩呼吸：吸気時に肩が上がり、「肩で息をする」ような状態。
③陥没呼吸：胸骨上部、鎖骨上のくぼみ、肋骨の間などが陥没する状態。
　陥没呼吸は、肺へ空気が入っていかないことを示す徴候である。分泌物などによる上気道閉鎖などが原因で、肺胞レベルに空気が十分に到達していない状態である。胸郭がやわらかい低出生体重児では、呼吸障害がない場合でも軽度の陥没呼吸が見られることがある。
④シーソー呼吸：陥没呼吸の程度が強くなると、胸の中央の骨（胸骨）部分がへこむ。吸気時に上胸部全体がへこみ腹部全体が膨らむ状態。
⑤喘鳴：狭い上気道を空気が通るときに、摩擦により生じる音を、喘鳴という。喘鳴は、音の質により、主にどの部分の通過障害であるか、ある程度は類推できる（表）。

表●喘鳴の音と原因

気管支ぜんそくのとき	上気道ではなく気管支が細くなるため、呼気時に「ヒューヒュー」という喘鳴音が生じる。
痰や唾液が気道に溜まっているとき	「ゼコゼコ」「ゼロゼロ」という喘鳴が、吸気時に生じる。
上気道が狭いとき	「グーグー」「ガーガー」「ゴーゴー」という喘鳴が、吸気時に生じる。
鼻咽頭（上咽頭）が狭いとき	いびきのような「ガーガー」という感じの喘鳴。
喉頭披裂部の吸気時に落ち込むとき	「グーグー」という喘鳴。

呼吸を楽にするポイント

呼吸を楽にするためにはまず、空気の通り道を確保する必要がある。緊張が強くても弱くても、下顎の後退や舌根沈下により通り道が狭くなるため、ポジショニングによって姿勢を安定させ改善する。姿勢が安定することによって、胸郭呼吸運動が得られやすく、呼吸が楽になる。

排痰などが必要な場合は、ポジショニングしたなかで呼吸介助など行うとよい。

ポジショニング

ポジショニングでつくる姿勢にはそれぞれ特徴があり、どの姿勢がよいということはない（表2）。様々な姿勢をとれることが呼吸機能の維持には大切である。

表2 ● 各姿勢のメリットと注意点

体位	メリット	注意点
背臥位	●支持面の広い安定した姿勢。 ●観察がしやすい。	●重力の影響で舌根沈下、下顎の後退が起きやすく、口腔内に貯留した唾液（うまく嚥下できないため）で誤嚥しやすい。 ●背臥位の姿勢自体が全身の伸展方向の緊張を高めるため（姿勢筋緊張）、反り返りの強いアテトーゼ型では、特に頸部が過緊張になり気道狭搾につながる。
側臥位	●口腔内の唾液が排出されやすい、下顎の後退、舌根沈下が改善される。 ●浅い側臥位、深い側臥位がある。 ●腹臥位が難しいときも換気面では深い側臥位をとることで同じ効果を得ることができる。 ●胸郭の横の動きは制限される。	●支持面が狭いため姿勢が不安定になり、緊張が高まったり、身体が捻れやすくなったりするため、ポジショニングには工夫が必要である。
腹臥位	●背中側に空気が入り、同時に背中側に貯留した分泌物を重力によって排出しやすくなり、呼吸にとってはよい肢位であることが多い。 ●下顎の後退、舌根沈下が改善する。 ●唾液が口腔外へ排出されやすい。	●観察が難しいため、SpO₂モニターの装着やトランスファー時の介助には十分な注意が必要である。
座位	●重力によって横隔膜が下がり換気量が増える。	●以下の点に注意し、姿勢を保持する。 ①頭部が保持され気道が確保されている。 ②体幹が伸展位で保持され腹部が圧迫されていない。 ③脊柱が重力や緊張によって側屈しない。

出典：鈴木康之，舟橋満寿子監修（2017）『写真でわかる　重症心身障害児（者）のケア　アドバンス』インターメディカ，p61をもとに作成。

アライメントの確認

アライメント
骨格の軸や位置関係のこと

空気の通り道をつくり、胸が開いているか確認するために、アライメントを見て子どもの身体の歪みや回旋、縮み、捻れの状態を観察する。「肩峰」「剣状突起」「上前腸骨棘」に注目するとアライメントが見やすくなる（図4）。

図4 ●アライメントを確認する部位

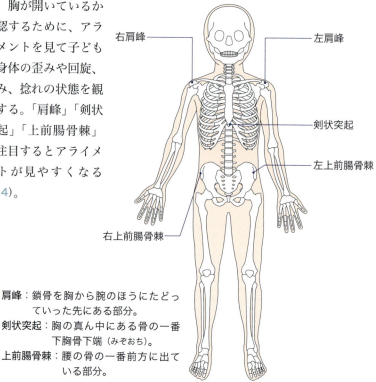

肩峰：鎖骨を胸から腕のほうにたどっていった先にある部分。
剣状突起：胸の真ん中にある骨の一番下胸骨下端（みぞおち）。
上前腸骨棘：腰の骨の一番前方に出ている部分。

背臥位のポジショニング

チェックポイント

☐枕は、頸が後屈したり前傾しない位置で、胸がよく開き空気がたくさん入る高さにする。

☐前腕の重さを支え、肘に無理な力が加わらないようにする。肘に無理な力が加わると手の重さによる肘脱臼につながるおそれがある。肘の脱臼は見逃されやすく、肘を伸ばすことが難しくなると同時に、筋でつながっている手や肩の動き、胸郭の動きの制限につながる。

☐股関節を屈曲位とする。伸展位では腰椎が下方に引っ張られ反りやすく（前弯になりやすく）、胸が動きづらくなる。

☐屈曲位でも股関節が開きすぎている場合は、股関節が前方脱臼するため、膝を閉じるように設定する。前方脱臼すると股関節が曲がらなくなるため、座位姿勢をとるのが難しくなり、多くの配慮が必要となる。

低緊張の子どもの場合

股関節が開排しているため、下肢の重さで子どもが前方脱臼を起こすリスクがある。膝下にクッションを入れることで、臼蓋に骨頭を求心性に安定させると同時に、引き伸ばされた腹部がはたらきやすくなり、呼吸が深くなる。

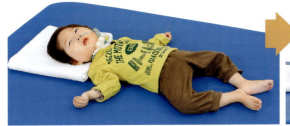
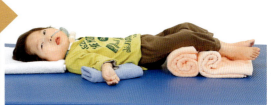

痙直型の子どもの場合

緊張が高いため、支持面を増やして緊張を緩めるために膝下にクッションを置く。

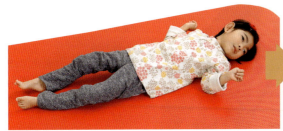
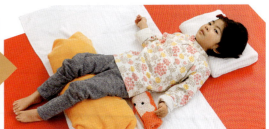

COLUMN　オムツ交換の仕方

オムツ交換（着替え）など、毎日何回も行う行為のなかで股関節を前方脱臼させないような工夫が必要である。

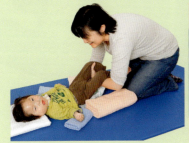
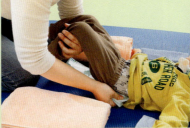
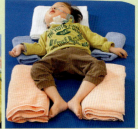

両膝を閉じ、股関節を曲げてオムツを交換する。両膝の横に膝置きを用意するとよい。

側臥位のポジショニング

チェックポイント

- □ 体幹の前後にバスタオルを入れ、重力に抗するように支える。
- □ 枕の高さは脊柱の延長線上に頭の真ん中がくる高さに設定する。
- □ 足の間にクッションを挟み、姿勢を安定させる。下の足の上に、上の足の重みがかからないように、足の位置はずらす。
- □ 上側の上肢の重さを支える。

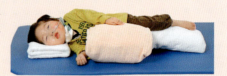

低緊張で気管切開をしている子どもの場合（背臥位⇒側臥位）

体幹と頭部のアライメントは維持したままで、数回に分けて側臥位にする。途中で股関節が過外転しないように気をつける。側臥位のなかでも浅い側臥位、深い側臥位、と種類を増やす。

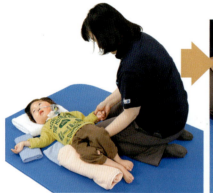
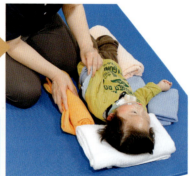

❶ 下肢を一側に傾け骨盤を支える。骨盤の延長線上に体幹と頭部のアライメントを維持したままで回旋し、下に敷いたタオルを引き上げながら背中側にローラーを入れる。

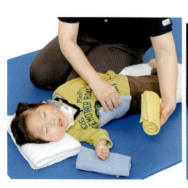
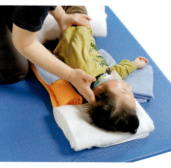
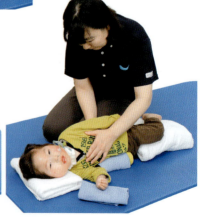

❷ 足の間にクッションを入れ骨盤をさらに回旋させる。下に敷いたタオルを引き上げながら前方にローラーを入れ込み、前方の支えをつくる。

❸ 骨盤の延長線上に体幹と頭部のアライメントを維持したまま、前方の支えに向かって回旋させる。

❹ 最後に胸郭がしっかり動いているかを確認する。

Chapter 2 発達障害のある乳幼児の療育支援 | 3 呼吸のケア

2 呼吸理学療法

痙直型の子どもの場合

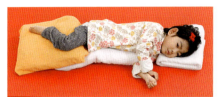

体幹の回旋を促しながら行うことでコアマッスルが活動しやすくなり、過緊張が緩み胸郭の可動性を促すことになる。寝返りをするたびにこの練習を行うことを、日常生活のなかに取り入れる（痙直型の背臥位から側臥位への手順はp190参照）。

腹臥位のポジショニング

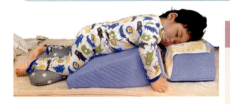

POINT
● 一般的には腹臥位は呼吸が楽になる姿勢だが、胸郭が扁平な子どもにとっては胸郭の運動性をより失わせる姿勢になる可能性もある。必ず専門家に評価してもらってから腹臥位をとる。

チェックポイント

□ 腹臥位は観察が難しいため、手づくりではなく業者が作成したしっかりしたポジショニングマットを使用する。バスタオルを重ねる、枕などあるもので腹臥位になるしかないときは、目を離さない。

□ 手は体側で支えられるようにする。胸郭が開きにくくなるため、肩甲骨が過度に外に開かないように注意する。

□ 股関節は軽度屈曲位とするが、ポジショニングマットそのものに角度がついて身体が起きているときは殿部に支えをつくって体幹の伸展が得やすいようにする。

座位のポジショニング

チェックポイント

□ 骨盤の上に胸郭、胸郭の上に頭がくるようにすると呼吸がしやすい。

□ 重力に抗するように体幹の支え、頭部の支えをつくる。支えがないまま抗重力位をとると、呼吸が苦しくなると同時に前弯あるいは後弯を伴った側弯の進行を招く。

□ 食事、外出時の姿勢ともなるため座位の持続時間も少しずつ延ばし体力をつける。

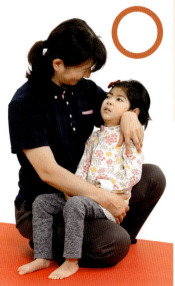
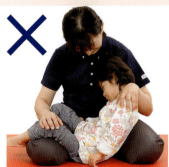
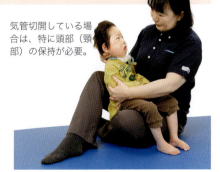

気管切開している場合は、特に頭部（頸部）の保持が必要。

123

胸郭呼吸運動学習

　呼吸は普段、無意識に行うものだが、大きく息を吸ったり止めたりなど、自分でコントロールできる運動でもある。呼吸運動は、全身をリラックスさせるだけではなく、コアマッスルを活動させる。
　私たちが呼吸をするとき、やさしく胸に手を当てると胸郭が動いている。この動きに子どもの意識を向け、自発的に胸郭を動かすことで呼吸を促し、身体を感じられるようにするのが、「胸郭呼吸運動学習」である。胸郭呼吸運動を学習することは、排痰が必要な回数の減少にもつながる。

学習のポイント

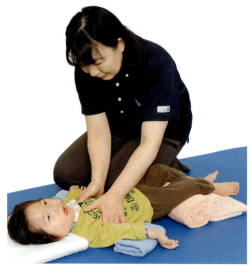

手のひら全体でやさしく触れる。こうすることで、介助者の手のひらを介して、自分の胸郭がどのように動いているのかを子どもが感じることができる。

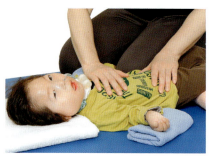

一側の手を軽くおなかの上において動かさない。一側は胸郭にそのまま置き、上下に動かす。

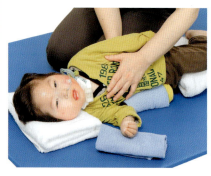

左右の肩甲骨が開いて支持面をつくりやすくすることで、胸郭運動が容易になる。

■胸郭運動を育てるために必要な体操

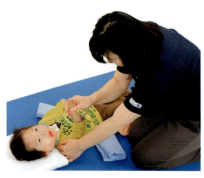
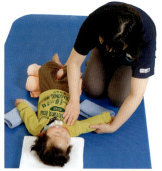

低緊張の子どもの場合、胸郭が扁平でも関節はルーズなため、体幹の筋活動につなげていくようにゆっくりと声掛けしながら動かす。肩甲骨が重力で後方になったり、側臥位では内側による傾向があるため、肩関節は外転にも内転方向にも動かし、胸郭の可動性を引き出す。

> **POINT**
> - 肩が挙上していたり、左右の肩甲骨が近づきすぎると胸郭は動きにくくなる。
> - 生活のなかで一緒に運動するようにすることが必要である。

呼吸介助手技と体位排痰法

　呼吸介助手技は、対象者の呼吸のリズムと運動の方向に合わせて胸郭を動かすことで換気を改善する介助方法である。

　呼吸介助手技は、胸郭呼吸運動と同じで、どの姿勢においても、胸にはやさしくそっと包み込むように触れることが基本である。手技の際には、決して胸を押さない。子どもの呼吸リズムや胸郭の運動の方向に合わせて動かさないと、肺に空気が入りづらくなり、苦しくなる。胸を強く押すと早く痰を出せそうに思うが、気管や気管支を圧迫することになり、危険である。

　なお、排痰目的で呼吸介助を行う場合は、体位肺痰法（図5）を併用する。

図5 ● 体位排痰法の実際
- 排痰したい肺区域（S_1～S_{10}）を確認する。それに合わせた排痰体位をとる。
- 緊張あるいは姿勢への適応、耐性の問題もあり、いわゆる教科書的な体位はとれないので、「修正された体位排痰法」を採用する。

注意! 低緊張で重力によって胸郭が扁平になっている重症児に対して、深い側臥位は胸郭支持面が狭いため圧がかかりやすい。また、左右の肩甲骨が重力によって近づき、結果として胸郭の可動性を制限することになる。そのため、排痰は、5～15分程度の短時間とする。

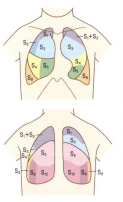
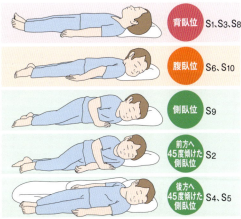

POINT 咳への配慮
- 上気道まで上がってきた痰は、咳によって排出される。よって、咳ができるかどうかは自力排痰ができるかどうかに直結するため、機能的に重要である。
- 排痰できる咳をするためには、一回換気量がある程度必要になる。胸郭の運動性が減少すると一回換気量が低下し、深い咳は難しくなる。よって胸郭の運動性を維持することが必要である。
- 咳をすると「全身の緊張が高まる⇒上気道の閉塞、下気道の拘束などの問題につながる」という重症児には、無理に咳をさせず、胸郭の運動を促し、吸引できるところまで痰を上げ、吸引する。
- 無理な咳が、症状の悪化につながるおそれのある子もいるので十分に注意する。

Check 軽打法はできるだけ避ける

　軽打法とは、分泌物がはがれやすいように、胸や背中をカップ状に丸めた手で軽くたたく手法である。しかし、軽打することで、せっかく出てきた痰が末梢部に落ちてしまうおそれがある。また、子どものなかには、軽打法が刺激となり過緊張になったり、浅く速い呼吸をかえって阻害する場合もある。特に成人の重症者では、胸郭も骨粗鬆症の状態にあり、本人の胸郭運動以外の動きを加えることは骨折の危険につながるおそれもある。

3 呼吸のケア

3 機械的排痰法

緊張や拘縮の軽減による呼吸運動の改善、排痰によるガス交換の改善や無気肺の予防に、呼吸理学療法は必要不可欠である。

近年は、従来のセラピストの手技による呼吸理学療法に加え、機械的な咳介助装置（Mechanical In-Exsufflator: MI-E）や、肺内パーカッションベンチレーター（Intrapulmonary Percussive Ventilator : IPV）などの機械的排痰法が、気道のクリアランスの改善や無気肺対策に非常に有効であり、入院日数の減少などの報告が出されてきている。一般に、より中枢側の排痰には MI-E が有効であるとされ、末梢気道の排痰には IPV が有効とされる。そのほか、体外式陰圧換気法（Biphasic Cuirass Ventilation: BCV）、高頻度体外振動法（High Frequency Chest Wall Oscillation）などがある。ここでは MI-E と IPV を中心に述べる

機械的咳介助装置（MI-E）

MI-E は、陽圧と陰圧をかけて機械式に咳をする状況をつくることで排痰を行う機器である。気管切開児だけでなく非気管切開児でもマスクを用いて使用でき、胸郭の変形が強い場合でも施行可能である。また、中枢気道側の排痰に効果があることを利用して、誤嚥で食塊が気道に詰まったときの緊急処置に利用したり、毎日の使用で深呼吸をさせることにより肺コンプライアンスの改善につながったりするといった利点もある。

実際の咳のメカニズムに似せて、吸気時に陽圧（+10〜40hPa ほど）を加え、呼気に合わせて急激に陰圧（－10〜40hPa ほど）をかけて、早い呼気流速を与える。咳嗽の代用として呼気流速を高めて、中枢気道（6〜7分岐）までの分泌物を除去する効果が高い。

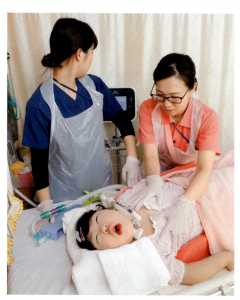

介助者2名（看護師と理学療法士）による MI-E の実施。

MI-E の初期の機器は、施行者が吸気と呼気に合わせて陽圧と陰圧を切り替えていた。最近は、患者の吸気や吸気を検出して自動で陽圧と陰圧をかけるタイミングや長さを合わせてくれる機能や、施行時、呼気、吸気時（あるいは両方）の気流に細かな振動を与え、排出させる効果を向上させる機能などがある機器（写真）もある。児に合わせて設定をプログラムしておけばボタン一つで行うことができるようになり、在宅療養でも施行しやすくなった。

必要に応じて体位排痰法を併用して施行したり、施行中に徒手的呼吸理学療法を併用したりといったように、ほかの技法と組み合わせることで効果を高める。

非気管切開児がマスク使用で施行するとき、特に意識があって知的レベルが比較的よい場合は、練習をして段階的に導入をしていくことで十分な効果が得られるようにする。その際、マスクフィットを適切にすることや姿勢を調整して上気道を確保することは効果を高めるうえで重要である。

写真● MI-E の機器
（フィリップス E-70）
気管切開で気道確保をしている子どもだけでなく、マスクの使用により気管切開をしていない子どもにも使用できる。

COLUMN

MI-Eの調整

咳の最大流量（Cough Peak Flow：CPF、写真の機器の表示例では Peak Cough Flow と表示）は、非挿管下の成人の場合、270L/min 以上で痰の喀出が可能、270L/min 未満では痰の粘性・量が増えたときに不十分、160L/min 未満では痰の性状に関わらず日常的に痰の喀出できなくなるとされる。

また、上田の発表[1]によると、小児の気管切開患者の至適 CPF は 60～120L/min で、おおむね 90L/min 以上で排痰が可能であったと記している。

これらの数値を参考にし、吸気時間、吸気圧、呼気時間、呼気圧、休止時間、吸気や呼気にかける細かな振動（オシレーション）の有無といったものを、児の病態、施行時の様子を見て設定していく。

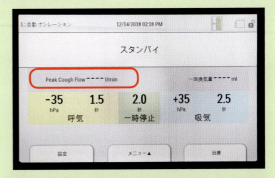

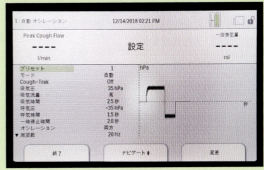

施行にあたっての注意点

肺に陽圧や急激な陰圧をかけることにより深刻な問題を起こすような病態がある場合は使用を注意する、あるいは控える（表1）。

> **表1●使用を注意すべき病態例**
> - 気胸を起こすような病態（肺気腫、ブラの存在など）。
> - 気管軟化症などの気管の脆弱性が心配される場合。
> - 循環動態が不安定な場合（胸腔内圧が急激に変化するため）。

また、気管軟化症の診断がついていなくとも、乳幼児では特に気管の脆弱性に注意する必要がある。気管膜様部が陰圧で引き込まれ、気管切開カニューレが当たって肉芽を形成することがある。導入時に施行時の様子を内視鏡で確認したり、機器の導入後も気管内の状態をよく観察したりする。

副作用としては、次のようなものがある（表2）。

> **表2●使用による副作用例**
> - 気胸、胃への空気の流入による腹満や嘔吐（誤嚥に対しての治療以外では食直後は避ける）。
> - 循環への悪影響（不整脈の誘発、血圧変動）。
> - 連続使用での過換気。
> - 気管切開児の気管内肉芽の形成。
> - 肺胞虚脱による呼吸状態の悪化。
> - 耳への圧負荷での痛み。
> - 喉の痛み。　　　　　　　　　　　　　　　など

初回で慣れていないときは、息こらえによる気道閉塞などにも配慮し、導入を段階的に慣らしながら行っていく。

導入方法

❶適切な姿勢をとる。座位や車椅子では45度くらいで、頸や顔が安定する姿勢をとる。
寝たきりの子どもではベッド上でよく、安全が確保できるのであれば、排痰の効果を高めるために側臥位や腹臥位での施行でもよい。

❷気道や口腔内を確認し、分泌物や食塊を取り除く。

❸自発呼吸がある子どもや理解のできる子どもは、MI-Eを実際に気道に装着する前にMI-Eを起動し、マスクを胸壁や手に当てて気流を感じてもらって、声を掛けながら吸気、呼気のタイミングに慣れるよう練習してもらう。

気管内肉芽の形成

気管内に気管切開カニューレの先端が当たると、肉芽が形成されるおそれがある。カニューレの固定法を適切にしたり（p112参照）、設定を工夫することで（写真）、肉芽の形成を防ぐ。

写真●設定の工夫例

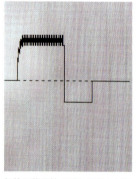

気管の脆弱性の強い子どもに対しては呼気圧を低めにして振動をなしにした設定例。

排痰の効果を高める姿勢

排痰目的で呼吸介助を行う場合は、体位肺痰法を併用する（p125参照）。

Chapter ② 発達障害のある乳幼児の療育支援 | 3 呼吸のケア

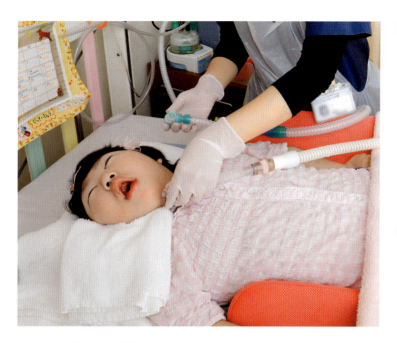

❹ MI-E のチューブを気管切開カニューレに接続し（あるいは、顔にマスクをフィットさせて）、声を掛けて吸気、呼気のタイミングを合わせて陽圧、陰圧をかける。コミュニケーションが十分とれない場合は呼気吸気のタイミングに合わせて陽圧、陰圧をかけるように施行者が調整する。

❺ 初回導入時は、吸気＋10hPa／呼気－10hPa 程度から開始する。それでも難しい場合は吸気の陽圧のみから開始する。両者を 5〜10hPa ずつ段階的に変えていき、吸気＋30〜40hPa／呼気－30〜40hPa 圧程度まで、吸気／呼気の圧設定を変更していく。
吸気時間は最初長め（2〜4秒程度）に設定する。
各段階は吸気／呼気を1サイクルとして、最初は1回2〜3サイクル程度で施行する。実際の呼吸の様子や病態を考えてさらに設定を調整する（p127COLUMN 参照）。

3 機械的排痰法

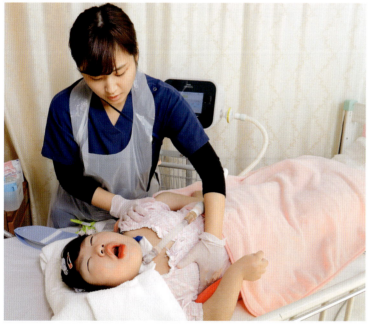

❻ 施行中に痰が出てきたり、唾液が溜まっていなかったりしないか確認し、適宜吸引処置などを行う。

▼

❼ 1回の施行は最大5サイクル程度までとする。連続で行いすぎると過換気で二酸化炭素が過度に低下してしまうので注意する。
痰が出し切れない場合は、1〜2分休憩を入れてから再施行する。

肺内パーカッションベンチレーター(IPV)

　肺内パーカッションベンチレーター（IPV）は、ネブライザーで加湿された空気（または酸素）を高頻度で断続的に送り、小さな振動の気流塊で痰を流動化し、強い大きな振動の気流塊で痰を中枢の気道へ排出させる原理によって排痰を促す機器である（写真・図）。気管切開児・非気管切開児とも使用できる。

　排痰の目的では、1回目で細かな振動の気流（250～350サイクル／分）で施行し、続けて2回目あるいはさらには3回目に大きな振動の気流(60～90サイクル／分）で施行することを合わせて1セットとし、それらを必要により数セット繰り返して用いることが多い。慢性期に胸郭可動性や末梢気道の換気改善目的で行う場合は、安全性を優先した一定の設定のみで定期的に行うこともある。

写真● 在宅用IPV

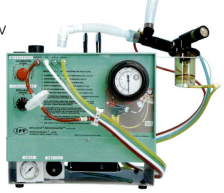

AC電源につなぎ、空気を取り込むことで駆動させる。病院用機器はガス源（酸素または空気）で駆動。

図● IPVの原理

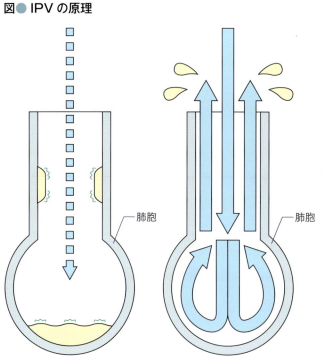

小さな気流塊は、痰を振動させて、流動化させる。

強く大きな気流塊は、肺胞で外向きの反転流となって、痰を排出させる。

IPVによるネブライザー機能は、末梢までしっかり加湿気流が届きやすい。精製水や生理食塩水だけでなく、気管支拡張剤などを入れて施行する場合がある。IPVでは効果が高いため、通常の吸入ネブライザーで施行する場合の1／3～1／2量の薬剤で行う。

IPVを適切な施行することで、中枢気管から肺胞までのレベルで効果が期待できるが、特に末梢気道から中枢まで痰を移動させてくる効果が高い。

一方、中枢側の気管・気管支レベルの排痰にはMI-Eの効果が高いといわれる。病態に合わせて、それぞれを使用、併用する。

施行にあたっての副作用、注意点

使用を注意すべき場合
- 気胸の既往
- 気道内出血の既往
- 気管内肉芽の既往
- 循環動態が悪いとき
- 嘔気があるとき

IPVは圧損傷が少ないといわれるが、気胸や気道内出血の既往がある場合は注意して施行する。またカニューレ自体の振動による気管内の損傷の可能性があるので、特に気管内の肉芽の既往がある場合は注意する。

換気効率がよいため、低炭酸ガス血症をきたしやすい。自発呼吸で過ごしているものの呼吸が弱く、さらには胸郭の変形なども伴って、低換気で過ごしている子どもは、呼吸抑制を起こして使用後の無呼吸を起こしてしまう場合がある。そうした可能性に留意して、施行時間や設定を調整する必要がある（写真）。

写真●調整つまみ

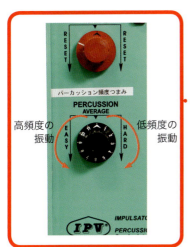
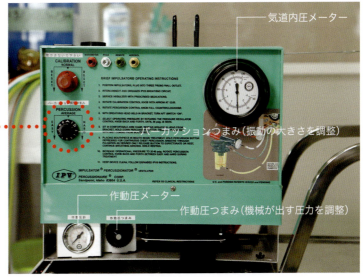

頻度調節ダイヤル"Easy"の細かいサイクルに設定し、1～3分程度／回から開始。

▼

施行後の呼吸状態と効果を見ながら圧（per square inch：psi）、振動数、時間を変更する。

IPV施行の実際

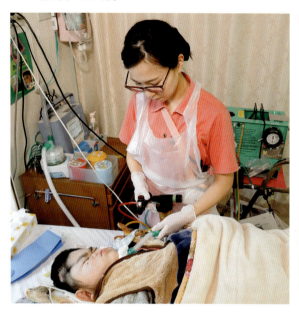

❶安全に行えるのであれば、姿勢は問わない。工夫として、体位ドレナージによる効果を狙って腹臥位で施行したり、カニューレ先端が気管内に当たらないように肩枕を入れるといったことを行う場合がある。

POINT
● 一般的には腹臥位は呼吸が楽になる姿勢だが、子どもによっては、呼吸が苦しくなる場合もある。必ず専門家に評価してもらってから腹臥位をとる（p123参照）。

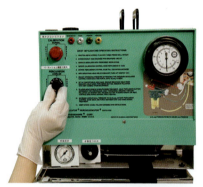

❷PVの主な設定は、作動圧ダイヤル（機器で掛ける圧）と頻度調節ダイヤル（送る空気の振動の細かさを決める）とで行う。

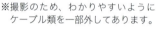

※撮影のため、わかりやすいようにケーブル類を一部外してあります。

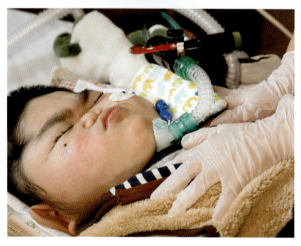

❸施行時に機器についている気動内圧のメーターに注意して気動内圧が高くならないように観察し、かつ実際に子どもの胸郭に触れて振動の具合を確認したり、聴診をして空気の入りを確認したりしながら、調整をする。
理論上は高頻度の振動で痰を流動化、低頻度振動で痰の排出をさせるので、これらを1セットで行い、必要に応じて複数セット行う。

POINT
● 頻度を低くする（ダイヤルをHard寄りにする）と、同じ作動圧ダイヤルの設定でも気道内圧は高くなる。

メーカーの記載では「小児では作動圧20〜30psi、成人では作動圧35〜40psi、1回15〜20分。1日4回以上を目安に患者の病態、治療目的に合わせて施行する」という大まかな記載がある。

しかし、施行にあたっては過換気や基礎疾患、効果を鑑みて行う必要があり、表3に示したような報告や、各施設での施行経験をもとに自分の施設でプロトコルを決めて施行されている。参考として表4に心身障害児総合医療療育センターとカルガモの家での施行法を示す。

表3 ● 疾患別設定

	作動圧 (psi)	気道内圧 (cmH$_2$O)	サイクル (c／分)	施行時間 (分)	施行回数 (回／日)
新生児	30	5〜12	300⇒150	15	1〜3
COPD	40	5〜20	300⇒150	15〜20	1〜3
神経筋疾患	40	15〜40	80〜100		1〜3
喘息	30	5〜20	350〜400	15〜20	1〜3

bougateef ら 2007 より改変

表4 ● 各施設での施行例

①心身障害児総合医療療育センターむらさき愛育園

導入時　　　　　　　　　　　：低作動圧（10〜20psi）、Easy側（高頻度）。
維持期（胸郭可動性の改善目的）：呼吸の状態を観察しながら可能な範囲で作動圧を増加させ（最大35psi以上）10〜20分。
急性期　　　　　　　　　　　：作動圧30psi以上にてEasy側で5〜10分程度、Hard側で1〜5分を数回実施。

②カルガモの家

導入時：1回で3分で2回を施行の基本とする。
　　　　作動圧は10〜20psi、頻度ダイヤルは1回目、2回目とも高頻度よりに（Easy側に）設定して、2回とも同じ設定で施行する。
維持期：施行時の軌道内圧と子どもの様子、排痰の具合、施行後の呼気終末二酸化炭素分圧値などを見ながら、作動圧を30〜35psiとしていく。1回目は高振動（Easy側）とし、2回目は排痰目的で低振動（Hard側）にして大きなパーカッション流を加える。施行時には気道内圧のメーターをよく観察して、高くなりすぎない（子どもの病態や体格によるが最大が40cmH$_2$Oを越えないように設定）ように確認しながら行う。
　　　　ネブライザー液は通常は生理食塩水で、気管支拡張剤の混合液を使うこともある。

そのほかの機械的排痰法

体外式陰圧換気法（BCV）の クリアランスモードによる排痰

　BCVはキュイラスと呼ばれる樹脂製のベストを胸部に装着し、陽圧や陰圧をかける方法で呼吸を補助する人工呼吸器である。排痰目的の施行モードを利用して排痰を促す。代表的なBCVの人工呼吸器のIMI社RTXには排痰目的のSecretion Clearanceモードがある。キュイラスのサイズは10種類あって、3〜100kg程度まで対応可能とされているが、胸郭変形や側弯でキュイラスの装着が難しい場合がある。

　実際の施行については、デフォルトで設定されているクリアランスモードをもとに、施行時の状態や、SpO_2モニターや経皮CO_2モニターの値などを観察し、排痰の効果を見ながら調整する。また、IPV同様、施行中に痰が排出されて中枢の気管に痰が詰まることがあるので、適宜吸引処置を行い、気道閉塞に注意する。

高頻度体外振動法

　胸郭に体外からの胸部圧縮（バイブレーション）を行うベストを装着し、高頻度の振動を与えて分泌物を流動化させる胸部排痰法として開発された。主として肺囊胞線維症の患者に用いられたが、気道に到達するまでのエネルギー減衰が多いため、胸郭がかたい子どもや胸郭変形が強いことが多い重症児の場合は、効果が乏しい。

　長所としては装着が比較的簡便で子どもの負担や苦痛も少なく治療の受け入れが良好な点である。

用手による陽圧換気

　特殊な機械を使わずに簡単に施行できる。陰圧はかけられないが、自己膨張式バッグなどを用いて陽圧をかけることにより（写真）、深呼吸を促し、呼気流速を早めることは、排痰を促す効果がある。子どもの様子と排痰効果を照らし合わせながら、プロトコルを決めて、安全に、かつ、施行者による差が出ないようにして行えるようにするとよい。

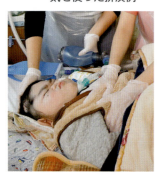

写真●２名によるバッグ換気を使った排痰例

もう一人が胸壁に手を当てて大きな呼吸を促して排痰させる。写真は気管切開児での例だが、非気管切開児ではマスクを使って施行する。

機械的排痰法は病態に応じて選択し、効果を評価することが重要である。導入後、効果が乏しければ施行方法や設定を見直し、また気管内肉芽や腹部膨満などの有害事象にも注意を払う。さらに、機械的排痰法は組み合わせることで、より効果を発揮することが多い。
　たとえば、IPV施行後にカフアシストをかけて中枢気道に溜まった痰を除去する、体位排痰法を組み合わせてIPVを施行する、機械的排痰施行中に用手的呼吸理学療法を組み合わせるなどといった方法である。
　痰を出しやすくするうえで、気道の加湿を適切に行う、水分バランスの管理、去痰剤や気管支拡張剤などの吸入や内服といった内科的な治療を適切に行うことも大切である。
　せっかく痰が排出できても、出てきた痰を取り除かなければ意味がない。こうした排痰処置の直後は痰が吸引できなくとも、しばらくしてから通常の呼吸運動によって吸引できる位置まで大量の痰が出てくることもある。処置中・処置後の観察が重要であるが、特に聴診や触診がとても重要である。処置後に中枢側の気道まで痰が上がってきている所見があるにも関わらず痰を除去できない場合は、呼吸理学療法や体位排痰などを併用する。

吸気時の雑音は中枢側の気管や上気道に痰の貯留があることを示唆し、
中枢側の大きな気管支にある痰は胸壁の振動として触れやすい。

註

1) 上田恵理奈「第49回日本小児呼吸器学会　シンポジウム3 神経筋疾患のNPPVと呼吸嚥下のリハビリテーション　セクション2　在宅医療における訪問リハビリテーションの役割」

参考文献

- 緒方健一，上田恵里奈ほか（2015）「肺内パーカッションベンチレータの適応と実施上の注意点」『小児内科』47（12）：2052-2055.
- 金子断行，村山恵子ほか（2015）「重症心身障害児・者の呼吸障害に対するインエクスサフレーターの適応と実施上の注意点」『小児内科』47（12）：2056-2058.
- Bougatef A, Casteels A, Cools F, et al (2007) "High frequency percussive ventilation: principle and 15 years of experience in preterm infants with respiratory distress syndrome" *Journal of Respiratory Care and Applied Technology* 2(suppl 1): 39-50.
- 児玉和夫 監修，小川勝彦 著（2014）『重症心身障害児・者医療ハンドブック 第2版』三学出版
- 日本医療機能評価機構「Minds ガイドラインライブラリー CQ サマリー」
  総論4-3　肺拡張、気道クリアランス
  「1. 徒手による咳介助と機械による咳介助（神経筋疾患・脊髄損傷の呼吸リハビリテーション）」
  (https://minds.jcqhc.or.jp/n/cq/D0002724)
  「2. 肺内パーカッションベンチレーター（IPV）（神経筋疾患・脊髄損傷の呼吸リハビリテーション）」
  (https://minds.jcqhc.or.jp/n/cq/D0002725)
  「3. 高頻度胸壁振動（HFCWO）（神経筋疾患・脊髄損傷の呼吸リハビリテーション）」
  (https://minds.jcqhc.or.jp/n/cq/D0002726)
  「4. 陽・陰圧式体外式人工呼吸器（BCV）（神経筋疾患・脊髄損傷の呼吸リハビリテーション）」
  (https://minds.jcqhc.or.jp/n/cq/D0002727)
- 緒方健一「第43回日本重症心身障害学会学術集会　ランチョンセミナー3 MI-Eを用いた気道のクリアランス法」

4 主な疾患別ケアの留意点

1 脳性麻痺

脳性麻痺とは、脳の運動を司る場所に原因がある運動や姿勢の異常である。子どもは回復する力が大きいので、合理的な運動パターンを行える感覚運動刺激を十分に経験させることが重要である。子どもの発達は運動だけではない。できない運動は装具・介助で補い達成感をもって新しいことに挑戦していけることが、心を含めた健全な発達につながる。

病態

脳性麻痺とは、脳の運動を司る場所のどこかに原因がある運動や姿勢の異常である。進行性ではなく、病変は変化せず、また生まれて間もない時期の病変である。

生後5、6カ月過ぎても頸がすわらないとか、片手を使おうとしないとか、1歳半過ぎても立てない・歩けないなどの症状に現れる。

動きにくさや姿勢のとりにくさには、大きく次の4つのタイプに分かれる（表）。

表●動きにくさや姿勢のとりにくさのタイプ

タイプ	特徴
痙直型	●突っぱって動きにくい。 ●半身麻痺、四肢麻痺、両麻痺などがある。 ●両下肢の強い麻痺は未熟児に多く、脳MRIで脳室周囲白質軟化症を伴うことが多い。
アテトーゼ型	●腕や手指、身体がくねるように動いてしまう不随意運動が現れる。 ●新生児期の仮死や黄疸に多く、脳の真ん中にある大脳基底核などに病変を持つ。
失調型	●ふらついて決まった姿勢がとりにくい失調型は小脳などに病変を持つ。
混合型	●痙直型とアテトーゼ型や失調型などが混じっている。

障害対応の基本

脳に病変があり、それが障害として残る場合でも、脳の残存している部分は必ず発達する。また大人のできあがった脳なら回復しないで障害

図●感覚運動刺激の経験につながる経験

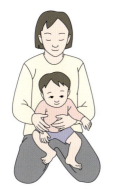

身体を起こし、子どもは胸で母の手にもたれる。子どもの身体を少し傾けて立ち直りを促す。

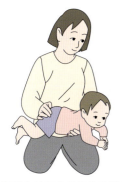

腹臥位は自分の身体を持ち上げて動くための基本姿勢である。深い呼吸にも役立つ。

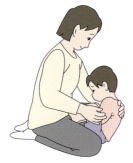

反り返りの緊張を緩めるボールポジション。少しでも異常を減らして動きを学習していく。

となるものが、子どもの場合は、回復が期待できたりほかの部分が代償するという可塑性がある。それらを利用して早期から発達を促すリハビリテーション（療育）を行う。

子どもの発達は、刺激を受け取りそれに反応して行動を変化することから始まる。自然でスムーズな運動は、姿勢運動感覚刺激の莫大な積み重ねによってできあがっていく。脳性麻痺の子どもの運動麻痺も、麻痺に適応してしまった運動パターンを定着させず、できるだけ合理的な正常運動パターンに24時間導いていくことで、その感覚刺激が残存機能を発達させていく。

しかし病変の程度や部位によっては、自然でスムーズな合理的な運動ができないことも多い。動きの固定化・習慣化により、筋骨格系の成長とともに変形がもたらされる。また、運動の滑らかさや幅に制約があるため動くことへの関心がなくなる、筋力をつけようとして訓練しすぎて筋を痛めてしまう（過用性）、非合理的運動をさせないために生活を制限し使わなすぎる（廃用性）、などで、順調な発達が妨げられることがある。

子どもの発達は、運動面だけではなく種々の感覚の発達や心の発達、知的面の発達も含めてその時期により大切なことがある。療育施設の整形外科、小児神経科、リハビリテーション科、理学療法、作業療法、言語療法、心理指導など多くのスタッフ、チームの指導や処置を受けながら、心身の順調な発達を目指していく。

留意事項

- 脳性麻痺ではいろいろな運動パターンや運動の滑らかさが制限されるが、たくさんの動きができて遊びが広がり深まることが、次の発達ステップにつながる。うまくいかない動きを、装具や介助で少しサポートして正常に近い感覚運動刺激を経験（図）し達成感を持つことがとても大切である。
- 子どもは、自分に何があっても親に全面的に受け入れられているということがあってはじめて、安定して外の世界へ気持ちを向け挑戦していける。それは定型発達の子どもと同じである。
- 親にとって、脳性麻痺であっても大切な子どもであることに変わりはない。すべての子どもで育児を楽しんでほしい。親のはたらき掛けに子どもが見せる、わずかな変化を、成長の一部として喜んでほしいと思う。
- 二次的変容については、p248を参照。

参考文献

● 梶浦一郎（1999）「脳性麻痺の療育」（陣内一保編『こどものリハビリテーション医学』医学書院）p101-105.

4 主な疾患別ケアの留意点

2 神経・筋疾患

小児期発症の神経・筋疾患では生まれつき、もしくは発達の早期から筋力低下や筋緊張低下の影響を受けるため、運動発達や呼吸、栄養摂取など、日常生活の様々な場面において家族の心配や不安は大きい。医療や療育、社会資源とうまく連携し、一つひとつの問題に対応していくことで、安全と安心を担保しながら、発達や成長を支援していきたい。

病態

神経・筋疾患では、疾患のタイプによっても異なるが、おおむね新生児期～幼児期早期にかけて筋力低下や筋緊張低下の症状が出現し、運動発達の遅れが目立ち始めるのに対応し、特に呼吸や栄養管理に対しては早期からのケアが必要となる。

新生児(特定)集中治療室(NICU)や新生児強化治療室(Growing Care Unit: GCU)から在宅移行支援を要する疾患として、福山型筋ジストロフィに代表される先天性筋ジストロフィ、先天性ミオパチー、脊髄性筋萎縮症(Spinal Muscular Atrophy: SMA)などがある(表)。

表●主な神経・筋疾患

タイプ	特徴
先天性筋ジストロフィ(福山型)	生まれつき、筋緊張低下、筋力低下が見られ、座位の獲得はできても歩行は困難。関節拘縮や特異顔貌(顔面の筋力低下のため)を認め、脳の形成異常によるてんかん、知的障害などを合併する。運動機能に加え、呼吸機能や心機能にも障害が及ぶ。
先天性ミオパチー	生まれつきの筋緊張低下、筋力低下などで発症することが多く、発達・発育の遅れや呼吸不全を呈する。一般に進行は緩徐。病理的所見によってネマリンミオパチー、セントラルコア病、ミオチュブラーミオパチー、先天性筋線維タイプ不均等症などに分類される。
脊髄性筋萎縮症	脊髄の運動神経細胞の病変によって骨格筋が萎縮し、筋力が低下する遺伝性の疾患。乳児期に発症する重症型(I型)、幼児期に発症する中間型(II型)、小児期に発症する軽症型(III型)、成人期に発症するVI型がある。持続髄注による治療が可能になっている。
ドゥシャンヌ型筋ジストロフィ	進行性の筋ジストロフィで、基本的に男児に発症。幼児期に起立や歩行、走行の障害、階段の昇降困難、ふくらはぎの肥大などで気づいて、遺伝子検査や筋生検で確定診断に至る。10歳前後で車椅子生活となり、関節拘縮が進行、のちに呼吸障害が進行する。現在のところ根本的治療はない。

障害対応の基本

以下に記すそれぞれのケアについては、安心・安全な在宅生活を送るため、在宅移行にあたり出身医療機関や療育機関において十分な指導・実地を受けておく必要がある。訪問看護や機能訓練を導入し、これらと連携していくことが重要である。

呼吸管理

呼吸のケアは生命予後を大きく左右するため、非常に重要である。

筋力低下や筋緊張低下によって自力での体位変換が困難となり、また咳嗽反射の減弱によって痰などの気道分泌物の喀出が困難となることで、肺炎や無気肺を起こしやすい。体位変換や吸引、排痰介助などによる分泌物のドレナージが必要であり、呼吸や排痰介助のため、理学療法士による呼吸リハビリテーションを導入することが望ましい（p124参照）。

子どもによっては排痰補助装置などの医療機器を使用することもある。また、睡眠時を中心に舌根沈下や扁桃肥大などによる閉塞呼吸が出現することがあり、姿勢管理や鼻咽頭エアウェイ（p108参照）による気道の確保が必要となる。

さらに、誤嚥や下気道感染（肺炎、気管支炎）の反復、側弯の進行などによる胸郭の変形も呼吸機能を徐々に悪化させる。場合によっては早期から経管栄養、酸素療法、気管切開、人工呼吸管理などの導入が必要となる。気道感染予防のために、予防接種は積極的に受けておきたい。

排痰補助装置
MI-Eや在宅用IPVなどの機器を用いて排痰を行うことがある。詳細はP126参照。

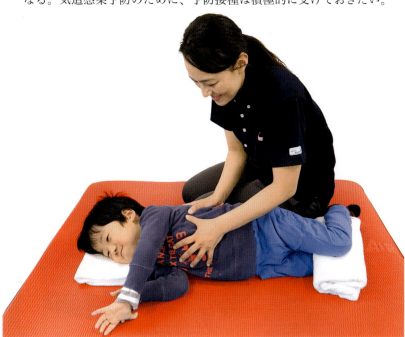

理学療法士による胸郭運動学習。

栄養管理

　筋力低下・筋緊張低下は、栄養管理に欠かせない摂食・嚥下機能にも大きな影響を及ぼす。呼吸だけでなく、摂食・嚥下には筋肉のはたらきや神経の支配が大いに関わっているからである。

　疾患のタイプにもよるが、神経筋疾患においては様々なレベルで摂食・嚥下機能が障害されており、患者個々の状態、機能に応じた食事形態（刻み食、ペースト食など）の提供が必要となる。誤嚥や誤嚥性肺炎を繰り返す子どもには、経管栄養が導入される（p78参照）。

　また、コントロール困難な胃食道逆流や胃チューブ挿入が困難な子どもなどでは胃瘻の造設や逆流防止術が行われることがある。

　さらに栄養管理にあたっては、エネルギー必要量や水分の必要量の算出、微量元素を含めた栄養素の過不足を考慮する必要がある（p49～51参照）。

　在宅移行後も出身医療機関や療育機関で定期的な体重測定や血液検査による栄養状態の客観的評価を受けることは欠かせない。

リハビリテーション、補装具などの活用

　筋肉量の低下や廃用によって、特に寝たきりの子どもの場合は、股関節や足関節、指関節、肩関節などの関節拘縮が出現し、徐々に進行する。関節拘縮や股関節脱臼予防のため、早期からリハビリテーションが導入される。

　座位が可能な子どもでは、前弯が出現・進行しやすいため、体幹の伸展が維持されるような車椅子、座位保持装置の工夫、場合によっては体幹装具の使用も考慮される（写真）。

写真●車椅子と体幹装具

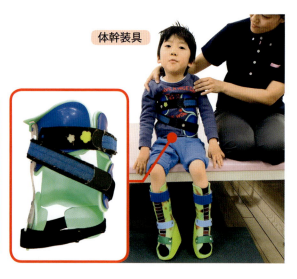

骨萎縮も進み骨折しやすくなるので、介助の際には注意を要する。呼吸介助や排痰介助のため、呼吸リハビリテーションの導入も有用である。

コミュニケーションのためのケア

　神経筋疾患を患っていても、正常知能や豊かなコミュニケーション能力を有する子どもも多い。潜在機能・能力を引き出すケアや、文字盤やキーボード、眼球運動を利用した代替コミュニケーションの方法を身につけるケアなど、機能訓練士や心理士などによる積極的な関わりが望まれる。

社会資源の利用、家族のケア

　患者と保護者がともに元気に生き生きと在宅生活を営んでいくうえで、訪問看護や訪問介護、ショートステイ、児童発達支援などの社会資源の活用が大変重要である。
　また、児童発達支援の通所などでは、保護者同士の横のつながりも生まれやすく、実際保護者の心理的ケアにもつながっている現状がある。
　ソーシャルワーカーによる相談支援などを積極的に活用し、上手に社会資源を利用してほしい。

留意事項

- 福山型筋ジストロフィでは、6〜7割のケースにてんかんを合併する（p156参照）。健やかで豊かな生活のために、良好な発作コントロールが望まれる。
- 神経・筋疾患には多くのタイプがあり、それぞれに予後が違う。筋力の発達が病気を上回る時期は運動も少しずつ伸びていく。リハビリテーションや種々の器具を利用しながら、動く楽しさ、意欲を育てていきたい。

4 主な疾患別ケアの留意点

3 水頭症

水頭症は、脳脊髄液の産生・吸収のバランスが崩れて脳圧が上がり、脳を圧迫することで起こる病気である。治療には脳を守るためのシャント手術が行われる。術後には定期的に診察を受けてチェックする。
生活のなかでは、頭を強く打ったり衝撃を与える活動や運動は避ける。また、シャントの不具合で脳圧が上がるシャントトラブルに注意する。

病態

脳は、髄膜という膜で覆われ、硬い頭蓋骨の中で脳脊髄液に包まれ守られている（図1）。

脳脊髄液は、脳中央の側脳室の壁にある脈絡叢から産生され、脳の表面のくも膜顆粒から静脈へ吸収される。そのほか、髄液と血管、リンパ管との圧差のやり取りでもつくられる。全体で100～150mlくらいあり、1日500mlくらい産生・吸収され、入れ替わる。

脳脊髄液の吸収が悪くなったり、どこか通路が狭くなったりして溜まりすぎると、脳圧が上がり、脳が圧迫され脳障害が起こる。これが水頭症である（図2）。頭囲がどんどん大きくなったり、不機嫌で吐き気があって食べない、などの症状で現れる。

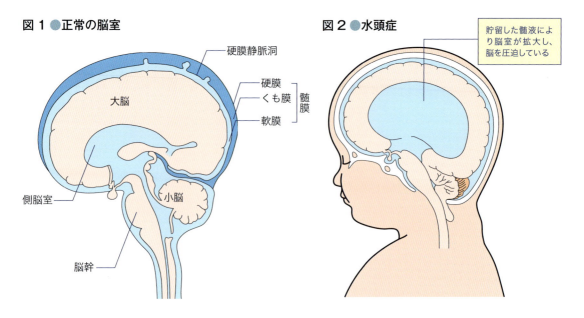

図1 ●正常の脳室

図2 ●水頭症

貯留した髄液により脳室が拡大し、脳を圧迫している

Chapter 2 発達障害のある乳幼児の療育支援 | 4 主な疾患別ケアの留意点

障害対応の基本

水頭症が見られる場合は、脳圧が高くなりすぎないように下げて、脳を守るための手術が行われる。主な手術は、脳室からおなかへ管（シャントチューブ）を通し、髄液をシャントチューブで導き腹膜から吸収させる脳室腹腔シャントである（図3）。シャントチューブにはバルブがついていて、流れすぎや逆流を防ぐために圧を調整している。

術後は、脳圧が急に変化するような衝突には弱いので、頭を強く打つ、衝撃を与える、などの活動・運動（表）を行わないように気をつける。

図3 ● 脳室腹腔シャント
髄液の流れ
シャントチューブ

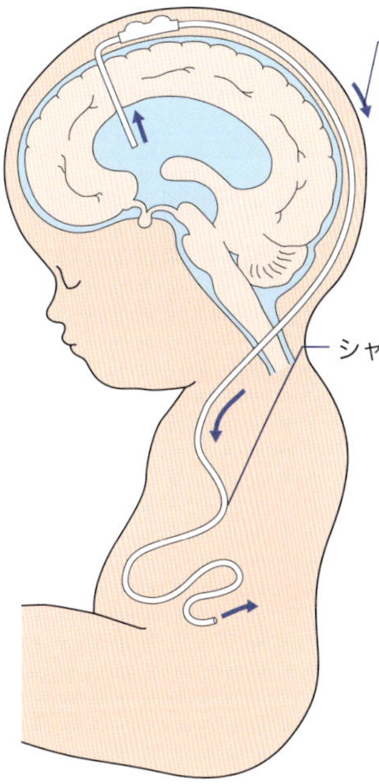

表 ● 術後には避けたほうがよい運動・活動

- ジェットコースター
- プールの飛び込み
- 強いトランポリン
- 強いシーツブランコ
など

留意事項

- シャント術後は髄膜炎感染に注意する。脳圧のコントロールがうまくいかず脳圧が上がるシャントトラブルが起こることがある。頭痛、嘔吐などの症状のほか不機嫌、食欲がない、元気がないなどの症状で現れることもある。脳圧亢進の症状が見られたら、脳神経外科を受診する。
- シャントチューブは成長を見込んで長めに入れられるが、短くなりすぎると皮下に髄液が溜まり膨れることがあるので、その前に交換する。
- まれにチューブが腹膜に絡んで腸閉塞になったり、長期間経過し腹膜の吸収能力が衰え腹腔内水腫ができ脳室心房シャントが必要になるなどのトラブルが起こる。
- シャントの状態は定期的な診察でチェックするが、一定期間たつと髄液の産生・吸収のバランスが改善し、シャントがなくても脳圧が落ち着いた状態になることがある。ただしこの場合でも、シャントを抜く手術は感染リスクもあるので、そのまま様子を見ることになる。

参考文献
- 日本二分脊椎水頭症研究振興財団（2017）『水頭症二分脊椎必携』日本二分脊椎水頭症研究振興財団
- 『水頭症と二分脊椎の絵本ガイド』（厚労省精神神経疾患研究委託費20委-9）

4 主な疾患別ケアの留意点

4 心疾患

心臓は血液を身体のすみずみまで行き渡らせ、すべての生命機能の維持を担う。拍出力・リズムを維持し、休むことなくポンプ機能を果たすためには、健全な心筋・刺激伝導系、そして正しく配置された心房・心室・弁・血管が必要である。
胎内期に正しく発育しきれないと先天性心疾患となる。手術の困難な生命予後の悪い複雑心奇形から発育とともによくなる心室中隔欠損など、様々である。どの場合も適切な医学的配慮を要し、生活を守っていく。

病態

人間の身体は、血液が循環することで活動を維持する。
心臓は血液を全身へと送り出すポンプ機能を担う。左右の心房・心室からなる4つの部屋に分かれ、4つの弁が流れを守る。
表1に示すような症状が見られると心臓に負担がかかる。
心臓に負担がかかり、心臓の筋肉の力が弱まったり、悪い不整脈があると、十分に循環が保てない。
また、動脈血に静脈血が混ざると、循環する血液が青くなりチアノーゼにつながる。さらに酸素運搬にロスが生じ、多血症になる。

表1 ●心臓に負担をかける症状例

- 弁が狭い、漏れがある。
  （僧帽弁閉鎖不全、大動脈弁狭窄症　など）
- 心室や心房の中隔に孔が開いている。
  （心室中隔欠損症・心房中隔欠損症）
- 生まれたら閉じるはずの動脈管が閉じない。
  （動脈管開存症）
- 心臓と血管のつながりが正常でない。
  （両大血管右室起始症、総肺静脈還流異常症　など）
- 肺に血液が流れにくい。
  （肺高血圧症）
- 大動脈に狭窄がある。
  （大動脈狭窄症）

障害対応の基本

　構造の問題に基づく一定以上の重症度の心血管の異常に対しては、血流を正常にする手術が望まれる。
　心臓手術が難しいときは、心臓や身体がより楽になるように考える。疾患によっては、薬物治療で心筋の収縮力を保つ、リズムを整える薬物療法を行う、ペースメーカーを埋め込む、などを必要とすることもある。
　また、塩分・水分量・尿量の管理が必要なことがある。
　運動は、至適レベルとし、必要によって酸素を投与する。

留意事項

- 心疾患では、運動の持続性、運動の速さ、運動の強度、水分摂取量など、各個人の状態により異なる管理が必要となる。
- 負荷運動は短時間とし、強要はせずに、いつでも自主的に休める範囲で見守る。しゃがみ込むことが回復に必要なこともある。
- 乳幼児では、激しい啼泣は強度の負荷になり得る。
- 急な心不全増悪や突然死の危険性のある疾患に注意する。代表的な疾患は表2に示すもので、厳格な運動制限を要する。

表2 ● 急な心不全増悪や突然死の危険性のある代表的な疾患

- 拡張型心筋症
- アイゼンメンジャー症候群
- 大動脈狭窄症
- 一部の心室性不整脈　など

- チアノーゼのある場合、過剰な水分摂取、脱水に注意する。脱水は脳梗塞や心筋梗塞などを誘発しやすい。
- 発熱のある場合、感染性心内膜炎に注意する。チアノーゼ性心疾患のときは脳膿瘍も考える。
- 活気がない、哺乳が悪くなった、苦しそうな息をする、脈拍が速い、微熱（発熱）がある、むくみが出ている、などのサインが見られたときは、心不全を考えて、診療を依頼する。

4 主な疾患別ケアの留意点

ダウン症

ダウン症は染色体異常症のなかでも最も多く、古くから知られた疾患である。近年は合併症の早期手術などにより生命予後が改善され、各ライフステージに必要なチェック項目も確立されてきている。また、全国に家族会が設立され、情報交換や交流が行われている。

病態

ダウン症は、出生時600〜700人に1人といわれる頻度の高い染色体異常症である。21番染色体の一部あるいは全部が3コピーあることにより、筋緊張の弱さや関節の弛緩、精神運動発達の遅れや成長障害、心臓血管系、消化管、視力、聴力などに様々な合併症を伴う。

近年では、医療技術の進歩により生命予後は50歳以上とかなり改善されている。

障害対応の基本

ダウン症と診断された場合、乳児期、幼児期、青年期以降に、以下の点を確認しておきたい（表）。

表●ダウン症においてチェックしておきたいこと

乳児期	●合併症のチェック。 ●1歳までに聴力・視力の検査。
幼児期	●筋緊張低下、外反扁平足 　⇒理学療法・作業療法。 ●言語機能、精神機能 　⇒言語訓練・心理検査。 ●頸椎の検査 　⇒3歳と10歳ごろまでに。
青年期以降	●甲状腺機能・尿酸値などの定期血液検査。 ●青年期急激退行の有無。 ●40歳以降アルツハイマー痴呆のチェック。

出生早期に心血管、消化管合併症や血液疾患、甲状腺機能異常症などが認められた場合は、精査・治療・経過観察を行う。異常がない場合も年に一度は定期血液検査を行うのが望ましい。

難聴や視力障害は早期に対応しないと言語発達や視機能に影響が及ぶため、生後半年までには聴力（聴性脳幹皮応〔Auditory Brainstem Response: ABR〕）検査、1歳時には眼科診を行う。

外反扁平足には、必要に応じてインソールを作製する。

頸椎不安定症の検査は3歳ごろまでに行い、必要に応じて経過観察、頸椎カラーの作製などを行う。

構造の問題に基づく一定以上の重症度の心血管の異常に対しては、血流を正常にする手術が望まれる。

心臓手術が難しいときは、心臓や身体がより楽になるように考える。病態によって、薬物治療で心筋の収縮力を保つ、リズムを整える薬物療法を行う、ペースメーカーを埋め込む、塩分・水分量・尿量・酸素の管理を行う、などが必要なことがある。

留意事項

- 頸部痛、斜頸、頸の運動制限、歩行障害、尿失禁などがある場合は、頸椎不安定を疑い受診する。所見がある場合は、頸椎カラーを装着し頸の過度の屈曲、伸展、回旋は避けるようにする。
- 筋緊張が弱く基礎代謝が低いため、肥満になりやすい傾向がある。幼児期からカロリーを考えて食事を摂る習慣を身につける。
- 幼児期から学童期には行動などの問題、青年期には急激退行、40歳以降にはアルツハイマー痴呆などが見られることがある。小児神経科医や専門医と相談し、投薬治療も有効なことがある。
- 年長になって、脊椎症状、神経性難聴などが表れることもある。

参考文献
- American Academy of Pediatrics. Committee on Genetics（2001）"American Academy of Pediatrics: Health supervision for children with Down syndrome" Pediatrics 107（2）:442-449.
- 川目裕（2011）「染色体異常症：ダウン症候群」（福嶋義光編集『遺伝カウンセリングハンドブック』〔遺伝子医学MOOK別冊〕）メディカルドゥ, p299-302.

4 主な疾患別ケアの留意点

6 二分脊椎

脊椎の背中側の骨の一部が生まれつき開いているのが二分脊椎で、それより下部の感覚運動麻痺、水頭症など、多様な症状がある。そのため多くの科やリハビリテーションチームによる治療が必要になる。
年長になって出てくる症状もあるので、一生病気と付き合うことになるが、身体だけでなく心の発達にも留意して、積極的な生活が送れるようにしたい。

病態

脳から出る神経の束（脊髄）は、脊椎後方の孔（ホースのようになっている）を通って身体の隅々まで信号を伝え、受け取る。脊椎の背中側の骨の一部が生まれつき開いているのが二分脊椎である。二分脊椎には、「開放性二分脊椎」と「潜在性二分脊椎」とがある（図）。

図●二分脊椎

●正常
- 脳室
- 脊髄
- 脊髄の末端は第一腰椎くらいの位置

●開放性二分脊椎
脊髄が、皮膚を破って出て、脊髄髄膜瘤をつくる。

●潜在性二分脊椎
皮膚に覆われている。脊髄脂肪腫があることが多い。
- 脂肪腫

開放性二分脊椎の場合、皮膚がないために細菌が侵入し、感染しやすい。感染すると脳まで細菌が行き髄膜脳炎を起こしたり、脊髄液が背中から外へ漏れて脳の一部が下へ落ち、髄液の流れを遮断して脳室に髄液が溜まりすぎて水頭症となることがとても多い。

また、二分脊椎より下の脊髄神経は麻痺していることが多く、膀胱直腸障害（尿や便を漏らす、うまく出せない）、運動麻痺（足が変形する、うまく歩けない）、感覚麻痺（暑さや痛さなどを感じ取れない）、といった症状が多く見られる。

障害対応の基本

脊髄髄膜瘤への対応

細菌に感染をしないように、また脊髄をできるだけよい状態に保てるように、早期に脳神経外科で脊髄再建手術を行い、皮膚を閉じる。脊髄髄膜瘤のある患者の９割くらいは水頭症に罹患するので、症状があればシャント手術を行う（p143参照）。

この２つの手術で新生児期を乗り越えられることが多いが、無呼吸発作などの脳幹症状が強い場合、頸椎の減圧手術が行われる。

膀胱直腸麻痺への対応

膀胱直腸麻痺では、尿や便を定期的に出せないため、健康を保つための処置が大変重要である。

排尿障害への対応

排尿障害があると、膀胱に溜まりすぎた尿が腎臓に逆流する。その過程で何らかの細菌が侵入し、感染すると腎盂腎炎を反復し、腎不全になるなど命に関わるおそれがある。

そこで定期的（１日数回）に、膀胱まで細い管を入れて尿を出す自己導尿という方法を両親が学び、自宅で行う。

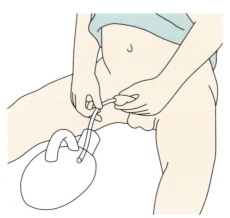

小学校に入ってからは、個々の状態に応じて子ども自身で行えるようになるとよい。

導尿は、きちんと指導された方法で実施し、残尿のない時間をつくる。膀胱炎を防ぐことが最も大切である。膀胱炎を反復することで膀胱がかたくなり、壊れて膀胱形成術が必要になることもある。家族が毎日きちんと清潔に自己導尿をすることが子どもの健康意識にもつながるので大切に行いたい。

排便障害への対応

排便障害
排便障害への対応、ケアの方法についての詳細はp98参照。

排便は便意を感じないので、いきむ練習と腹筋に力を入れる練習をする。また、おなかのマッサージや、摘便（グローブをはめた指で肛門から便をかき出す）、浣腸を行う。下剤や坐薬も組み合わせて使う。洗腸という方法もあり、子どもに合わせて判断する。

便は毎日出すのがよい。毎日が無理な場合でも、最低週２回はきちんと出すようにする。

運動麻痺への対応

運動麻痺がある場合、足の変形の程度や足の筋肉がどこまではたらいているかで、将来歩けるのか、装具を使って歩くのか、車椅子になるのかが、徐々にはっきりしてくる。

使える筋力をしっかりつけるため、また、変形を防ぐため、身体の動かし方を理学療法士に教わりながら、リハビリテーションを行う。

将来、側弯などの変形を起こさずに子ども自身の足底で立てるよう、ギプスや装具を装着することもあり、ときには手術が必要となることもある。

感覚麻痺への対応

一般に運動麻痺のある部分は、感覚がなく、血液の循環もよくない。

そのために、傷ができている、何かに挟まっている、熱いものに触れている、といった場合でも、それらの感覚を感じ取れない。

循環も悪いため、傷は褥瘡になりやすく、治りにくい。傷が見られる場合は、大きく深くならないうちに医師に受診し、相談するとよい。

また、子どもに自分の身体を観察する習慣をつけさせることが大切である。

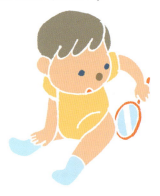

鏡などを使って自分の身体がどのようになっているのか観察する習慣をつけることは、傷などの早期発見につながる。

そのほかの合併症への対応

　水頭症があるとけいれん発作を起こすことがある。いわゆるてんかん（p156参照）で、検査後毎日薬（抗てんかん剤）を内服することが多い。

　また、斜視も起こりやすい。眼科で視力がしっかり伸びるように治療を受ける。

　成長したあとで、とても不器用であることがわかったり、学習やコミュニケーションにアンバランスさが現れることがある。作業療法士、言語療法士、臨床心理士などにもアドバイスを受ける。

　さらに成長に伴って麻痺症状が強くなったり痛みが出たり（脊髄空洞症や係留症候群など）、性の悩みも出てくる。

　一生病気と付き合いながら、積極的な生活を送れるようにしたい。

留意事項

- 二分脊椎は妊娠中から検査でわかることもあるが、出産までに気づかれない場合も多く、その病状の程度も様々である。
- 多様な症状を持ち、多くの科（脳神経外科、小児〔神経〕科、泌尿器科、整形外科、〔小児〕外科、眼科、リハビリテーション科など）のチーム医療が必要な病気である。
- 子どもがその子なりに普通に地域で育っていけるよう、保健師や療育施設のサポートを受けながら、安心して生活できることが望まれる。

参考文献
- 日本二分脊椎症協会（2014）『二分脊椎（症）の手引き：出生から自立まで　2014年度版』日本二分脊椎症協会
- 日本二分脊椎水頭症研究振興財団（2017）『水頭症二分脊椎必携』日本二分脊椎水頭症研究振興財団

4 主な疾患別ケアの留意点

呼吸器感染症

呼吸器感染症は、症状と診察所見、検査所見をもとに総合的に診断する。症状や重症度に応じて治療が行われる。
障害を持つ子どもでは、軽微なウイルス感染であっても、排痰困難による呼吸障害が生じるなど、重症化する場合があるので、早めに治療を受けることが望ましい。全身状態不良時、低酸素症や脱水症合併時は、輸液療法や酸素療法などが必要となる。

病態

呼吸器感染症とは、何らかの病原体が気道に炎症を起こした状態をいう。病原体は、肺炎球菌、インフルエンザ桿菌などの一般細菌、嫌気性菌、マイコプラズマ、ウイルスなど多岐にわたる。

発症部位によって、上気道炎、気管支炎、肺炎などと診断される。

上気道炎は多くの場合、ウイルス感染症が原因である。

小児における市中肺炎の病原体としては、細菌が約30％、ウイルスが約20％、肺炎マイコプラズマが10〜20％を占める。障害を有する子どもでは、誤嚥性肺炎やウイルス感染後の二次性の細菌性肺炎が見られやすい。

呼吸器感染症に罹患すると発熱や咳嗽が見られるが、乳幼児や障害を有する児では、発熱、鼻汁、咳嗽などの気道症状が目立たず、活気の低下や顔色不良、多呼吸のみが見られる場合がある。

診断は、発熱、咳嗽などの症状と、胸部理学所見（視診、触診、聴診など）、画像検査をもとに行われる。病原体を調べるために、細菌培養検査（喀痰、血液など）や血清抗体検査、迅速検査が行われる。

障害対応の基本

子どもの重症度や症状を判定し、それに応じて治療を行う（表）。

表●重症度の判定項目と治療法

判定項目	●全身状態　●チアノーゼの有無 ●多呼吸や努力呼吸（呻吟、鼻翼呼吸、陥没呼吸）の有無 ●胸部X線所見　●SpO₂値　●循環不全の有無	
治療法	細菌感染が疑われる場合	●抗菌剤を投与。
	ウイルス感染症の場合	●インフルエンザなどを除けば、抗ウイルス剤がない。 ●ウイルス感染に細菌感染が続発した場合には、抗菌剤を投与する。
	低酸素症を呈する場合	●酸素投与が必要。
	気道分泌物の自己排出が難しい場合	●喀痰吸引を行うことが望ましい。
	経口摂取低下による脱水症を併発する場合	●輸液が必要。

留意事項

- SpO₂値低下、頻脈、多呼吸、呼吸困難などが見られる場合や、脱水症を併発している場合は、抗菌薬の静脈内投与、輸液、呼吸理学療法、酸素吸入などの治療を病状に応じて受けることが望まれる。
- 障害を有する児では、気道感染時に排痰困難による呼吸障害や無気肺を生じやすいので、腹臥位や深めの側臥位などの姿勢管理や呼吸理学療法が行われる。
- 病状によって、肺内パーカッションベンチレーター（IPV）や排痰補助装置を活用する場合がある。
- 障害を有する児は、呼吸器感染症の際の肺炎発症のリスクが基礎疾患を有さない小児に比べ高いので、肺炎発症予防の観点から日々の健康管理を検討する必要がある。
- 身体の免疫機能を高めるために、ワクチン接種と栄養管理を行う。
- 低たんぱくや亜鉛などの微量元素の欠乏による易感染状態を呈している場合には、栄養状態の改善が必要である。
- 誤嚥性肺炎が疑われる場合には、食事形態や食事姿勢の見直しのほか、摂食・嚥下リハビリテーションを行う。口腔常在菌による感染症の発生予防のために、口腔内保清により口腔内衛生を保つことが望ましい。
- 誤嚥性肺炎を反復する場合には、経管栄養の導入（p78参照）や誤嚥防止手術（p109参照）を検討する。

機械的排痰法

肺内パーカッションベンチレーター（IPV）や排痰補助装置を使用した排痰法の詳細は、p132参照。

4 主な疾患別ケアの留意点

8 尿路感染症

尿路感染症は、乳幼児の発熱の原因として比較的多い。症状と尿検査所見をもとに診断する。全身状態不良時や脱水症併発時には、抗菌薬の静脈内投与や輸液療法が必要である。尿路感染症を反復する場合には、尿路系の検査が必要である。

病態

尿路感染症とは、尿路に何らかの病原体が感染し、発症したものである。病原体としては、細菌の頻度が高く、原因となる菌は大腸菌や腸球菌が多い。1歳未満の乳児では男児に多く、1歳以降では女児に多い。また乳児期の発熱の原因として比較的多いのも特徴である。

部位によって、上部尿路感染症(急性腎盂腎炎)と下部尿路感染症(膀胱炎)に分けられる(表・図)。

成人の場合、上部尿路感染症では腹痛や腰背部痛や叩打痛などの症状を呈するが、幼少児では特異的症状を呈さず、発熱、不機嫌、食欲低下、嘔気、嘔吐などの症状を示す場合が少なくない。

症状と尿検査所見(尿中白血球増加、細菌尿の存在)をもとに診断される。

図●上部尿路と下部尿路

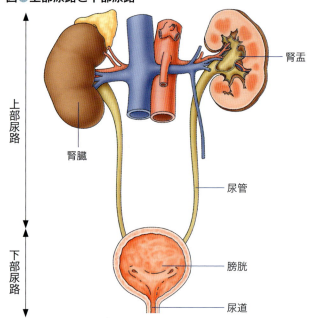

表●尿路感染症の区分

症状名	感染部位	特徴
上部尿路感染症	尿管・腎盂・腎臓など	腎尿路系の形成異常を合併している場合が多い。
下部尿路感染症	尿道・膀胱など	排尿時痛、頻尿、下腹部の不快感などの症状が見られやすい。

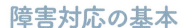

障害対応の基本

　起因菌を検出するために、抗菌薬治療の開始前に尿培養検査が行われることが望ましい。

　通常、抗菌薬を経口投与してから治療が開始される。臨床症状や検査所見が改善しない場合には、内服抗菌薬の変更や静脈内投与への変更が検討される。全身状態不良時や、脱水症を併発している場合には、輸液療法を行うことが望ましい。

留意事項

- 尿路感染症を反復している場合には、尿路系の異常（膀胱尿管逆流など）の有無に関して精査が必要である。抗菌薬の予防内服が行われる場合もある。
- 排尿間隔が開く場合には、慢性の膀胱炎などを生じることがあるので、泌尿器科受診が望ましい。
- 普段から水分補給をしっかりして、一定の尿量を毎日出ているように心掛ける。必要な水分量は、年代や体重によって異なる。1日当たりの必要水分量の大まかな目安は、以下のようになる。

> 乳児：100〜150ml／kg
> 幼児：　80〜100ml／kg
> 学童：　60〜　80ml／kg
> 例）体重15kgの幼児の場合、1日1,200〜1,500mlの水分が必要

- 障害を持つ子どもの場合には、適正な水分量が異なるので、医師に確認することが望まれる。
- 濃い色の尿が出るときは、特に水分補給が大切である。
- 排尿間隔が短く、年齢を重ねても頻回に排尿が見られるときには、膀胱に溜まっている尿を十分に出しきれていない場合があり、泌尿器科への受診が望ましい。

障害を持つ子ども
ここでは、心臓の疾患がある子どもや、気道分泌物が多い子ども、など。

4 主な疾患別ケアの留意点

9 けいれん

けいれん発作は様々な原因によって引き起こされる。乳幼児期には脳が発達途上にあり、けいれん発作は比較的起こりやすい。発熱に伴う熱性けいれんなど、心配のないものも多いが、なかには脳炎・髄膜炎やほかの疾患やてんかんの症状のこともあり、原因を確かめ、適切な治療を行うことが大切である。

病態

けいれんとは、自分の意思と関係なく筋肉が激しく収縮することによって起こる発作である。乳幼児が発熱時に起こす熱性けいれん、脳炎・髄膜炎などの感染症、低血糖などの代謝異常症、電解質異常、中毒など様々な原因がある（表1）。

表1 ●けいれん発作の主な原因

- 熱性けいれん
  ＊熱の上がり始めに見られる悪寒・戦慄はけいれんではない
- 感染症（脳炎・髄膜炎など）
- 電解質異常、代謝異常
- 薬物、中毒
- 頭蓋内病変（腫瘍、外傷、変性疾患、脳血管障害、低酸素脳症など）
- てんかん

てんかん

原因が脳にあって発作が慢性的に反復する場合を「てんかん」という。
微細な電気活動を行っている脳の神経細胞が異常興奮し、勝手な伝達が身体に伝わり、てんかん発作を引き起こす。
興奮が起こる脳の場所や範囲により症状が違い（表2）、全身をけいれんさせる、全身・身体の一部が一瞬ピクつく、全身の力が抜ける、身体の一部が勝手に動く、数秒間だけぼんやりする、脈絡のないことをしゃべるなど、様々なタイプがある。このようにてんかんのなかには運動性のけいれん発作を引き起こすものも起こさないものもある。
乳幼児期に発症するてんかんのなかには、ドラベ症候群（重症児ミオクロニーてんかん）や一瞬頭部を前屈し四肢を屈曲させる発作を繰り返すウ

表2 ● てんかんのタイプ

全般発作 大脳の広い範囲で興奮	**部分発作** 脳の一部が興奮
●手足を突っぱり強直。 ●手足をがくがくさせる。 ●全身の力が抜ける。 ●急に話が途切れたり動作が止まる。 ●全身または一部分の筋肉がびくっと収縮する。　　など	●意識がないことも、意識があり覚えていることもある。 ●視覚、聴覚、嗅覚などの異常を感じる。 ●頭痛や吐き気などの自律神経症状。 ●徘徊したり口をもぐもぐさせる。 　　　　　　　　　　　　　　　など

エスト症候群から移行することが多く、強直発作、脱力発作、非定型欠神発作など、様々な全身発作を引き起こすレノックス・ガストー症候群など精神運動発達の遅れを合併するものも見られる。

障害対応の基本

けいれん発作が起きたときは、まずは冷静に、けがをしないよう周囲の物に気をつけ、危険なものがあれば取り除く。

次に、吐物などを誤嚥しないように顔を横に向け、呼吸を確保する。発作中は呼び掛けたり、口の中に手を入れたりすることは避ける。

留意事項

- 発作が5分以上続いたり、意識が回復しないうちに次の発作が起こる、全身状態が悪いときや、いつもの発作と違う場合は、救急を要する。
- 熱性けいれんであっても、「複雑型熱性けいれん」といわれ長く続く場合や繰り返す場合、左右非対称や身体の一部の発作の場合、発作が治まっても意識障害や麻痺が残る場合、などは、脳内の異常やてんかんに移行することがある。そのため、血液・髄液検査、脳波・頭部CT・MRI検査などの精査を行う。
- てんかんの場合、抗てんかん剤を長期に内服することになる。難治の場合、手術適応になる場合もある。生活リズムを整え、暴飲暴食を避け、気持ちも前向きになれるよう心掛ける。
- 難治てんかんでは、担当医と相談しつつ、発作と付き合いながら自分で生活を組み立てるようにする。

参考文献
- 皆川公夫監修（2018）『すべてわかるこどものてんかん 改訂版』（「てんかん」入門シリーズ）日本てんかん協会

4 主な疾患別ケアの留意点

10 発達障害

発達障害者支援法では"発達障害"を「自閉症、アスペルガー症候群その他の広汎性発達障害、学習障害、注意欠陥多動性障害その他これに類する脳機能の障害であってその症状が通常低年齢において発現するもの」と定義している。NICU 経過児のなかにもしばしば見かける。

ここでは広汎性発達障害＝自閉スペクトラム症（Autism Spectrum Disorder：ASD）、注意欠陥多動症（Attention-Deficit Hyperactivity Disorder：ADHD）、学習障害（Learning Disability：LD）について説明する。

病態

人は、脳のはたらきによっていろいろなことを感じ、理解し、考え、行動する。しかし、何が好きか嫌いか、見たほうがわかりやすいか聞いたほうがわかりやすいか、筋道だって考えるのが得意か直感的に考えるのが得意か、そのはたらきは一人ひとり異なる。

発達障害の人は生まれつき脳の機能が一般の人と大きく異なり、このような違いが極端で凸凹が目立つ。コミュニケーションがとりにくい、こだわりが強く切り替えが苦手、じっとできないなどの問題が出やすく、社会適応が困難になる場合が多い。

しかし、通常の発達とされる人も個性の違いがあるため、どこからが障害かというのは難しい。障害かどうかは、本人の特性により日常生活に恒常的に大きな支障が出ているかどうかで決まる。障害と考える必要がある場合も、一人ひとりの特性をよく理解し、長所として個性を伸ばし、同時に困難さをうまく支援していけば社会に適応することは可能である。

発達障害は、複数の障害が重なって表れることもあるし、障害の程度や年齢、発達段階、生活環境などによっても症状は違ってくる（表1・図）。発達障害の起こり方、表れ方は多様である。

表1 ● 発達障害の分類

自閉スペクトラム症 (ASD)	● 対人関係やコミュニケーションが苦手、興味・関心の幅が狭くてこだわりが強く切り替えが困難などで社会生活に大きな支障が出ている状態。細部にこだわり全体が見えづらい。 ● 次のようなことが苦手である。 ・あいまいなものや見えないものを理解したり、想像すること。 ・相手の立場に立って考えたり、共感すること。 ・社会的常識や暗黙の了解。 ・同時に複数のことをすること。 ● 独特なこだわりや音などに対する感覚過敏が見られる。しかし、その程度は一人ひとり異なり、知的にも重度の遅れのある人から天才まで様々。
注意欠陥多動症 (ADHD)	● 多動や衝動が目立つ、忘れ物が多い、なくし物が多い、気が散りやすく集中できない。 ● 失敗や注意されることが増え、達成感、満足感が得られにくく、自尊感情が低下しやすい。 ● 反抗心や逆に意欲低下を招きやすい、などの二次障害が出現しやすい。 ● 注意・指導だけでは改善せず、むしろ二次障害が増える。
学習障害(LD)	● 読み、書き、算数のどれか、あるいはいくつかが極端に苦手な状態。 ● 症状が表面化するのは、勉強が始まる小学校入学前後である。ただし、知的障害、視覚障害、聴覚障害、構音障害、情緒障害、肢体不自由や心理的要因などが学業不振の直接的な原因になっていない場合である。

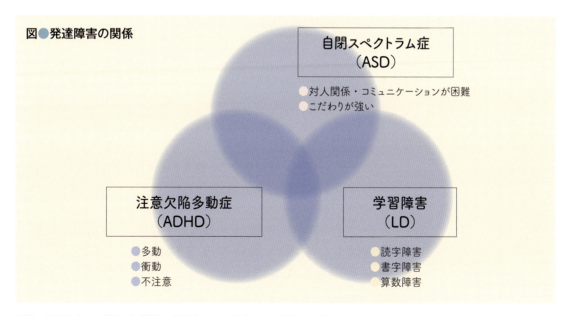

図 ● 発達障害の関係

ASD、ADHD および LD は、単独で出現することもあるし、重複に出現することもある。

障害対応の基本

　発達障害は、脳の発育、機能の違いが中心となって起こる障害であり、子育てや家庭環境が原因ではない。乳幼児期より症状や困り感が出てくることが多い。

　しかし、早期から適切な支援を行えば、個性として育てたり、障害の程度を軽減できたりすることも多い。その意味で、家庭や保育園、教育機関の役割は大きい。

　どの子どもでも不適切な子育てや教育を受ければ、いろいろな問題が出てくるが、発達障害の子どもたちはその支援がより徹底したものでないとつまずきやすい。つまり、本来の子育てや教育をより丁寧にする必要がある。

共通の支援のポイント

　ASD、ADHD、LDに共通する支援のポイントを、以下にまとめる。

❶ 子どもを正しく理解し適切に対応すること

- 一人ひとり、感じ方や理解の仕方も異なることを知り、違いを認め、それに合った対応をすることが大切である。

❷ 特性を生かす

- こだわりもよいほうに出れば勉強や運動、音楽、絵などの上達に役に立つ。
- 特性は否定するのではなく生かす。
  このことは、子どもの自己肯定感を養ううえでも大事な視点である。

❸ 一人ひとりの特徴や興味・関心、得手・不得手をよく理解し、共感と思いやりを持って適切な支援をしていく

- 指導・学習によって社会で生きていくための力を身につけていくことは決して不可能ではない。
- できたことはほめてその行動を定着させる。
- 指導するときは怒るのではなく、具体的に肯定的な表現で伝える。問題が生じたときには分析を行い、対応策を検討・実践する。そして結果を評価し、次につなげていく。

目標を達成できない場合には、達成できそうな小目標を立てて成功体験の機会を増やし、できることを増やしていく。成功体験を増やす過程での失敗は学習を進めるうえで重要な体験になる。

怒ったり叱責することはできるだけ避け、肯定的な側面を見つけ、それを評価し、気持ちを表現させたり、振り返らせたり、対策を考えさせたりすることが大切である。支援のねらいと流れを表2にまとめた。

ASDの子どもへの支援のポイント

ASDの子どもには、理解しやすいように目で見てわかるような工夫（構造化）が重要である。興味・関心の幅は狭いので、興味・関心のあるものを使ったり、関心を引くような工夫をしながら少しずつ幅を広げる。

苦手なことは少しずつ、ご褒美もうまく利用しながら進める。失敗すればすぐにやる気をなくしやすいので、特に初期は失敗しないように工夫する。力がついてくれば、失敗から学ぶことは増えてくる。

何回か教えて理解できたことは、見守ったり、「どうするのだっけ？」などのヒントを出し、自分で考え判断する機会を増やし、主体的な行動を定着させていく。そのためにも、失敗したり不十分であっても否定的な注意はせず、できるだけ認めてあげることが大切である。

大人への信頼感、自己肯定感の形成も必要である。すべて聞き入れることができない場合には「これならいいよ」と少し修正したかたちで提

表2 ● 支援のねらいと流れ

支援のねらい	以下のような支援を行い、理解、見返し、納得、達成感、満足感、自信、自己肯定感につなげる。 ・持っている能力を最大限に発揮できる（特性を強みにする）支援 ・新たなことを学習していける支援 ・社会適応ができる支援 ・自立できる支援	
支援の流れ	基本	・個々の特性をありのままに、正しく理解する。 ・常識にとらわれず、いろいろな視点で考える（不適切な行動のなかに可能性を見る）。 ・特性を生かし、学習が進む支援を行う（支援者が変わる）。 ・不適切な行動を減らそうとするより、自分の要求をかなえる適切な方法を学べるよう支援する（結果として不適切な行動も減る）。
	学習の準備	・安全・安心・健康を最優先にする。 ・理解しやすいように構造化を進める。 ・動機づけの工夫をする。
	学習の実行	・優先順位を決め、小目標を立て、一つずつスモールステップで進める。 ・失敗を生かす（注意より本人の気づきを重視する）。 ・主体的な行動を引き出し、学習を進める。 ・交渉力（コミュニケーション力）をつける。
	感情の安定	・納得を目指す。 ・成功体験を増やし、達成感、満足感を感じてもらう。 ・自尊感情、自己効力感を育てる。

案し交渉してみる。

　十分聞き入れてあげると同時にこちらの言い分も少しだけでも聞いてもらうことが大切である。十分な満足感を得ない限り、人の言うことを聞き入れることは非常に困難であることを知る必要がある。このような交渉関係が成り立てば、コミュニケーションがとりやすくなり、こちらの言うことも次第に聞いてくれるようになる。

ADHDの子どもへの支援のポイント

　ADHDの子どもには、その子の能力や長所を見つけ、評価し、達成感が感じられる経験をさせ、できることを少しずつ増やし、自信をつけさせることが重要である。

　まずは環境調整が必要である。周りに気が散るものがあるとすぐ気がそれてしまうので、周りにいろいろなものを置かない、あるいは見えなくするなどの工夫（片づける、覆いで隠す、席を前にする、など）をする。

　次にその人の持ち味を生かす対応を考える。たとえば、多動な人には、少し身体を動かす時間をつくる、何か用事を頼む、など多動を生かした対応を考える。

　不適切な行動を否定するだけでなく、望ましい行動を具体的に教える。たとえば、衝動が抑えられず乱暴なことをする場合は、要求の仕方（言葉や動作）を具体的に教える。適切な要求行動ができれば、特に最初はできるだけ要求をかなえてあげる。そして少しずつ適切な行動を増やしていく。言葉だけでなく、見てわかる方法を使うのも有効である。

　意欲を引き出すための工夫もする。注意は少なくし、ほめたり、注目したり、ご褒美をあげたりして、やる気を引き出し、できたことを定着させていく。

　ソーシャル・スキル・トレーニング、親が対応方法を学ぶペアレント・トレーニング、薬物治療などをうまく組み合わせ、成功体験を増やし、力をつけ、自尊感情を育んでいけば、ADHDの人の持つエネルギーや好きなことに対する集中力がよい方向に発揮されるようになる。

LDの子どもへの支援のポイント

　LDに多い読字障害の人には、文字が読めない、似た文字や助詞を読み間違える、行を読み飛ばす、読んだことを短期的あるいは長期的に記憶するのが困難、などが見られる。

　書字障害の人は、細かなところが不正確、漢字を書くと線が足りなかったり多かったりする、鏡文字になりやすい、文字を書くと枠からはみ出す、黒板の文字を書き写せない、などを認める。

　算数障害の人は数の大小や数の概念の理解ができない、繰り上がり繰

ソーシャル・スキル・トレーニングとペアレント・トレーニング

ソーシャル・スキル・トレーニングとは、コミュニケーション、集団参加行動、感情・行動コントロール、自己・他者認知などのトレーニング。ペアレント・トレーニングとは、子どもの特性理解、ほめ方などの対応方法の理解と習得などのトレーニング。

り下がりがわからない、分数や少数の意味がわからない、図形が理解できないなどの様子が見られる。

対応方法は、読むときには文字を大きくする、単語の間に空白を入れる、定規などを使って行を追いやすくする、書くときには大きなマス目を使う、量を少なめにする、パソコンの使用を認める、数を教えるときには具体的な物をいろいろ使って数の概念を理解させるなどが考えられる。教材や教授方法の工夫を行い、学習速度を配慮し、繰り返し学習を積むことがとても重要である。

集中が続かない場合には途中で小休止を入れる、指導内容の目標を達成しやすい小目標に変更する、できたことを本人に肯定的に伝え達成感を感じてもらう、などの対応も必要である。

本人の持っている能力を最大限に活用することが非常に大事である。書字障害の人にパソコンの使用を認めれば、文章を作成する抵抗が減り、学習が大いに促進される可能性も十分にある。根拠と「合理的配慮」に基づいた学習支援が望まれる。

留意事項

● 指導の基本はまず本人の困り感に寄り添うことである。決して怠けているわけではなく、本人の努力だけではできるようにならないということをわかってあげる必要がある。一人ひとりの特性をよく理解し、特性に合った支援を行っていく。

参考文献
- 内山登紀夫，水野薫，吉田友子（2002）『高機能自閉症・アスペルガー症候群入門：正しい理解と対応のために』中央法規
- 尾崎洋一郎，草野和子（2005）『高機能自閉症・アスペルガー症候群及びその周辺の子どもたち：特性に対する対応を考える』同成社
- 尾崎洋一郎，池田英俊，錦戸恵子，草野和子（2001）『ADHD及びその周辺の子どもたち：特性に対する対応を考える』同成社
- 尾崎洋一郎，草野和子，中村敦，池田英俊（2000）『学習障害（LD）及びその周辺の子どもたち：特性に対する対応を考える』同成社
- 藤村出，服部智子，諏訪利明，内山登紀夫，安倍陽子，鈴木信五（1998）『自閉症のひとたちへの援助システム：TEACCHを日本でいかすには』朝日新聞厚生文化事業団
- 佐々木正美，内山登紀夫，村松陽子監修（2001）『自閉症の人たちを支援するということ：TEACCHプログラム新世紀へ』朝日新聞厚生文化事業団

4 主な疾患別ケアの留意点

11 知能とその障害

「オギャー」という産声から新たな人生が始まる。寝返り、這えるようになって、やがて立って歩き出す。それに合わせるように周囲や自分自身を見つめ、玩具などをいじり、声を聞き分け、やがて言語を覚えていく。この一連の発達経過で新たな環境に適応する力が育っていく。この適応力が知能と呼ばれる。

その原点は知覚にあり、意識化が進み認知になり、それが複合して認識となる。認識が概念に育ち、それを操作して思考、判断、計画などが行われる。そこでは記憶を生かした学習が知能を育てている。

したがって、知覚から認知・認識に至る生物的キャパシティと体験・経験による成果が知能を構成する。前者を流動性知能、後者を結晶性知能と呼ぶ。認知には処理過程として継次処理と同時処理がある。発達に障害があるとき、できないことを見るのではなく、どの要素が生かせるかを判定することが大切である。

病態

生まれたばかりの新生児は、視力は0.1以下といわれる。1.0以上に育つには3～6歳までかかり、その発育には"見る"体験がいる。また見ている範囲が拡がり、口や目だけでなく、顔全体を認識するのには数カ月の月齢がいる。そのように育ってきて"人見知り"が始まる。追視がスムーズにできる（slow persuit eye movement）には12月齢を要し、そのころには位置覚・運動覚などを統合し空間概念が育ち始めている。

同時に手指の巧緻性（機能分化）は、反射的把握（grasping reflex）から始まり、尺骨側把握（ulnar grasping）、手掌把握（palmar grasping）、橈骨側把握（radial grasping）、鋏つまみ（scissors pinch）、指先つまみ（tip pinch）と、やはり約12月齢をかけて発達する。4カ月ごろの手を見つめる動作（hand regard）、手のすり合わせ（hand-hand connection）、7カ月ごろに見られる持ち替え動作は視覚、触覚、運動覚、位置覚などの知覚を統合して、概念化を進める過程と見られる。

耳から入った声は、内耳から聴覚野に伝わり、縁上回下部で音韻識別され、ことばとして識別される。同時に大脳皮質下に蓄えられた経験情報（長期記憶）と結びつくことで音韻の組み合わせに意味が結ばれ、理解言語が生まれ、さらに構音がメッセージ性を持ってコミュニケーション言語が育つ。構音しやすい口唇音と必要度の高い情報が結びついて、

「ママ」や「マンマ」が初めての有意語になることが多い。

　このような精神活動には、前頭葉を中心に活動するワーキング・メモリーなどの情報が、無意識下に海馬を通して頭頂葉・後頭葉などへ長期記憶として整理される過程を要すると考えられる。つまり、統合された感覚情報は、脳神経のネットワークを背景に、記憶から学習へと発展する。したがってそれに影響する因子としては以下のことが考えられる（表1）。

表1 ●影響する因子と異常な病態

影響する因子	異常な病態
①脳神経の発育的異常など	小頭症、巨頭症、滑脳症、裂脳症、脳回異常、異所性皮質など。
②神経回路の異常	髄鞘化の異常、一部のてんかんや自閉スペクトラム症など。
③神経細胞の機能的異常	アミノ酸や脂質異常症、甲状腺機能低下など内分泌代謝異常など。
④脳炎、髄膜脳炎、脳出血などの侵襲的病変	しばしば局所性を示し、脳圧亢進などを伴う。
⑤その他	-

障害対応の基本（評価）

　人間の知的活動は70から100ほどの言語、知識、推論などの限定的能力からなり、それらは長期記憶、短期記憶、処理速度などの8〜10の広範的能力に階層的に分けられる。そのうえでそれらすべてを総合したものが"一般知能"と呼ばれる。

　このように知能は三層構造を持つ。オフィシャルな検査で調べられるのは10〜15、6ほどの項目（限定的能力＝下位項目）が限度で、その評価も実際には複合的因子の結果である。そこから4〜6の広範性能力としてまとめ、評価することになる。

　したがってオフィシャルな検査といえども評価は限定的であり、かつ検査結果を得る場合に期待される能力が反映されていないこともあり得る。知的発達の評価には、発達検査の結果だけでなくその回答の仕方、観察所見も重要になる。

　これらの検査の多くは3歳ぐらいから行えるように設定されているが、細かな要因を分析し指導に生かすには、学童期相当以上の能力があることが望まれる。

　6歳以下の幼児の場合、細かな限定的能力を評価することは難しく、

言語、社会性、巧緻性運動などを標準発達と比較することになる。そのため知能指数（知能年齢）でなく発達指数（発達年齢）を指標とすることで知能評価に変えることが多い。

なお、発達の遅れが重度のとき、評価結果を暦年齢でそのまま処理するだけでなく、発達年齢児と仮定して結果を処理し直すと、発達プロフィールが得やすい場合もある。主に行われている発達検査の概略をまとめる（表2・3）。

表2 ● 幼児用の主な発達検査

検査名	対象年齢	評価項目
遠城寺式乳幼児分析的発達検査	5歳以下	移動運動、手の運動、基本習慣、対人関係、発語、言語理解
KIDS乳幼児発達スケール	7歳未満	粗大運動、手指操作、理解言語、表出言語、概念、対こども社会性、対大人社会性、しつけ、食事
新版K式発達検査	生後3カ月～	姿勢・運動、認知・適応、言語・社会
J-MAP（日本版ミラー幼児発達スクリーニング検査）	2歳～6歳	感覚-運動、協応性、言語、非言語、複合能力
PVT（絵画語彙検査）	3歳～12歳	語彙の理解力
LCスケール	6歳以下	言語表出、言語理解、コミュニケーション
PEP-Ⅲ（自閉症・発達障害児教育診断検査）	2歳～12歳	認知、表出言語、理解言語、微細運動、粗大運動、視覚-運動模倣、感情表出、対人相互性、運動の特徴、言語の特徴
WPPSI-Ⅲ知能検査	2歳6カ月～7歳	全検査IQ（FSIQ）：言語理解、知覚推理、語彙総合、処理速度
S-S法言語発達遅滞検査	1歳～6歳	言語の表出・理解：語彙、語連鎖、語順、助詞

表3 ● 主な知能検査

検査名	対象年齢	評価項目
WISC-Ⅳ	5歳0カ月～16歳11カ月	全検査IQ（FSIQ）、言語理解、知覚推理、ワーキング・メモリー、処理速度
K-ABC-Ⅱ	2歳6カ月～19歳未満	（語の）学習、継次、同時、計画、習得（語彙、読み、書き、算数）、長期記憶、短期記憶、視覚処理、流動性推理、結晶性、量的知識、読み書き
DN-CAS	5歳0カ月～18歳未満	プランニング、注意、同時処理、継次処理
田中・ビネーⅤ	2歳～成人	知能指数（IQ）および精神年齢（MA） （14歳～：結晶性、流動性、記憶、論理推理の分析も可能）
LCSA	小学1年～4年	文・文章の聴覚的理解、語彙・定型句の知識、発語表現、柔軟性、リテラシー（音読、文章読解、音韻意識）

留意事項

療育のポイントとして、以下に、指導の原則をまとめておく（表4）。

表4 ● 療育の原則

わかりやすく	一人ひとりのコミュニケーション能力・特性に合わせて指導する。
ライフステージごとの見通しを持って、いまの課題に取り組む	成長に合わせた課題設定が必要。
しかるよりはほめる	励まし、取り組んでくれたらほめる。なにより成功体験を重ねる。しかるのは止める行為であり、育むことにはならない。
禁止事項は絶対に守らせる	ルールを決めたら必ず守らせ、妥協しない。
暴力的指導は逆効果	子どもが因果関係を適切に判断するのは学齢期以後である。怒られた理由がわからなければ意味がない。穏やかに言い聞かせ誘導し、いたずらに感情的に刺激しない（low arousal）。
個性の範囲は受け入れて見守る	細かく介入しすぎない。大人の理想像を押しつけない。
子どもを信じる	子どもは基本的に素直である。生まれつき不安が強かったり怒りっぽかったり、逆におっとりしていたりすることもある。胎児期の環境、乳児期の愛着形成など環境要因が大きい。なによりも子どもをよく理解し受け入れることが求められる（共感的理解）。
家族だけを孤立させない	医療・福祉・教育・行政の支援で生育環境の確保を要する。子どもたちの育成には安全で安心できる場が必要である。
指導の基本はまず本人の困り感に寄り添う	決して怠けているわけではなく、本人の努力だけではできるようにならないということをわかってあげる必要がある。一人ひとりの特性をよく理解し、特性に合った支援を行っていく。

5 子どもの健康と看護

1 健康管理と一般看護

痛みや苦痛を表現しづらい子どもの健康管理は、日常生活のなかでの異常の早期発見が重要となる。
本項では、子どもの健康管理として、子どもの「いつも」の状態の把握、身長測定について取り上げる。一般看護として口腔（鼻腔）内吸引と気管内吸引の手順を解説する。最後に、在宅での感染対策について、簡単にふれる。

健康管理① 子どもの状態の把握

子どもの健康管理をするときに、最も重要なことは、子どもの状態変化にいち早く気がつくことである。特にことばによる意思の表出が難しい重症児の場合、バイタルサインの変化を、五感を使って感じ取って、変調をつかむことが大切である（表1）。

POINT
- 子どものいつもの様子を把握する。
- 測定値から健康状態を確認し、対応する。

表1 ●子どもの状態の変化に気づくために必要な6つのケア

1 よく観る	👁	顔色、呼吸時の鼻の動き、肩の動き、眼球の動き、身体の動き、表情　など。
2 よく触れる	✋	体温、筋肉のかたさ、皮膚の張り、かさつき　など。
3 よく聴く	👂	呼吸時の音、おなかの動く音　など。
4 よく嗅ぐ	👃	鼻・口・耳・尿・便の臭い　など。
5 よく話す	👄	いつものあいさつに対する反応（返事）の変化の有無　など。
6 よく考える	🧠	症状の変化だけではなく、それまでの経過や環境の変化などとの関係を丁寧に根気強く考え、問題解決にあたる。

出典：鈴木康之, 舟橋満寿子監修（2017）『写真でわかる　重症心身障害児（者）のケア　アドバンス』インターメディカ, p71.をもとに作成。

いつもの状態の把握

子どもの状態変化を評価するうえでは、標準とされる数値にこだわらず、その子の「いつもの状態」との違いがないかを判断基準とする（表2）。

子どもの「いつも」の健康状態は一人ひとり違う。一般的な体温より高かったり、脈が少なかったりしても、その子にとっては、それが「いつもの状態」の場合がある。

表2 ● いつもの状態の観察項目

観察	目的	観察のポイント
精神活動	● 普段の活気、活動性の確認。 ● 睡眠覚醒リズムの把握。 ● 普段と何かが違うという気づき。	● 機嫌はよいか。 ● 表情はどうか。 ● 何か違うと感じることはないか。 ● 反応性はどうか。
呼吸	● 呼吸に関する症状の観察。 ● 全身状態の把握。	● 呼吸数。 ● 呼吸症状。
脈拍	● 循環に関する症状の観察。 ● 全身状態の把握。	● 回数・リズム・脈圧。
体温	● 発熱の有無の確認。 ● 全身状態の把握。	● 体温の上昇・低下。
血圧	● 起立性低血圧症の防止（長時間の臥位から、頭部を挙上するとき）。 ● 全身状態の把握。	● 最高・最低血圧の測定値。 ● 脈拍の強さ、弱さ。

出典：鈴木康之, 舟橋満寿子監修（2017）『写真でわかる　重症心身障害児（者）のケア　アドバンス』インターメディカ, p71. をもとに作成。

COLUMN 子どもの食欲の観察

食欲は健康のバロメーターの一つであり、ほかの自律神経機能・血糖や睡眠覚醒リズムなどと関係している。また環境（楽しさや穏やかさなど）や視覚・嗅覚・味覚などで促される。発達の遅い子どものなかには、おなかが空いても泣いて知らせることができない場合や、経管栄養で定時に注入され、おなかが空いた感覚が育ちにくい子どももいる。ほかの人が食べているとほしそうにするとか、経管栄養であれば胃内容の量などで食欲を観察する。注入時間に表情がどんより優れないときや、胃内容物が多い場合は体調変化・体調不良の兆しかもしれない。食欲がないときには、経口補水液などを少量飲ませてしばらく待つと、それが呼び水となり胃腸の動きがスムーズになることがある。

「おいしそう」という気持ちから口が動き、唾液が出て嚥下し、食道蠕動から胃腸が動くものである。誤嚥のある子どもでも、主治医や担当のリハビリスタッフと相談しながら、注入前に糖水などを舐めさせて口腔マッサージをするとよい。

経管栄養の子どもにも家族と一緒に食べる楽しみを味わせたいと思う。

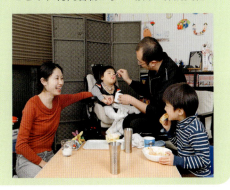

呼吸の観察

呼吸中枢の障害や胸郭の変形など、呼吸器官に問題を抱えている子どもにとっては、呼吸不全は生命の危険と直結する場合がある。日常生活での観察では、呼吸状態の確認が最重要となる。

まず苦しそうな呼吸をしているか（喘鳴、陥没呼吸、尾翼呼吸、努力呼吸の有無）や、皮膚や口唇色（チアノーゼの有無）を確認する。手足の冷感や色もチェックする。次に聴診器を用いて、呼吸回数、肺への空気の入り方の強弱や左右差、呼吸音を聴取する。パルスオキシメーター（SpO_2 モニター）があれば、酸素化の状態を把握しておく。

苦しそうな呼吸

①陥没呼吸
　吸気時に肋骨下、肋骨、胸骨上の陥没を伴う呼吸。
②尾翼呼吸
　吸気時に同調して、尾翼を広げる呼吸。
③努力呼吸
　胸郭や肩が大きく動く呼吸。苦しそうな呼吸の詳細は、p118参照。

測定時のポイント

①測定時は、静かに観察する。突然身体に触れると、緊張が高まり呼吸が速くなる。
②緊張が強いときは、子どもが落ち着くのを待ってから測定する。
③安静時に測定する。

脈拍の観察

脈拍数に異常がないかを確認する。

通常は橈骨動脈に沿って、測定者の第2〜4指をそろえて軽く当て、測定する。測定しづらい場合や心疾患などの疾患を抱えている子どもは、心尖部に聴診器を当てて、心音で測定する。

基本的には1分間で測定する。困難な場合は、15秒間測定して4倍してもよい。

測定時のポイント

①測定時には、緊張させないようにする。
②手や聴診器など、子どもと接する部分は、事前に温めておく。
③接触の前には、必ず声掛けをする。
④いつもより脈が多い／少ない場合は、医師の診察が必要。

体温の観察

体温は、様々な要因で変動する（表3）。不調を自ら訴えることができない子どもの場合、最低で1日1回は体温測定し、「いつも」と比べての体温の変化（上昇・低下）を確認する。体温に異常があると、次のような症状を見せるので、注意して観察する（表4）。

体温計の先端は腋窩中央にくるように挿入し、肘を脇腹に密着させて固定する。

気温の急な変化に身体が対応できない子どもは、室温の調整や衣類の選択などの環境調整（p39〜40,44参照）と、緊張の緩和や水分補給（p55参照）が必要となる。

表3 ●体温異常の要因

症状	原因
発熱	●気温・室温の影響　●筋緊張　●けいれん ●感染症　●感染症以外の炎症
低体温	●気温・室温の影響　●低栄養 ●深い睡眠状態 ●運動機能障害による血液循環の障害

表4 ●体温状態の異常が疑われる状態

- 普段と比べて肌に触れると熱い、冷たい。
- 顔が赤くなっている。顔色が悪い。
- 表情が乏しい。笑顔が少ない。
- 暑いのに汗をかいていない。
- いつもより緊張が強い。いつもより緊張が弱く、ぐったりしている。

測定時のポイント

①測定前に子どもの状態を確認し、緊張や興奮、けいれん時は測定を避ける。
②測定は腋窩で行う。測定前は、腋窩を閉じてしばらく安静にしておく。
③腋窩に汗をかいている場合は、汗をよく拭き取ってから測定する。
④測定部位によって温度差が生じることがあるので、基本となる測定部位を決めておく。

血圧の観察

　小児の血圧測定は、看護師などが行う聴診法では不十分なことが多く、一般に困難である。電子血圧計を使って測定する。
　なお、測定部位と心臓との位置関係によって血圧は変動する。心臓より測定部位が低い位置にあると血圧は高値に、高い位置にあると、血圧は低値に出る。いつも同じ測定部位・位置で測定するように注意する。

測定時のポイント

①血圧は安静時に測定する。体位を変える場合、状況が安定するまで測定は控える。
②小児の場合はマンシェットの幅が8〜9cm、幼児では5〜6cm、乳児では2.5cmのものを使用する。
③測定部位を決めておく。

健康管理② 身体測定

　子どもの成長は継続的に評価する必要がある。身長・体重・頭位の評価には、月齢ごとの成長曲線（p50参照）を使用する。
　平均以下でも増加し続けていれば問題はない。急に曲線が下がった場合や、長期間増加しない場合は、医師に相談する。

POINT
- 吸子どもの経時的変化を記録し、グラフにしておくと、評価しやすくなる。

> 一般看護① 　　口腔（鼻腔）内吸引

　口腔内・鼻腔内の唾液、鼻汁の分泌物を取り除き、空気の通り道を確保することで呼吸が楽になる。また、唾液・飲食物・胃から逆流した胃液や嘔吐物などを取り除いて誤って気道に入る誤嚥を防ぐ。

準備するもの

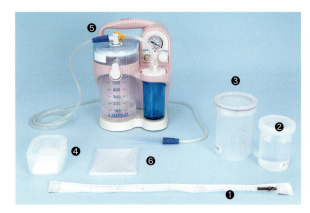

Check
吸引チューブのサイズ 吸引圧の目安

■サイズ
- 小児用は、6.5〜10Fr前後。
- 使用するサイズは、医師から説明を受ける。

■吸引圧の目安
20〜25cmHg（26〜33kPa）

❶吸引チューブ（指定されたサイズのもの）
❷水道水の入った蓋付き容器

POINT
- 吸引チューブの中を通す水は、白湯や蒸留水ではなく、水道水で問題ない。
- 容器内の水は、1日1回は交換する。汚染時や不潔になってしまった場合は、その都度交換する。

❸吸引チューブを保管する乾燥した清潔な蓋付き容器

❹アルコール綿

POINT
- アルコール綿は、アルコールを含むウエットクロスや脱脂綿やカット綿にアルコールを浸したものでも可。
- 外出先などで手を洗えない場合は、ウェットティッシュで手を拭き、アルコール綿で指先を消毒する。
- 使い捨ての手袋を使用することも有効。

❺吸引器
❻ビニール袋

吸引の方法

❶呼吸状態を観察する。

▼

❷手を洗い清潔にする。子どもにこれから吸引することを伝え、吸引しやすい姿勢を整える。

❸吸引器の準備をする。

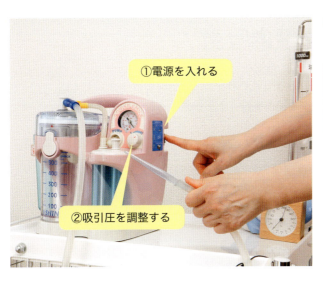

①電源を入れる
②吸引圧を調整する

POINT
- 吸引器の先端を指でふさぎ、吸引圧が20〜25cmHg（26〜33kPa）になるようダイヤルで調整する。

❹吸引チューブを容器から取り出し、吸引器の先端に接続する。

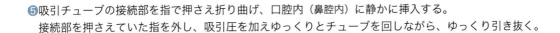

❺吸引チューブの接続部を指で押さえ折り曲げ、口腔内（鼻腔内）に静かに挿入する。
　接続部を押さえていた指を外し、吸引圧を加えゆっくりとチューブを回しながら、ゆっくり引き抜く。

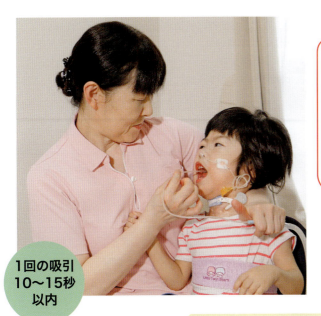

1回の吸引
10〜15秒
以内

【鼻腔内吸引】
- 顔に対して垂直に入れる。
- 鼻から耳までの長さ以上に入れないように注意する。

【口腔内吸引】
- 唾液や嘔吐物などが口の中のどこにあるかをよく見て確かめて吸引する。

POINT
- 連続して吸引が必要な場合は、吸引と吸引の間に小休止を挟む。
- チューブ内の吸引物の量や色などを観察する。

❻吸引を終えたら、吸引器の電源を切る。

POINT
- 吸引は子どもにとって不快な行為。子どもの頑張りをねぎらう。

❼吸引後の呼吸状態を観察し、子どもに吸引が終わったことを伝え、手を洗う。

| 一般看護② | 気管内吸引 |

気管内吸引は、気道粘膜を傷つけるリスクのあるケアである。
また、気管内は原則、無菌であるため、清潔な操作を行うことが求められる。

準備するもの（乾燥でチューブを保管する場合）

吸引に必要な物品は口腔（鼻腔）内吸引とほぼ同じである（p172参照）。
以下では、気管内吸引に特徴的な配慮が必要な物品についてまとめる。

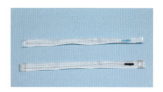

●吸引チューブ（指定されたサイズのもの）

POINT
- 挿入の長さは子どもによって違う。目盛のないチューブを使用する場合には、注入の長さが確認できるような目印をつける。

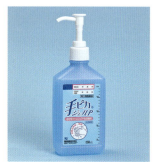

●擦式手指消毒剤

POINT
- 気管内は無菌状態なので、必ず擦式手指消毒剤で手を清潔にする。
- 外出先などで手を洗えない場合は、ウェットティッシュで手を拭き、アルコール綿で指先を消毒する。
- 使い捨ての手袋を使用することも有効。

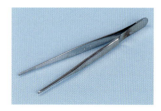

●鑷子（必要時）

POINT
- 十分な手指衛生を行えない場合には、清潔な鑷子を使用することも有効。

吸引の方法

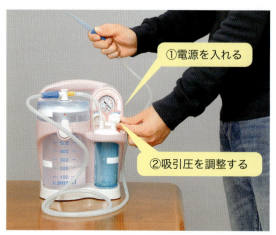

①電源を入れる
②吸引圧を調整する

❶呼吸状態を観察する。

❷手を洗い清潔にする。子どもにこれから吸引することを伝え、吸引しやすい姿勢を整える。

❸吸引器の準備をする。

POINT
- 吸引器の先端を指でふさぎ、吸引圧が10～15cmHg（13～20kPa）になるようダイヤルで調整する。

❹擦式手指消毒剤で手指消毒をする。

POINT
- 指先の消毒は、アルコール綿でもよい。

❺吸引チューブの入っている容器から、吸引チューブの接続部分をつまみ、吸引ホースの接続部分に接続する。

POINT
- チューブは気管内に挿入するまで、何かに触れたりしないように清潔に取り扱う。

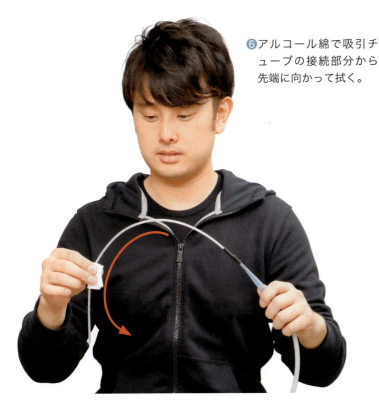

❻アルコール綿で吸引チューブの接続部分から先端に向かって拭く。

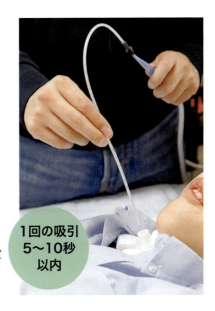

1回の吸引 5〜10秒以内

❼人工鼻や人工呼吸器の回路を外し、吸引する。
吸引の指示で医師に指定された長さの2〜3cm上をつまみ、指定された長さまで気管内に挿入する。
吸引チューブをゆっくり回転させながら、引き上げ、痰を吸引する。

❽吸引後、人工鼻や人工呼吸器の回路を装着する。

❾吸引チューブをアルコール綿で先端に向かって拭き、水道水を吸引し容器に戻す。
＊連続して吸引が必要な場合は、心拍数や顔色が安定してから、❻から❾までの作業を繰り返す。

❿吸引を終えたら、吸引器の電源を切る。
吸引後の呼吸状態を観察し、子どもに吸引が終わったことを伝え、手を洗う。

POINT
- 吸引は子どもにとって不快な行為である。子どもの頑張りをねぎらう。

吸引チェックリスト

口腔（鼻腔）内・気管内の吸引は、以下の点に注意して実施する。

吸引中	□鼻や口の粘膜を傷つけるおそれがあるので、吸引状態のままで吸引チューブを挿入しない。吸引圧にも注意する。 □出血した場合は、吸引をいったん中止し、どうしても吸引しなければならない場合は、吸引圧を下げて吸引する。出血が止まらない場合は医師に相談する。 □食事や注入の最中や直後は、嘔吐を招くおそれがあるのでできるだけ避ける。 □吸引中に子どもが吸引チューブを噛んでしまったら、無理に抜かずに子どもをリラックスさせ、口が開いたタイミングで抜く。
外出時	□吸引チューブ・吸引器のみを持参し、使用後ウェットティッシュ、アルコール綿などで拭き取り、再使用してもよい（気管内用はアルコール綿で）。 □吸引チューブを数本持参し、吸引のたびに交換して使用する方法もある。
吸引器の管理	□排液瓶は1日1回中身を捨てて洗う。 □排液瓶のなかには、水道水を100ｍｌくらい入れておく。こうすることで、吸引した痰が瓶に付着せず、洗浄しやすくなる。 □吸引器に付いているチューブ内に痰が残っていないように注意し、毎日水洗いする。
チューブ保管容器や水道水を入れる容器の管理	□1日1回は食器用洗剤を使用して洗い、流水でよくすすぐ。 □チューブを保管する容器は洗浄後、よく乾かしてから使用する。 □水道水を保管する容器内の水は、汚れたり量が減ったら交換する。 □容器の水道水が汚れていなくても、最低1日1回は交換する。
吸引チューブの管理	□吸引後は、水道水を吸引しチューブの内腔を洗浄する。 □空気を吸引し、吸引チューブ内腔を乾燥させる。 □吸引チューブの外側は、アルコール綿でチューブを連結部から先端に向かって拭く。 □食器用洗剤などで洗浄し、乾燥させた蓋付き容器に、吸引チューブを保管する。 □チューブを再利用する場合でも、1日1回は新しいものに取り替える。

COLUMN 気管切開部の日常的管理

① 痰がかたくならないように、気管内の湿度を保ったり加えたりする必要がある。

　鼻から呼吸をしているときは、鼻やのどを通るときに空気が加湿されるが、気管切開をしているときはそれができない。そのため、気管内が乾燥し痰がかたくなりがちである。痰がかたくなると排出しにくくなり、肺に溜まって肺炎を起こすこともある。人工鼻や吸入器などで、適宜加湿する必要がある。また、機器を使って排痰を促す方法もある（p 126 参照）。

POINT
- 人工鼻を使う場合は、内側に痰が溜まりがちなので、こまめにチェックして取り除く。紙のフィルター部分が汚れたり、びっしょりと濡れてしまったときは交換する（人工鼻には空気中のゴミを取るフィルターの機能もある。フィルター部分が汚れていると、空気の通りが悪くなり、呼吸が苦しくなる）。
- 夜間など家にいるときは、吸入器を使って加湿するとよい。
- 冬は特に湿度が下がりがちなので、室内の乾燥に注意する。

② カニューレは定期的に交換する。

　一般的には 2 週間に 1 回程度交換する。ただし、子どもによっては週に 1 ～ 2 回の交換が必要な場合があるため、医師の指示に従う。

POINT
- 状態によって交換の頻度は変わるため、医師に相談する。
- 定期的な交換に加え、カニューレの痰詰まりと思われる場合は、速やかに交換する。

③ 気切孔を清潔に保つために、清拭をしたりガーゼを交換したりすることも必要。

　気管切開孔には痰などの分泌物が付着しやすく、ガーゼと接することで蒸れやすい状態にある。清潔を保つためには、清拭やガーゼ交換などが必要。

POINT
- 1 日 1 回の清拭やガーゼ交換が必要。
- 交換時には、肉芽や皮膚のかぶれがないか観察する。

在宅における感染対策の基本

在宅における感染対策では、介助者の「手指衛生」と、手袋などの「個人防護具の使用」が中心となる。以下に在宅で行う感染対策を記す。

- 接触感染予防として手指衛生を徹底する。携帯しやすい擦式手指消毒剤のボトルを準備する。汚染防止のため継ぎ足し補充はしない。
- 環境対策として消毒液を使った床・壁などの消毒は必要はない。ただし、1日1回の居室清掃を行う。
- 飛沫感染予防として手指衛生を徹底し、マスクを着用する。子どもが使用した食器は、洗浄前に家族が使用しないようにする。
- 衣類・シーツは、通常どおりの洗濯を行う。洗濯物は十分乾燥させる（天日干し、乾燥器・アイロンによる過熱と乾燥は有効）。

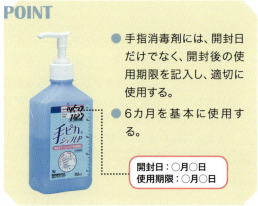

POINT
- 手指消毒剤には、開封日だけでなく、開封後の使用期限を記入し、適切に使用する。
- 6カ月を基本に使用する。

開封日：○月○日
使用期限：○月○日

POINT
- 日常生活において、食器や衣服・シーツなどの衣類が感染源となることはまれのため、過剰な消毒を行う必要はない。

COLUMN 在宅での医療廃棄物の処理

住宅で発生する医療廃棄物は、「一般廃棄物」として分類され、区市町村が処理することになっているため、区市町村の指示に従う。環境省は「針などの鋭利な機材は、医療機関へ持ち込み感染性廃棄物として処理する」としている。医療機関へ持ち込む場合は、安全な持ち込み方法を医療機関に確認する。

Chapter 3
発達支援・リハビリ指導

1. 発達支援・リハビリ指導の基本的留意点
2. 運動・姿勢の発達への支援
3. 上肢・手の機能の発達
4. コミュニケーション・ことばの支援
5. 感覚(感覚統合)の発達を促す支援
6. 身体発育に伴う変形への対応
7. 重度障害児の保育
8. 発達障害の子どもの理解と支援

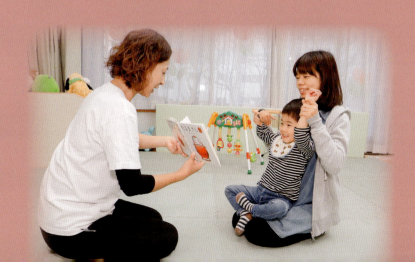

1 発達支援・リハビリ指導の基本的留意点

疾病で機能障害が生じても、その経過は成人と小児では違いがある。可塑性（しなやかさ）に富む子どもたちには、成人障害のリハビリテーション基準は合わない。成人では3〜6カ月で症状が固定することが多いが、小児ではその後も改善の可能性があり、時間をかけて新たな発達を見ることが少なくないからである。

ここでは重度の障害を持つ小児の発達支援・リハビリ指導を行ううえで、留意しておかなければならない基本的な姿勢について解説する。

療育とは

小児は成人より回復力、代償力が大きい。それに残存力が加わる。「療育」とは、すべての子どもの力を引き出す育児支援のことである。

療育には、医学、看護学、リハビリテーション医学、薬学のほか、環境改善や補助具の開発には工学も必要である。心理学・教育学なども主体にならなければならない。療育は、科学的チームワークを基礎にする。

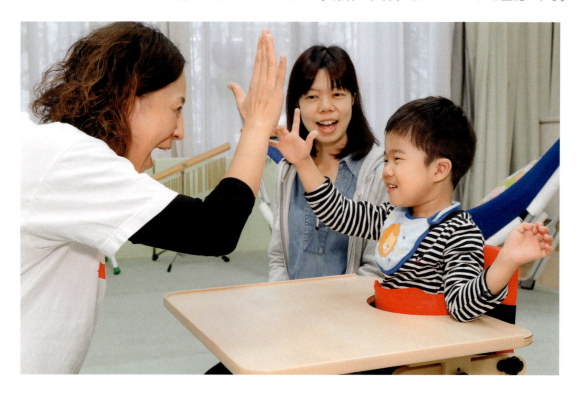

具体的には、発達段階に合った課題に取り組み、次の段階に発達するように訓練を設定する。より自然に発達が促進（促通）しやすいからである。これらを「神経発達学的訓練法」と総称する。運動療法ではボイタ法、ボバス法などの訓練体系があり、言語指導、教育課程なども同じように発展的に構成されている。代償機能を伸ばす場合は、残存し自主的に使いやすい能力の評価・活用が必要である。

発達の基本

子どもたちは、発育し発達する。

発育は、子どもたちの身体の成長の表れで、個人特性のほかに生活習慣や栄養などが関与する。

発達は、個体としての発育と、活動＝環境の相互作用としての結果である。いかに体験するか、どういう経験をしてきたのか、それによって発達は影響される。日本人もアメリカ社会で育てば、日本語でなく英語を話す。

姿勢・運動の発達は、神経系における成熟など生理的背景もあるが、運動体験の蓄積が欠かせない。身体的にも立って歩かなければ、股関節は育たない。生まれつき障害があると、必要な活動が制限されてしまう。そこで新たな変形・拘縮が生じてしまう。麻痺があって自ら運動体験を積み上げられないならば、必要な体験を補うこと、活動を引き出すことが必要になる。

環境での活動が子どもたちを育む。発達につながる適正な体験ができる環境を設定することが療育である。

また、一人ひとりの違いがある。得意なことと苦手なことがあっていい。苦手をなくすより、得意なこと、できることを生かすことが大切である。

臨界（感受）期について

発達には時間的制約があり、その時期を過ぎると発達が望めなくなる年齢がある。それを臨界期（もしくは感受期）という。生まれたての猫の片側まぶたをふさぎ、光刺激を制限する。しばらくして見えるように開放してもすでに失明しているという。臨界期の存在を証した実験である。人間ではこのような実験は許されない。

人間のいろいろな機能については、科学的なデータが乏しい。しかし経験的には、いくつかの項目で発達（成熟）限界の時期があるように思う。大まかな臨界を提示してみる（次頁図）。

図● 発達の臨界期

視力の発育	：〜 3（6）歳
子音の発達（母国語として）	：〜 6 歳
言語発達	：〜 12 歳前後
脳性麻痺児の粗大運動発達	：〜 8 歳前後
脊柱骨格の成長・変形	：〜 20（25）歳ごろ

　このような臨界期の存在からも、早期からの療育指導が大切であることを理解したい。

　逆に、これらの時期を過ぎてからの発達促進（促通）を目的とする機能訓練は、適切とはいえない。それ以後は促進（促通）を課題とするのではなく、機能維持や代償を課題とすることが望ましい。

発達支援の理解のために

発達のステージ評価について

　子どもたちの発達は経過に沿って進んでいくが、決して直線的に伸びるわけではない。運動発達では原始反射期、立ち直り期、平衡期、協調期と進む。言語発達も前言語期、単語期から語連鎖期、統語期、構文期と経過する。数概念すら、0-1、2-5、5-10、それ以上と階段状に経過し、決して直線的に発達しない。感覚認識も含め、すべての発達は階段状に伸びる。上方向だけではなく、横方向に広がる時期があり、それらが交互に繰り返されることを明記したい。

　なによりも大切なのは、各分野がどの発達段階かを見きわめること、その次のステージを知ることで、それが療育支援の出発点になる。

疾患による特性

　子どもたちの発達の遅れの原因は、染色体異常などの先天異常症によるもの、水頭症・脳性麻痺・脳血管障害・脳炎など周産期や生後に生じた疾病によるもの、などが主である。そして、その原因によって発達の経過は様々である。

　先天異常の場合、多くは発達遅滞で、それなりに持続的発達が続くことが多い。一方、疾病や外傷などの侵襲的傷害により生じたものは、保全された部分と疾病で生じた障害部分の程度で分かれる。傷害された機能は、幼いからといって無制限に回復できるわけではない。失われた能力の回復には限界がある。特に疾病でダメージを受けた部分は、成長・発育が止まることが多く、機能障害が固定化しやすい。

Chapter ❸ 発達支援・リハビリ指導

場合によっては、成長に伴う新たな変容と二次障害が進むこともある。難治性てんかんによる脳障害や脳性麻痺における変形・拘縮が代表的課題である。それらに伴う二次的機能障害は新たな課題となる。

それらを予想して、いかに悪化を防ぐかも特有の課題になる。ときには正常発達に逆らって、異常パターンを利用し、機能的利点を優先することもある。

療育の基本方針

大切なのは、見通しを持った評価と、発達段階に合った促通課題の設定、段階ごとの支援プログラムを作成することである。苦痛をなくすことを第一に考えながら、主体性を尊重し、自主的にできること、選べることを増やす。

療育の目的は、機能向上により豊かな生活を保障し、自己実現を図ることにある。家族を含めて生活を支援することが必要である。

1 発達支援・リハビリ指導の基本的留意点

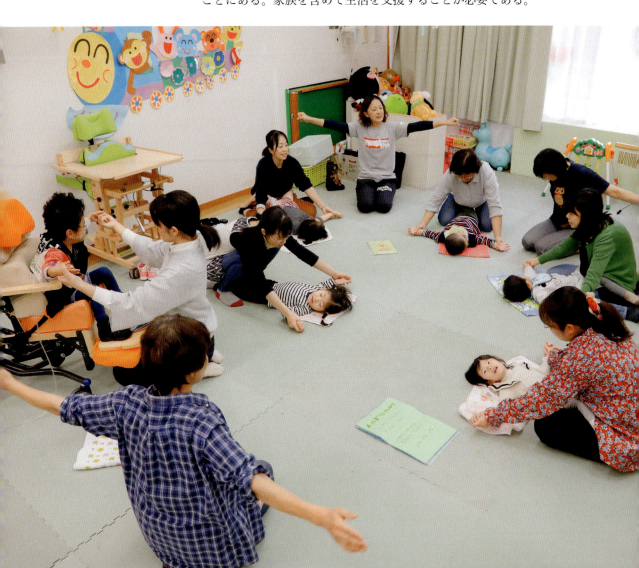

2 運動・姿勢の発達への支援

発達とは、脳のなかの身体図式を発達させることである。身体図式を発達させるためには身体から脳への感覚情報が必要である。一方的に動かす・介助することでは情報とならない。

子どもにできないことを無理強いするのではなく、どうすればできるようになるのかを子どもと一緒に探していくことが重要である。

そうすることで子ども自身が自分の身体に気がつき、「自ら学び、成長する」という力が育っていく。それは障害の程度が重度でも軽度でも同じである。

子どもの身体の発達

早産児の運動感覚の特徴

　母親の胎内は羊水で満たされている。胎児は羊水に包まれ、そのなかで全身運動をすることで、筋の連結がつくられ、重力下でも動くことができるよう準備されて生まれてくる。特に体幹の筋肉は、在胎30週以降に急速に発達する。このころになると胎児の体重が増えて子宮が狭くなり、動きづらくなって屈曲姿勢が増強される。このときに体幹を安定させて手足を動かすといった運動が見られるようになる。

　こうした運動経験をしないで、また筋肉の発達を待たないで生まれてくるのが早産児である。

　また、在胎31週ごろから、胎児は脂肪質に身体が覆われ、触れた物が直接、侵害刺激にならない仕組みがつくられる。31週未満に生まれた早産児に触覚過敏が多いのは、このためである。

　触覚は自己慰安のためにも必要だが、触覚過敏のある子どもは、触覚が刺激となるため、自己慰安が難しくなり、自己コントロール調整の難しさにつながる。

侵害刺激
痛みをもたらし、皮膚や粘膜が損傷するような刺激。

身体図式（身体の地図）をつくる

　母親から離れると泣き止まない、初めての場所に慣れにくいというのは、「大事に育てすぎた」など育て方の問題ではない。筋肉の未発達や触覚の過敏さから、子どもが自分の身体を空間のなかで位置づけられず、不安になっている表れである。

　われわれの脳は、「手でさわる」「目で見る」「身体を動かす」という

ように、外の世界に対するすべての情報を「身体」を通じて取り入れている（図1）。取り入れられた感覚（平衡感覚、視覚、固有感覚、触覚など）の情報をもとに、人は、「自分の身体が空間のなかでどのようになっているのか」といった、「身体の地図（身体図式：ボディスキーマ）」を脳に描き出すことができる。その際に特に重要な情報となるのが、固有感覚である。

固有感覚情報とは、筋・関節・関節包から得られる情報である。筋を収縮させて関節を動かすことで、脳に固有感覚の情報が送られる。

身体の地図がつくられると、見ただけでそれがどんな手ざわりで、どんな重さで、どのように扱えばよいのかわかるようになるといった視知覚認知の発達を促すことにもつながる。

固有感覚情報は発達のカギ

身体を動かすことが難しい子どもは、固有感覚情報が脳に伝わりにくいため、身体の地図を脳にうまく描くことができない。

また、介助者が子どもの身体を一方的に動かしても、筋収縮が伴わないため、筋からの情報が脳に伝わらない。情報が脳に伝わらないということは、脳にとってその筋があることがわからないということである。わからなければ指令を出して動かすことができない。

大切なことは、わずかでも子ども自身が筋収縮を感じて動かすことである。脳に固有感覚情報が入ることで、子どもの身体の地図は更新され（書き換えられ）、発達を促すことにつながる。

図1 ● 身体図式を育てるのに必要な情報

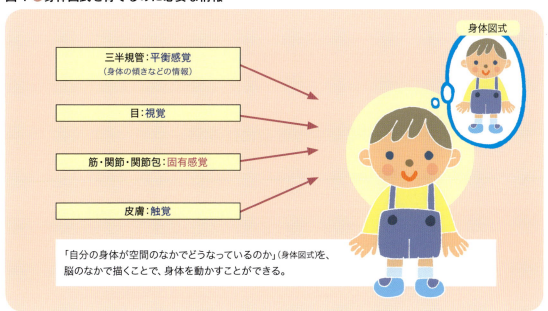

発達を促す療育の基本

　できないことに注目するのではなく、すでにある能力をさらに大きな能力に発展させるためにどうすればいいかを考える。子どもはすでにできることはやっている。できないことを繰り返し行うのではなく、どんな手掛かりがあればできるのかを見つけていくことが重要である。

　そのために、運動発達や姿勢誘導、姿勢介助の支援は、次の点に留意しながら行う。

- 子どもに触れる際は、まず自分自身の余計な力を抜いて接する。力が入っていると子どもからのわずかな反応に気がつけなくなる。
- 子どもの身体を支え、子どもの動きについていくことから始める。
　配慮を要する子どもは、局所的な刺激から身を引こうとする傾向がある。子ども自身は、動かされるより、自分から動き始めるほうが安全だと感じる。
　また、子どもの動きについていけば、その動きをさらに伸ばすか、あるいは新たな方向へ導くかを選ぶことができる。
- 子どもの身体を動かす際には、子どもがその動きに反応し、順応するのに十分な時間をかけ、ゆっくりと動かす。
- 声を掛ける、注視させる、おもちゃを与える、などで子どもの身の回りへの好奇心を刺激する。
　刺激の目的は、子どもの好奇心をそそり、夢中になって探索したいと思わせることである。ただし、子どもに複数の刺激を同時に与えると混乱するので、注意する。
- 低緊張が特徴的な子どもでも、動かないことによる筋の短縮は身体の深層にある短い筋から始まる。
　表面の筋はやわらかく、関節がルーズでも、深層の筋は硬化しているため、しっかりと運動することが必要である。

筋の短縮
筋が伸びる能力を失って、硬化している状態。

COLUMN　運動中の音楽には注意

　運動の時間は、自分の身体に気がついてほしい時間である。したがって、なるべく静かな環境で行うことが望ましい。

　運動中に音楽をかけている場面によく遭遇するが、音楽をかけると音楽を聴くことのみに注意が向き、身体には注意が向かなくなり、自分の身体への気づきの妨げになることもある。

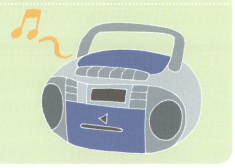

Chapter 3 発達支援・リハビリ指導

抗重力方向への発達の重要性

すべての子どもに抗重力姿勢（図2）が必要である。

これは、すべての子どもが立位をとらなくてはならないということではない。ヒトは二足直立位に向かって発達していくように遺伝情報を持って生まれてくるという意味である。全介助が必要な子どもも、寝返りや座位、一人で立つことができない子どもであっても、身体はそのようにできている。

したがって、すべての子どもが座位そして立位へと運動経験をできるようにしていくことが大切である。それは静止した姿勢を練習するということではない。

私たちは座位そして立位で静止しているように見えてもわずかに動いている。動いているからバランスがとれる。動き方は臥位から座位になるとき、座位から立位になるときに学習している。姿勢と姿勢との間をつなげる運動が重要である。

図2●抗重力姿勢の特徴

- ●頭：食べるとき、頭が地面に対して真っ直ぐになっていると、食べやすい、口が開閉しやすい、舌が動かしやすい、飲み込みやすい、などの利点がある。
- ●胸部：抗重力位になることで、臓器が下がって横隔膜が下がって、肺容量が増える。
  また、胸椎が伸びていたほうが胸はよく開く。曲がっていると深い呼吸ができない（深呼吸するときには背中が伸びている）。
- ●骨盤：骨盤が後傾すると背中が丸くなり、前傾すると背中が反って腰に負担がかかる。骨盤の前後傾が真ん中である状態がいちばん楽な姿勢となる。
- ●足：立位で踵に体重がかかると、下肢の筋が連結してはたらきやすくなり、骨盤が起きる。踵－骨盤－胸郭－頭部が一直線にあると、左右前後のバランスのとれた姿勢となる。

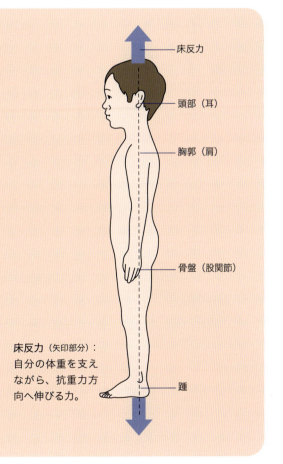

床反力
頭部（耳）
胸郭（肩）
骨盤（股関節）
踵

床反力（矢印部分）：自分の体重を支えながら、抗重力方向へ伸びる力。

赤ちゃん体操

　赤ちゃん体操は、自分では動きにくい子どもと運動の練習をする準備として、取り入れる。子どもが自分の身体に気づくことが目的である。

体操の実際

❶手の先から腕の付け根に向かって、ゆっくりとやさしく包み込むように圧迫していく（①）。次に、肩から手に向かって少し圧迫しながらなで下ろし、腕の長さを子ども自身が感じられるようにする（②）。

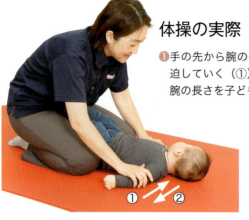

POINT
- 触覚過敏があっても、しっかりとしたやさしい圧迫を加えることで、受け入れやすくなる。

❷手のひらをそっとやさしく開く。握り込んでいる場合は無理に広げず手背から包み込み、指の付け根を曲げて手の中の筋を緩める。

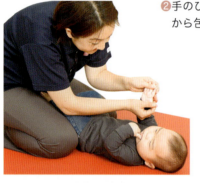

POINT
- 手は物をさわって素材を判別したり、握ることで形を理解したり、重さを感じたりする。物を理解するために必要な感覚情報の宝庫である。手の皮膚や筋肉がほどよく緊張していることが重要である。
- 手の感覚を頼りに肘や肩を動かすことが移動運動につながる。もっと触れたいという意識が上方に向けば立位につながる。
- 介助者が一方的に手を持ちさわられても、子どもには手を持たれているという感覚情報しか入らない。自ら動かすことで手に気づき、運動学習が始まる。

手と手、足と足を合わせる。子ども自身が感じることで運動につながり、手足の身体図式がつくられていく。正中での手遊びを促すことは、手と目の協調性の発達にとっても重要。

❸足も同じように行う。子どもの足と足が触れたら気がつくのか、動かそうとするのか観察しながら行う。

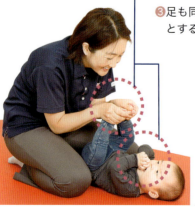

POINT
- 足底で支えるためには、どこで支えているのかの感覚情報が必要。手と同様、皮膚や筋肉がほどよく緊張しているときがいちばんよくわかる。
- 足で支える感覚が入りやすくなると、体重を乗せられるようになり、立位につながる。立位になれない子どもでも、足底からの感覚が殿部や体幹の筋肉の活動につながる。

Chapter ❸ 発達支援・リハビリ指導

2 運動・姿勢の発達への支援

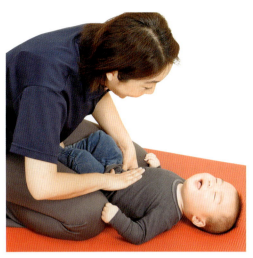

❹腹部をやさしく集めるようにつかむことで腹筋をはたらかせる。さらに腹部を手のひらで時計方向にマッサージし、腸の動きをよくする。

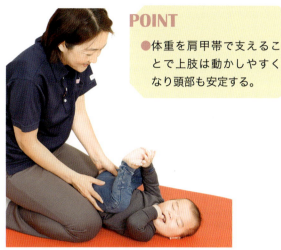

POINT
● 体重を肩甲帯で支えることで上肢は動かしやすくなり頭部も安定する。

❺骨盤をそっと手前に引きながら持ち上げる。子どもがで腹部の筋がはたらきやすくなり、下肢が動かしやすくなる。

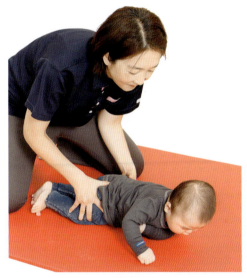

❻下肢から寝返りを誘導する。待つことで体幹が回旋し、手で支えてくるのを待つことが大切。

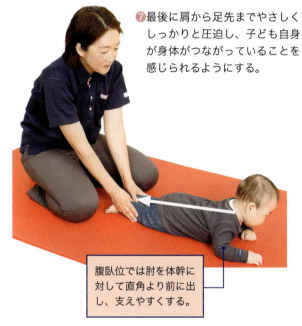

❼最後に肩から足先までやさしくしっかりと圧迫し、子ども自身が身体がつながっていることを感じられるようにする。

腹臥位では肘を体幹に対して直角より前に出し、支えやすくする。

発達のための基礎知識❶　正中軸の発達

　背臥位で行う「身体の真ん中で手と手を合わせる運動」「足と足を合わせる運動」は、身体の正中軸をつくるために重要である。
　身体の正中軸は、物を見たり、見た物をさわったりするときの基本軸となる。自分の右と左、正中線交差の視線移行や上肢操作は、左右の脳を統合して使っている。正中軸があやふやな子どもは、空間認知をうまく発達させることが難しくなるため、じっくりと取り組むようにする。

臥位から座位への発達を促す

臥位で過ごすことが多い子どもたちも、抗重力方向への発達を促すことが必要である。

痙直型の子どもの場合

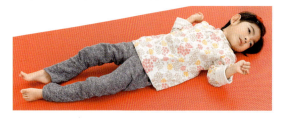

[特徴] 緊張が強い。頭部が一側に向き、上下肢は床から浮いている。関節の曲げ伸ばしに対してどちらにも抵抗があって動かしづらい。
[ケアのポイント] 正中軸から広がる方向へ（従重力方向へ）動きを引き出す。動く感覚を入れる。

■寝返り
支持面をつくってから、子どもの動きをゆっくり引き出す。

❶膝下にクッションを入れて支持面をつくる。足底でも支えやすくなり、腹部がはたらきやすくなり、上肢の緊張が緩む。

❷下側の骨盤を支持点にして体幹を骨盤から回旋させる。

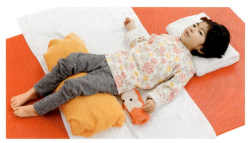

支持点

❸肩甲骨、上肢が回旋するのを待つ。介助者はわずかにサポートするのにとどめる。

❹骨盤、肩甲骨の間をしっかり伸ばし、体幹を安定させる。

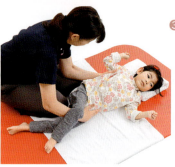

❺ポジショニングによって姿勢が安定した状態。

体幹が安定しているため上肢・目が動かしやすくなり、おもちゃを把持した感覚、動かすという運動の積み重ねにより、目と手の協調、物の理解などの発達につながる。

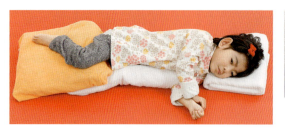

Chapter ❸ 発達支援・リハビリ指導

■手と足の体操

左手と右手、左足と右足を個別に行うことで、情報が取り入れやすくなり、身体図式を育てる。

手の体操

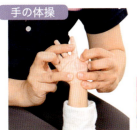 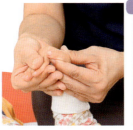

手のひらをそっと広げる。次に指の付け根で曲げ、手のひらを使いやすくする。

足の体操

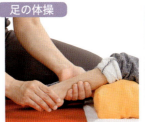 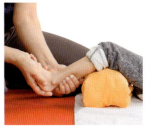

足首は曲げる、伸ばす、の両方が大事。臥位でも、足底で支えたほうが身体は伸ばしやすくなる。また、座位でも足底で支えることで抗重力方向へ身体が伸ばしやすくなる。

■衣服の着脱

手を伸ばしていく運動を、日常生活の動作のなかに組み込む。

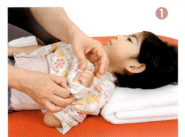 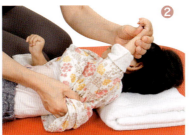

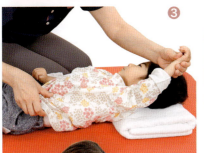 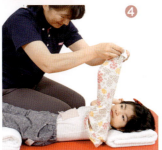

POINT
- 衣服着脱時に手の体操を組み込む。袖がガイドとなってどの方向に動かしていけばよいかわかりやすく、ボディスキーマを発達させるいい機会となる。

＊肩の下制、肩甲骨の内転、股関節の屈曲、外転はp256参照。

■座位

目と手を使った学習活動、摂食・嚥下の基本姿勢となる。

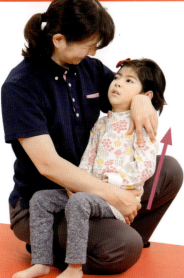

介助座位を取り入れる。介助座位になると、骨盤が起き、背中が支えられることで、矢印の方向に身体が伸ばしやすくなり、胸も開きやすく、頭部のコントロールも容易になる。

■比較

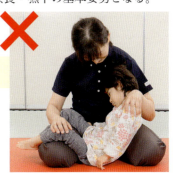

重度アトテーゼ型の子どもの場合

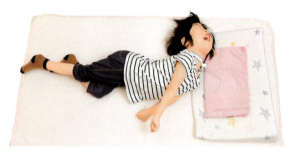

[特徴] 頭部は一側に向け床に押しつけることが多い。そのため体幹は非対称に反り返る。
[ケアのポイント] 左右対称位で正中軸に集めるように、ゆっくりとした動きのコントロールを促す。

■抱き起こし
左右対称位に集めて、正中軸をつくる。

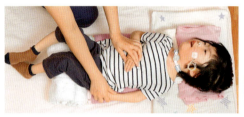

❶抱き上げる準備として、身体を感じられるようなポジショニングなどの工夫をする。

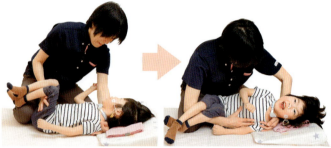

❷下肢を十分に屈曲し、体幹前面のはたらきを促す。体幹がはたらくことで押しつけていた頭部が自由になり、上下肢を胸腹部の前に集めることで左右対称になる。

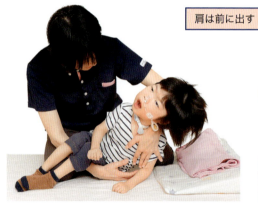

❸下側殿部の支持点に向かって体幹前面筋を使いながら起きていく。

肩は前に出す

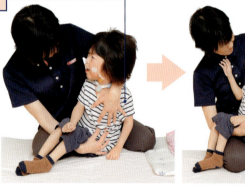

❹肩を前に出すことで肩甲骨が開き、左右対称となることで姿勢が安定し、反り返ることがなくなる。また、骨盤を支えに矢印方向に体幹が伸びやすくなり、頭部のコントロールも容易になる。

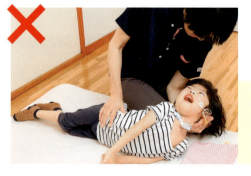

■比較：頭からの抱き上げ
頭から抱き起そうとするとさらに反り返ることになる。

Chapter ③ 発達支援・リハビリ指導

2 運動・姿勢の発達への支援

■反り返ったところから戻す
座るためには坐骨にしっかり体重をかけることが重要。

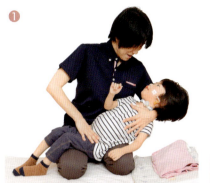
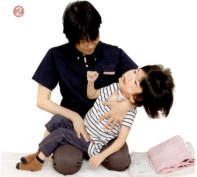

❶反り返ったときは、介助者も一度一緒に反り返る。力で止めると余計に反り返る力が強くなる。

❷反り返りがおさまったら、骨盤をしっかり支えて、どこに戻ればよいかわかりやすくする。

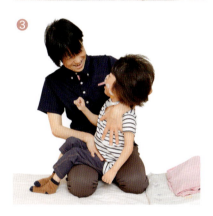
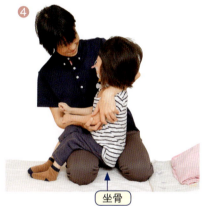

❸骨盤の上に胸・頭がくるところまで戻す。

❹肩を前に出し、頭を正中位に保持しやすくする。

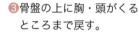
坐骨

■座位保持装置への座位
座るまでの過程で支持面を手掛かりに座るための身体のコントロールを学ぶ。

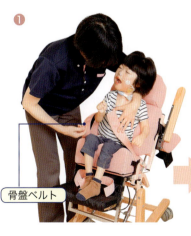
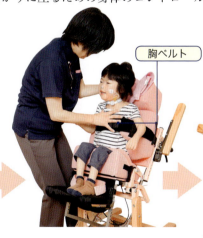
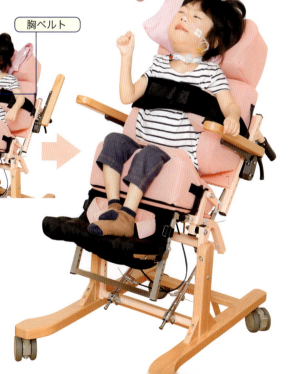

骨盤ベルト　胸ベルト

❶殿部を座面奥までしっかり入れ、胸・頭部の位置を崩さないように骨盤ベルトと胸ベルトを留める。

❷胸を支点に骨盤の上に胸、胸の上に頭部がくるように整えながらその位置に枕を合わせる。

座位から立位への発達を促す

　まだ座位を一人で保持できないが、車椅子や座位保持装置を利用して座る機会が多くなっている子どもの発達を促す方法を解説する。

痙直型の子どもの場合

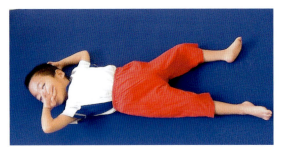

［特徴］基本的には低緊張で上肢はWポジション、下肢はカエル様肢位をとる。しかし、手足の末梢部にはかたさが見られる。
［ケアのポイント］手足を使うことで、抗重力方向への体幹の伸展を促す。

■寝返りから座位へ

　上肢で支えることが体幹・頭部コントロールを促す。

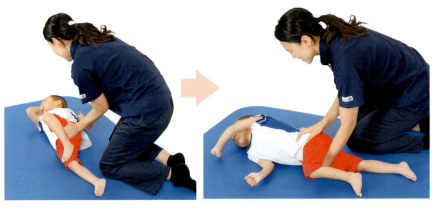

❶下肢から骨盤を前方に回旋させる。このとき子どもが自分で体幹を回旋させて上肢を前方に持ってくるのを待つ。

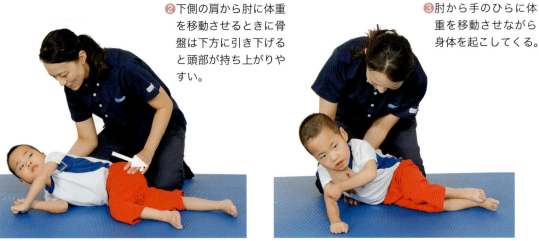

❷下側の肩から肘に体重を移動させるときに骨盤は下方に引き下げると頭部が持ち上がりやすい。

❸肘から手のひらに体重を移動させながら身体を起こしてくる。

Chapter ❸ 発達支援・リハビリ指導

2 運動・姿勢の発達への支援

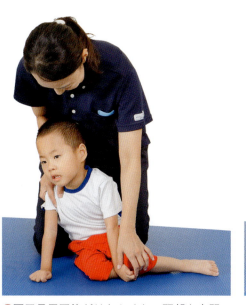

❹肩甲骨周囲筋がはたらくと、頭部を空間で保持しやすくなる。

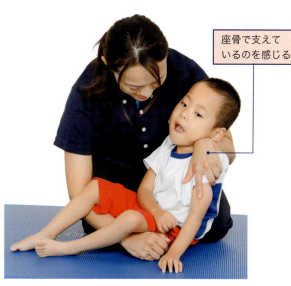

座骨で支えているのを感じる

❺両膝の下から手を入れる。肩から座骨で支えているのを感じながら、殿部を介助者の膝の上まで移動させる。

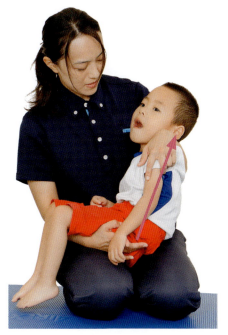

❻支えるところがわかると、身体が伸びやすい。

■比較：
首の後ろと膝下から手を入れ抱え上げる（①→④）と、骨盤は後傾し、背中は丸まり体幹が縮んだ状態となる。

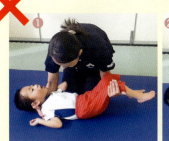
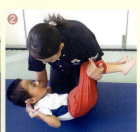
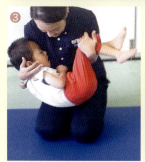
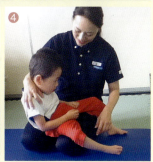

■バギーからの抱きかかえ

　よりよく座るためには足底で支える、体幹を伸ばすといった要素の入った立位への活動が必要である。
　バギーの構造や子どもの体重によっては、前方にバランスを崩すことがあるため、安全確認が必要である。

❶体幹を支えながら坐骨に体重をかけて頭部を空間で保持できるようにする。

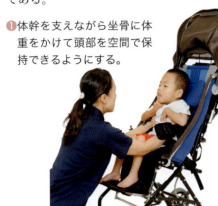
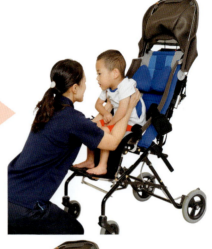

❷さらに足底に体重をかけ、その反力（股関節を伸ばしてくる力）を利用して立ち上がる機会にする。

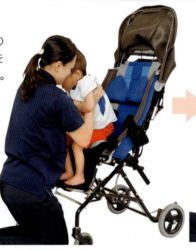
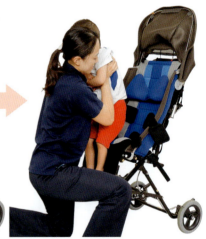

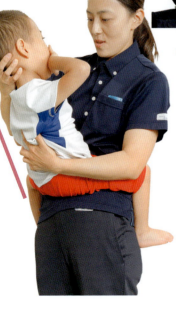

❸足を開き介助者の骨盤で子どもの殿部を受ける。支えるところができ、背中と首の支えがあると身体が抗重力方向に伸ばしやすくなる。

■比較
どこを支えにしてよいかわからず、背中が丸まっている。

Chapter 3 発達支援・リハビリ指導

■座位から立位へ

立つためには足底にしっかりと体重をかけることが重要である。

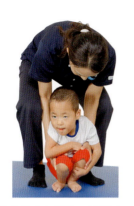 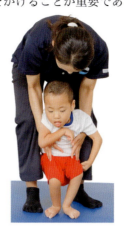 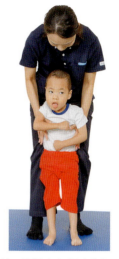

❶身体を後方に倒し、下肢を前に出す。

❷床反力（床を足底で押し股関節を伸ばしていく力）を感じながら立位になる。

❸体幹の両脇から軽く支えると左右が安定するため抗重力方向がわかりやすい。

■手の体操

座位をとることが多くなると手を使う機会が増える。手を使うことで座位が安定する。お母さんと向かい合って遊ぶ機会が増える。

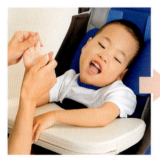 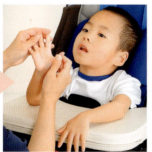 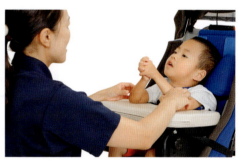

❶手のなかの筋を活性化する。手のひらを自分で広げることで身体も安定し、頭が起こしやすくなり、目も使いやすくなる。

❷左右の手が手掛かりとなるため身体の真ん中がわかりやすい。目と手を使っていろいろな物をつかむ、さわる、落とすことで、物の特徴が遊びのなかでわかってくる。

■足の体操

立位では足底からの感覚情報が必要となる。しかし、動かさない足などではその情報が十分に感知できない。足の体操は床反力という情報をキャッチさせる準備として行う。

土踏まずの近くから指の間の筋を1本ずつ引きのばすようにする。足の指をまとめてさわると、足が一塊だという情報として学習され、バランスをとるための選択的な収縮ができなくなる。

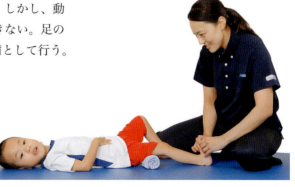

低緊張の子どもの場合

[特徴] 身体はやわらかく、動くことはできるが、座る、立つなど抗重力の動きが苦手。
[ケアのポイント] 支える力を育てていく。

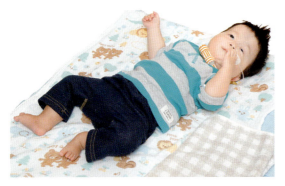

■起き上がり

子ども自身が動きたいと思うような動きに従って促すことで運動学習になる。

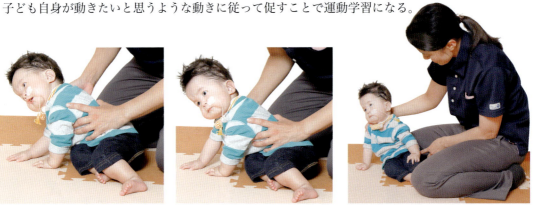

手で支えながら身体を回旋させて座位になることで、座位保持ができるような体幹になっていく。

■立位

座位のための立位、立位のための立位。立ったり、座ったりを繰り返すなかで、下肢の支える力、それにつながる体幹の抗重力に伸展する力がついてくる。

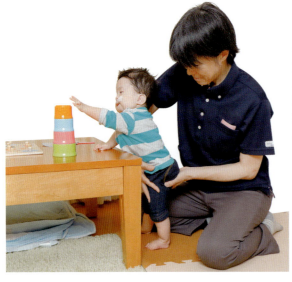

手が手掛かりとなって、力を入れる方向がわかり、立つことができる。
足の筋肉がしっかりすると立てるように思うが、立つためには手の支えが必要である。まず、手で立ち、左右が安定したなかで下肢を屈伸させて支える力をつけたり、バランスのとり方を学習する

Chapter 3 発達支援・リハビリ指導

■そのほかの生活のなかでの様々な姿勢、動作

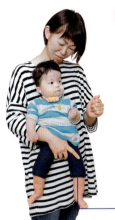

縦抱き
体幹を最大限にはたらかせるために縦抱きを多く取り入れる。母の一側の骨盤の上に子どもの殿部を乗せると体幹が伸びやすい（立位の準備）。

支えすぎない

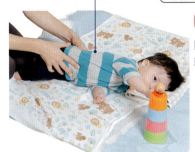

身体を伸ばす

側臥位からのリーチ
臥位でもしっかりと体幹を回旋させてコアマッスルを活性化させる。

座位の練習
手の支えがあれば、軽く身体を支えるだけで座ることができる。テーブルの上に限定して見ることができ、何に注目すればよいかわかりやすくなる。

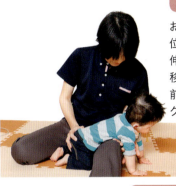

腹臥位の練習
おもちゃを使って四つ這い位で遊ぶ。手をおもちゃに伸ばすことで左右への体重移動や体幹の回旋を学び、前後左右に身体をロッキング（揺り動かす）して遊ぶことで支える力をつける。

靴下の着脱
靴下は自分で脱げるように骨盤を少し持ち上げるだけの介助がよい。脱ぐために足を持ち上げ、体幹筋を使い、目と手と足が合い、身体図式を発達させることになる。

発達のための基礎知識❷視知覚認知の発達

　視知覚認知とは、見ただけでそれが何であるかを理解することである。1つの物でも、向きを変えれば様々に違って見えることや、使い方は1つではないことなど、遊びを通して物を立体的にとらえることができるようになると、たとえば、形の類似性に気がつき、積み木が可能になる。
　またこの時期に、形の恒常性（いつもと多少違って見えても同じ物だと認識すること）や図地分離（周囲の無関係な部分を排除して見たい物に関連した部分だけを認識すること）の2つの能力が発達し、互いに強調し合って周囲の世界に対する理解を深めていく。

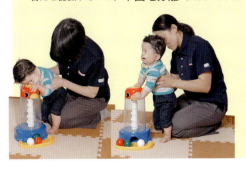

Check
腹の上でのうつ伏せ
●乳幼児のころは、身体に対して大きな頭を支えることが難しいため、腹臥位が苦手なことが多い。子どもを抱っこしたまま、大人がゆっくりと後ろにもたれかかるようにすると、腹の上でうつ伏せになることができる。

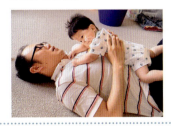

立位から歩行への発達を促す

まだ一人で立つことはできないが、何かにつかまれば立つことができる子どもたちへの発達を促す方法を解説する。

痙直型両麻痺の子ども（骨盤から下肢にかけてかたさがある子ども）の場合

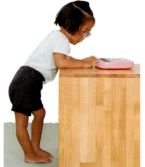

［立位の特徴］反張膝（膝が反対側に曲がっている状態）をきたし、一側に骨盤が傾く。骨頭から下腿にかけての運動（支えたり動かしたりすること）が難しい。
［ケアのポイント］足底で支えながら動くことを学習する。

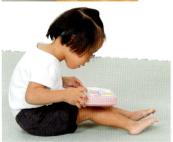 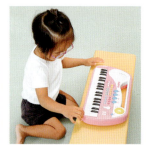

［座位の特徴］長座位では背中が丸まり、背中が伸ばしやすいため割座をとることが多くなる。
［ケアのポイント］股関節が内旋しやすく脱臼の危険性があるためいろいろな座位をとることが重要となる。

■立位

床反力を伝えるために必要な要素を育てて立位につなげる。腹部をはたらきやすくし支持（▲部分）をつくってテーブルに触れさせることで、殿部の筋肉をはたらかせると、足部の上に骨盤、胸郭、頭部を乗せることができ、体軸内回旋が可能になる。これにより自分を中心とした視覚、上肢操作による物の操作が可能になり、視知覚認知の発達の基本となる。

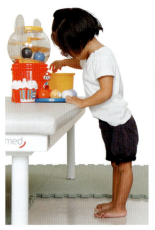 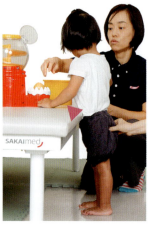 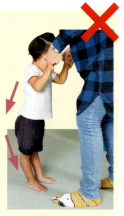

■比較：
前方から引っ張ると、子どもは引き込むため、股関節はより屈曲し、反張膝が強まる。よってこのまま歩かせると抗重力には伸展していかないため一人で歩くのが遅くなる。

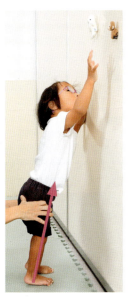
手を引き込まないよう、壁などを利用して遊ぶ。

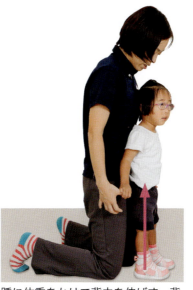
踵に体重をかけて背中を伸ばす。背中に手掛かりがあれば、自分で伸びることができる。

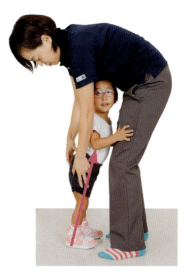
パンツをはかせるときはこのような姿勢で行う。踵に体重をかけた状態でお尻を伸ばす機会になる。

発達のための基礎知識❸ 足底からの感覚情報

　立位には、足底からの感覚情報が重要である。足底からの情報があることで、足底の接しているところがやわらかいのか固いのか傾いているのかを読み取り、どの方向に立てばよいのかがわかる。足底からの感覚がない状態（たとえば正座をして足がしびれているときなど）では、筋力があってもどの方向に立てばよいのかわからないだろう。

　足底からの情報を入れるためには、足底の筋肉に適度に柔軟性があり動けること、足首がバランスをとるために動けることが必要である。

　装具を使用している場合、足底からの情報が入りにくくなることもある。アーチサポートが必要か、支柱つき装具のサポートが必要か、インソールの入ったハイカットシューズがよいのかは、担当セラピストとよく相談してほしい。

■バギーを押しての歩行

体幹の回旋と一側下肢での支持を身につける。

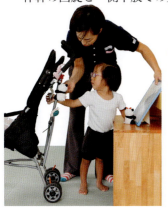

踵に体重をかけた立位ができるようになると体幹の回旋を促す。これは体重を左右に移動する練習になり、歩行に向けて重要な要素となる。

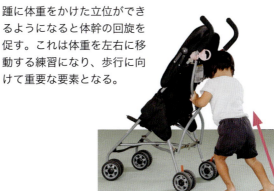

手で押しながら歩く練習をすると体幹、特に腹部の活動が促されるため、床からの力を抗重力方向につなげやすくなる。

■ 歩行器での歩行

床反力を使って立ち、歩いているかの評価が必要。

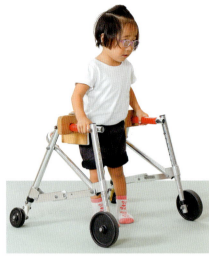

> ### Check
> ## 歩行器について
> - 子どものいまできる能力を最大限に生かしたいと歩行器を使いたくなるが、代償運動ではないか将来を見据えて十分に検討する必要がある。
> - 足で支える準備が不十分なまま歩行器を使うと、手だけで支えて足には体重を掛けず、蹴って移動するようになる危険性もある。そうなるとかえって独歩が難しくなることもある。
> - 保育園などで移動する手段が必要な場合はどのようなタイプの歩行器をどのように使えばよいか、十分に検討して導入する。

■ 比較：

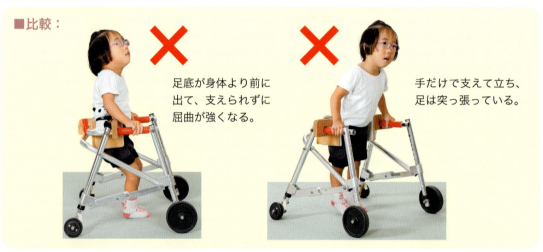

足底が身体より前に出て、支えられずに屈曲が強くなる。

手だけで支えて立ち、足は突っ張っている。

■ そのほかの生活のなかでの様々な姿勢、動作

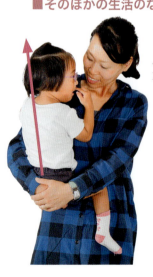

縦抱き
股関節を開き、骨盤を支えることで、体幹が抗重力方向に伸ばしやすくなる。

靴下の着脱
身体を安定させて下肢を動かす。左右別々の運動を行うことは歩行に必要な要素でもある。また、同じ方向で靴下をはくことで、足を靴下に対してどう動かしたらよいかがわかりやすい（足部の運動学習）。
同時にどのように靴下を構えれば足が通しやすいかも学習でき、身辺自立につながる。

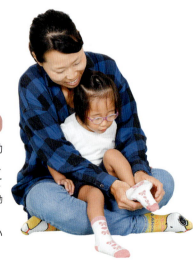

生活を支えるいろいろな姿勢・人

　子どもは日々、様々な経験をして成長していく。1年も四季折々、楽しいことが待っている。リラックスした座位、出掛けるための座位、勉強するための座位、排痰のための腹臥位、介助された座位、様々な姿勢が生活には必要である。また、いろいろな人との関わりのなかで自分を発見し、成長していく。

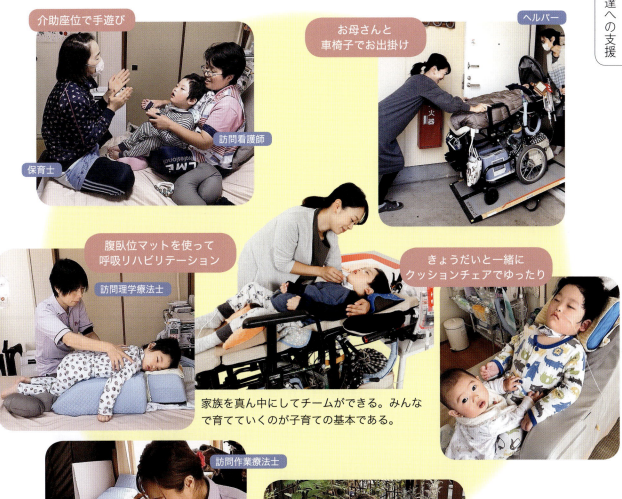

介助座位で手遊び / 保育士 / 訪問看護師

お母さんと車椅子でお出掛け / ヘルパー

腹臥位マットを使って呼吸リハビリテーション / 訪問理学療法士

きょうだいと一緒にクッションチェアでゆったり

家族を真ん中にしてチームができる。みんなで育てていくのが子育ての基本である。

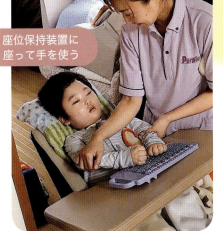

座位保持装置に座って手を使う / 訪問作業療法士

おとうさんときょうだいで庭のプールで水遊び

3 上肢・手の機能の発達

子どもたちは、手を使うことによって環境（物・人）に関わり、自分自身や自分を取り囲む環境を理解していく。上肢・手の機能の発達は、「運動機能」という側面だけでなく、感覚−知覚−認知機能の発達や心理・社会機能の発達にも関係している。
できるだけ早期から、どのような不利な状況が予測されるのかを見据え、一人ひとりの子どもに応じた発達を促すはたらきかけを行い、学習の機会を保障し、豊かな生活へつなげることが望まれる。

上肢・手の機能の発達を促す支援の基本

感覚運動障害
自発的な動きが少ない、限定された姿勢運動パターンの習慣化、特異な感覚感受性など。

発達初期より、筋緊張の異常や重度の感覚運動障害を持つ子どもは、上肢・手の機能の発達において不利につながる状況にあることが少なくない。

発達を促すはたらきかけを行うためには、対象児がどのような手の使い方ができているのかを把握し、次の発達のステップにつなげていくのにどのような準備が必要かを理解している必要がある。そのためにも「定型発達において、上肢・手の機能がどのように獲得されるのか」という発達の経過を大筋であっても知っていることが重要である。対象児の上肢・手の機能の発達状態を知ることで次の発達の段階を予測し、支援の目標設定や教材の選び方、環境設定などの配慮につなげることができる。

また、子どもが課題に取り組んだときに、失敗感を持たずに「ちょうどの力でやりきれる」「少し努力して成功できる」環境を用意し、成功体験の機会をつくることも望まれる。成功体験の積み重ねは、次のステップの発達につながる。

以下では上肢・手の基本動作の発達として、次の3つについて解説する。

❶手を伸ばす（リーチ：reach）
❷把握（握る：grasp、つまむ：pinch）
❸放す（release）

Chapter **3** 発達支援・リハビリ指導

手を伸ばす動作（リーチ：reach）の発達への支援

手を伸ばす動作の定型発達

●2～3カ月

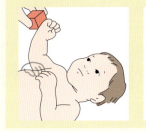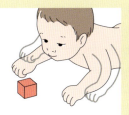

- 目標物に対して、手を大きく振り回してたたくような、かき込むような動きが見られる。

●4～5カ月

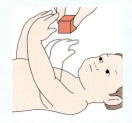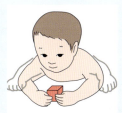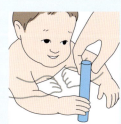

- 両手によるリーチの段階。
- 前方へのリーチの始まり。
- リーチと把握が同時に起こる。

●6～7カ月

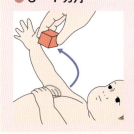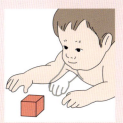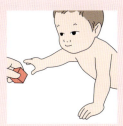

- 一側上肢でのリーチの始まり。
- 視覚に誘導された直接的なリーチが可能になる。
- 「オツムテンテン」「いないいないばぁ」といった遊びで、両手を自由に使えるようになる。

●8～12カ月

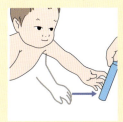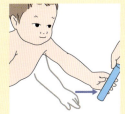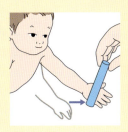

- 適度な手指の伸展、手関節の伸展、把握を容易にするための随意的な回外を伴うリーチとなってくる。
- 座位での姿勢コントロールの向上に伴い、あらゆる方向に手を伸ばすようになる。

3 上肢・手の機能の発達

発達を促す支援のポイント

- 異常な姿勢筋緊張（低緊張や過緊張など）によって自発的運動性が欠如している、あるいは乏しいために、固定的な姿勢をとりやすい、限定された姿勢運動パターンになりやすい子どもがいる。このような子どもは、新生児の屈曲優位の状態から手を伸ばす（伸展する）機会を経験できず、肩・肘・手首・前腕・手指の拘縮（写真）や変形につながるおそれがある。したがって支援では、可能な限り、肩・肘・手首・前腕・手指の関節の動きやそれに必要な筋の長さを保つためのはたらきかけが必要となる。
- 子どもによって効果的な動かし方に違いがあることに配慮する。
- 子どもが小さい場合、「歌に合わせて動かす」など、楽しい雰囲気のなかでいろいろな上肢の動きを日々行えるとよい。
- 活動のなかで、いろいろな方向に手を動かす機会をつくる。

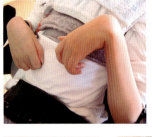

写真●拘縮

POINT
- リラックスした姿勢のなかで、緊張を緩める。
- 縮んでいる筋や腱に圧迫を加えながらゆっくりと伸ばしていく。
- 動かせる範囲からゆっくり動かしていく。

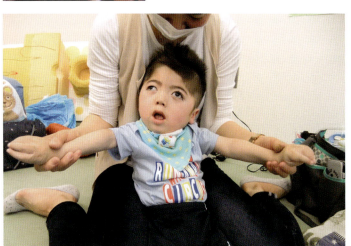

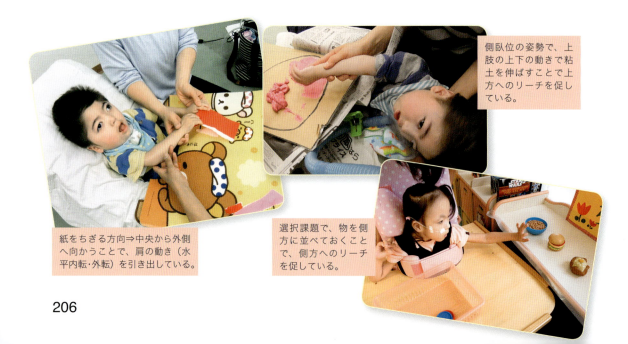

紙をちぎる方向⇒中央から外側へ向かうことで、肩の動き（水平内転・外転）を引き出している。

側臥位の姿勢で、上肢の上下の動きで粘土を伸ばすことで上方へのリーチを促している。

選択課題で、物を側方に並べておくことで、側方へのリーチを促している。

Chapter 3 発達支援・リハビリ指導

把握（握る：grasp、つまむ：pinch）の発達への支援

把握の定型発達

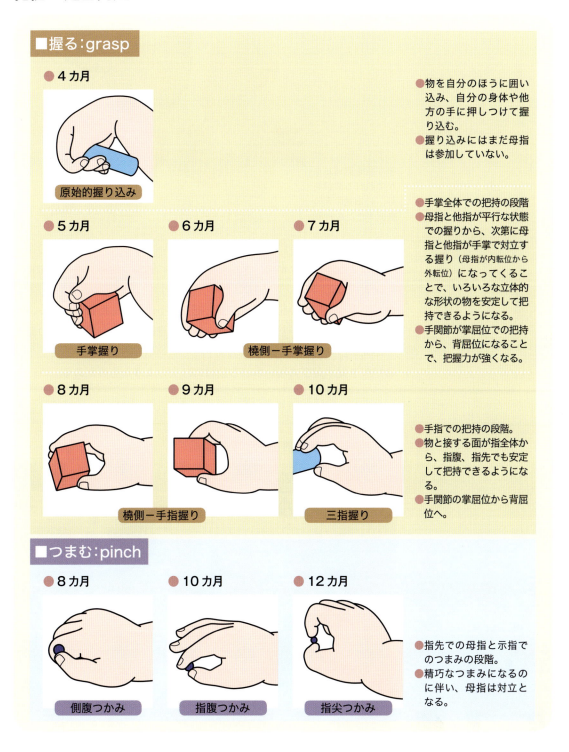

発達を促す支援のポイント

- 原始的握り込みの状態で固定化しないように、指をしっかり伸ばして手を開く動きの経験を通して、把握に必要な手の開き、母指の開き、手首の動きを保つことが大切である。

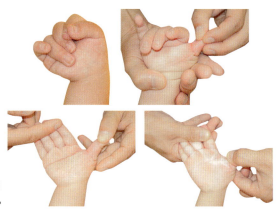

手や指を開いたなかで触れる経験をし、触知覚の発達を促すことも大切。

- 随意的な握り動作になってくると、いろいろな素材や形、重さの物を把握する体験のなかで、手が対象物の形に適応し始め、手の触知覚が発達する。
- どのような把持の仕方でも、また把持が不十分でも把持しやすく、心地よい素材を用いた感触遊びは、手への意識を高め、手の機能の発達を促す。
- 把握を促す遊びに用いられる教材には次のようなものがある。

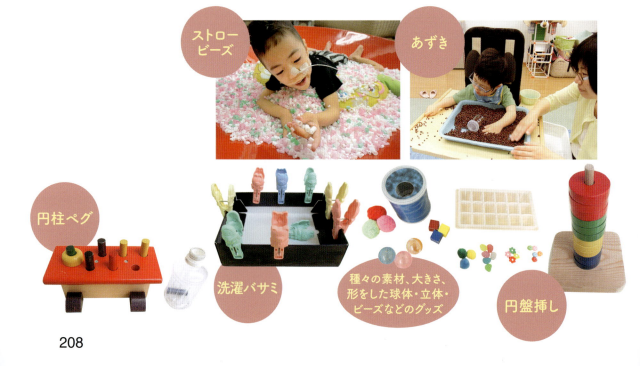

ストロービーズ／あずき／円柱ペグ／洗濯バサミ／種々の素材、大きさ、形をした球体・立体・ビーズなどのグッズ／円盤挿し

Chapter 3 発達支援・リハビリ指導

放す（リリース: release）の発達への支援

放すの定型発達

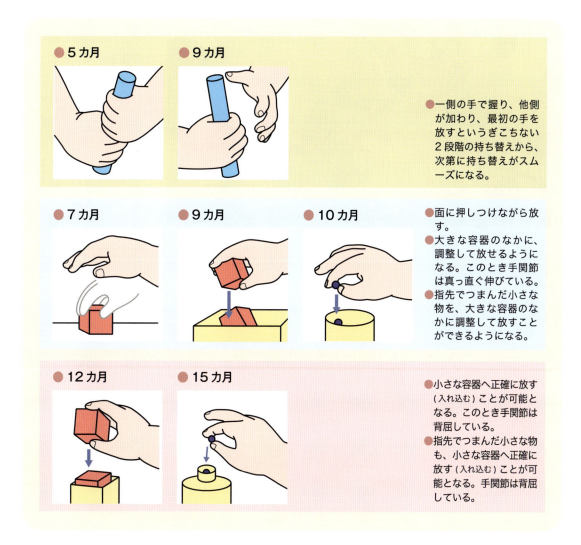

発達を促す支援のポイント

- 屈曲（握り込み）の緊張が強い場合、緊張を緩める感覚を体験し、手を開く、手を開いたなかで触れる、圧を感じる、といった経験を通して、触覚や固有感覚への気づきを育てることから始める。
- 放す動作は、手関節の位置と放しやすさが関係する。強く握り込んでいて放す操作をスムーズに行えない子どもの動きを介助する場合は、子どもが放そうとするときに手首を掌屈位にする（手を下に向ける）ことで放しやすくなる。スムーズに手から放れる体験を積むことで、自分でもコントロールが上手になっていく。

●子どもの放す操作の発達状態に応じて、放すことで結果が出て楽しめる遊びや課題の環境設定に配慮する。
●把持する物の素材や大きさ、感触の配慮、放した物を受ける側の素材や大きさの配慮で、放したことで得られる結果をより効果的にすることができ、「放す」操作のモチベーションを高めたり、因果関係に基づいた操作を促すことにつながる。
●コントロールされた放し動作ができる場合は、把持する物の大きさや形状、入れ込む容器の穴の大きさや形状などを、簡単な操作でできるものからより難しい物へと段階づけていく。

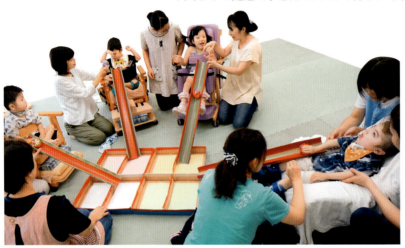

「握る・放す」の動きはできるが、目的のところで放すことは難しい場合は、どこで放しても、どのタイミングで放しても何かしらの変化や結果（音が鳴る、転がるなど）に結びつくような遊び環境を工夫する。

広い穴のなかに入れる

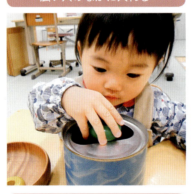

狭い穴のなかに入れる

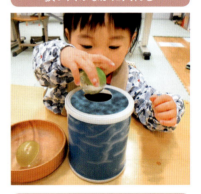

小さな物をつまんで入れる

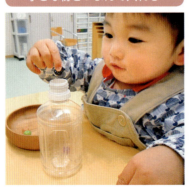

倒さないように調節して放す

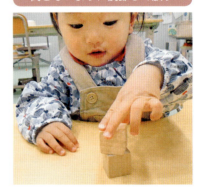

目と手の協調を促す支援

効率よく操作を行うために必要な視覚的要素
- 目と手の協応
- 物をしっかり見続けること（注視）
- 目でしっかり物を追えること（追視）
- 形や大きさの違いを見分ける力（視覚的弁別・識別）

手は、発達の初期から目と密接な関係を持ちながら発達している。「物を見て、それに向かって手を伸ばす」ように、目と手は協調してはたらくことが多い。発達の初期には、「手に触れた物に視線を向ける」という関係性であるが、特に生後6カ月以降、手の動き、手での感触、視覚情報の3つが統合され、目が手を誘導し、手の機能が巧緻化、多様化する。

目は頭に、腕は肩についているので、頸がすわらなければ目の動きも十分コントロールできないし、からだ（肩甲帯）がしっかりしなければ腕を自由に動かすこともできない。このように、目も手もともにその発達の基盤を姿勢・移動動作の発達においている（図）。

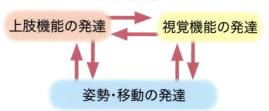

図● 上肢機能の発達を促す要素

発達を促す支援のポイント

- 手が視野内（見えるところ、見やすいところ）にある多様な姿勢（ポジショニング）、手が使いやすい対称的な姿勢（正中線指向）に配慮する。
- 様々なおもちゃや教材を「視野内に提示」し、「見て触れる」「見ながら触れる」機会に配慮し、手と対象物の関連性の認識を高める工夫をする。

介助座位

頭部、体幹など対称的な姿勢を介助して整えながら、注視、追視、目と手の協応を促す。

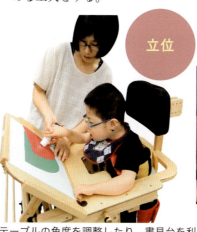

立位

テーブルの角度を調整したり、書見台を利用することで「見ながら操作する」を促す。

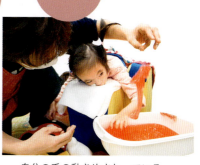

腹臥位

自分の手の動きやさわっている物が見える位置に教材を置くことで「見て触れる」を促す。

手の識別機能を育てる支援

感じる手：感覚器官としての手の役割

　手の機能には、動きとしての運動面のみでなく素材の違いなどを識別する感覚器官としての役割がある。手先の巧緻動作の発達には、感覚の発達、特に触覚と固有感覚からの感覚情報を細かく感じ取れることがとても重要である（表1）。

表1 ● 巧緻動作の発達と触覚・固有感覚の関係

触覚	触覚は、「何にどう触れているか」「どんな感触なのか」といった触知覚の発達の基盤となり、道具に合わせた手の使い方や物の操作の方法を学習するうえで重要。
固有感覚	指を動かす筋肉や指の関節から生じる手指の動きの感覚情報（固有感覚）は、見えない部分のボタンかけなど、指先の細かい動きを視覚に頼らずに行うときや、物を操作するときの力加減を調整するときに重要。

　筋緊張の異常、関節可動域の制限、動きのバリエーションがなくいつも同じ肢位をとりやすい、などの何らかの運動障害を持っている子どもは、感覚の発達においても問題（表2）をあわせて持っている場合が多い。

表2 ● 感覚の問題例

- 筋肉の伸び縮みや関節の動きからの固有感覚の感知が不十分。
- 探索活動や操作活動を通して成熟、発達する手による触知覚の発達の未熟さ。
- 触覚の受け入れの過敏さや鈍さの問題。　　　　　　　　　　　　など

触覚・固有感覚のはたらきを高める遊び活動

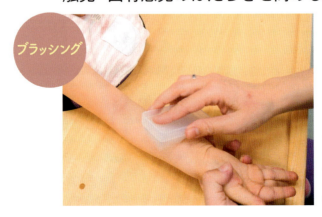

ブラッシング

ブラッシングなどでしっかり触圧刺激を入れる、手掌をしっかり圧迫しながらマッサージすることなどで活性化する。

Chapter 3 発達支援・リハビリ指導

3 上肢・手の機能の発達

いろいろな素材に触れる・扱う感触遊び

感触素材には、スライム・あずき・粉・ストロービーズ・フィンガーペインティング・粘土・砂・土などがある。

触覚過敏がある場合の配慮

- 「触覚入力＜＜固有感覚入力」となる活動のほうが受け入れがよい。
- 「触れる」ことが目的ではなく、興味ある目的を達成するために触れるようにし、無理強いはしない。
- 子どもの「手で感じる力」を把握することが大切である（受け止めやすい感覚の種類、刺激の強さ、素材は何か、受け止めにくい感覚は何かなど）。

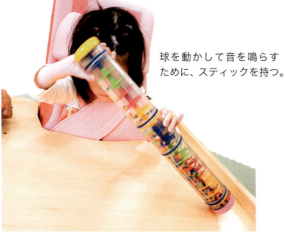

球を動かして音を鳴らすために、スティックを持つ。

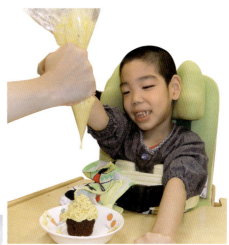

ケーキをつくるためのクリームが落ちるのを見るために握る。

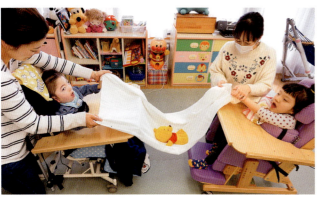

ぬいぐるみにシーツブランコをしてあげるために布を持つ。

協調的な両手活動の発達

遊び、生活動作、学習動作のいずれにおいても、物の操作には両手（利き手／非利き手）が上手に使えること（両手の協調性の発達）が必要となる。

> 利き手⇒主に道具を操作したり、優位に使用する手
>
> 非利き手⇒物の固定や利き手による操作の補助的な役割をする手

利き手／非利き手のそれぞれが複雑な役割を担っており、左右の手の役割分担が発達することで、両手がうまく使えるようになる。

両手の協調性の発達と利き手の発達過程と支援・課題

	3〜6カ月	7〜9カ月	1〜3歳	4〜6歳
発達過程	【背臥位】●身体の中心で両手が出合う。●手や足を口に持っていく。【座位】●両手で手に持った物を打ちつける。●物を左右の手で持ち替える。	●「オツムテンテン」や「いないいないばぁ」などの両手を同時に使う活動が見られる。●両手でボールを持って転がすやり取りをする。	●どちらかの手を使う回数が多いという傾向が見られ始める。●物の操作（クレヨンを持ってなぐり描きをする、手遊びをする、玩具を押して遊ぶなど）に使う手が次第に決まってくる。※利き手が明らかになるにつれ、その手を身体の正中線（左右の真ん中の線）を越えて使えるようになる。	●利き手と非利き手の役割を分担させ、複雑な作業を行うようになる。※利き手による操作がうまくできるには、補助手の役割が大切。
支援・課題	●この時期は、自由にいろいろな手の使い方をそれぞれの手が経験し、基本的な「手の機能」の発達を促す。		●よく使う手が決まってきたら、左右の役割が異なる遊び・活動を行う。（食事のスプーンを操作する手と食器を押さえる手／入れ込み課題などでは、入れる操作の手と容器を押さえる手／ひも通しやボタンの操作　など）	●ハサミの操作●箸の操作●描画や書字●折り紙、あやとり●ブロックなどの構成●洋服の着脱　ほか

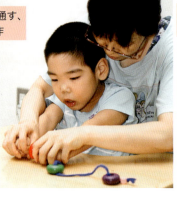

孔にひもを通す、両手動作

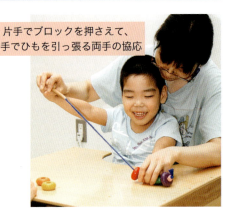

片手でブロックを押さえて、片手でひもを引っ張る両手の協応

重度の運動障害を持つ子どもの場合も、両手動作の経験や、支える手、押さえる手の役割を体験することが重要。

道具の操作などの巧緻的活動の発達

発達の経過

	スプーン	クレヨン・鉛筆	
手掌回内握り 手掌回外握り （1〜1.5歳）	手掌回内握り	手掌回外握り	●手でしっかり握りしめて持つ。 ●上肢全体を一つのユニットとして動かす。 ＊すくう量の調整は難しく、描画はなぐり書きの段階。
手指回内握り （2〜3歳）			●手指でつかむ。親指や人差し指は伸びた状態で持ち、ほかの指で握り支えるように持つ。 ●肩や上腕を安定させて、前腕が一つのユニットとして動く。
静的三指握り （3.5〜4歳）			●親指・人差し指・中指をぎこちなく近づけて持つ。 ●指の各部の細かい動きはなく、手を一つのユニットとして動かす。
動的三指握り （4.5〜6歳）			●親指・人差し指・中指の指先を用いて、正確な対立位で持つ。 ●薬指と小指は屈曲位で安定する。 ●指先だけ（PIP関節）の細かい屈伸の動き。 ※すくう量の調整や、文字を書く微細な調整が向上する。

　伸ばす、握る、放すといった上肢の基本動作の獲得をベースに、基本動作を連結したより巧緻な操作活動（遊び）を頻繁に行うようになる。

　1歳を過ぎるころには、生活で使用するスプーンやクレヨンなどの道具を使用するようになる。

　箸の操作も同様の発達経過をたどる。スプーンの操作や描画でのクレヨンの操作などを通して静的三指握りまでの操作およびそれに必要な手首・前腕・肘・肩の安定性や分離した動きの学習が積まれていることが大切になる。

発達を促す支援のポイント

- 道具の操作を促す支援では、子どもの手の機能に応じて、「持ちやすさ（把持しやすさ）」に配慮する（把持する物の大きさ、太さ、形、素材、フィット感など）。
- 限られた持ち方しかできない場合は、道具のほうにそれで対応できるような工夫も必要となる。

アクティブな（能動的な）動き・操作を引き出す

　運動の学習や「自分の身体がどのようになっているのか、どう動くのか」といった身体図式の発達には自分の動きに伴う筋の収縮や関節の動きからの情報（固有感覚）や「何にどう触れているか」という皮膚からの情報（触覚）、動きの情報（前庭覚）、目からの情報（視覚）が統合されて脳に伝わることが大切である。これらの感覚は、「動かされる」「さわられる」よりも、自ら「動いたり」「さわったり」するときに入力されるほうがより「脳の栄養」となり、学習の記憶につながるといわれる。重度の運動障害や知的障害をあわせ持つ重症心身障害児では、わずかな動きであっても子どものアクティブな（自分でコントロールする）動きを引き出すことが支援として大切な目標になる。

子どもの状態を把握する

子どもが可能な動きを把握する
- 上肢のどの部分が動かせるのか？
　（上肢を全体として動かせる、肘の動きがある前腕や手首の動きが使える、把持ができる）
- どのような動きができるのか？
　（伸ばす、曲げる、内側に返す、外側に返す）
- どの程度動くのか？
　（動く範囲、パワー）
- 動きのバリエーションはあるのか？
- どの程度の支援があると、どのくらいの操作を引き出せるのか？

子どもの上肢・手の動きを引き出しやすい姿勢やポジショニングを把握する

子どもが受け止めやすい感覚を把握する
- 音、視覚的変化、振動、動き、触覚素材　など。

子どもが関心を持てる遊びの種類を把握する
- 感覚レベルの遊び。
- 因果関係に基づく操作レベルの遊び。
- やり取りをベースとした遊び。

子どもの持つ動きで操作でき、子どもが受け止められる感覚が入るおもちゃや遊び活動を選択する

（グループ活動などで、必ずしもその子のために用意された活動ではない場合も、どのような参加の仕方だとその子にとって有意義になるかを配慮する）

動かす力加減や動かし方で、操作しているものから得られる反応に変化があるもの

- その変化を感じながら、操作を変化していくことを学ぶことができる。

- 運動学習につながる。

スイッチの操作で動かせるもの

- 簡単な上肢操作で、視覚的、聴覚的に大きな変化をもたらす。動きのバリエーションが少なくてもいろいろな遊びを体験できる。自らの操作に伴う結果が明確で、因果関係の理解につながる。

＜欠点＞どんな扱いをしても（力加減や動かし方など）いつも同じ反応になる。

Chapter 3 発達支援・リハビリ指導

簡単な動きで楽しめる教材・おもちゃ

子どもの状況に応じて、バランスよくいろいろな体験につながる支援を行う。

3 上肢・手の機能の発達

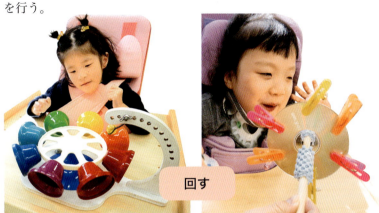

回す

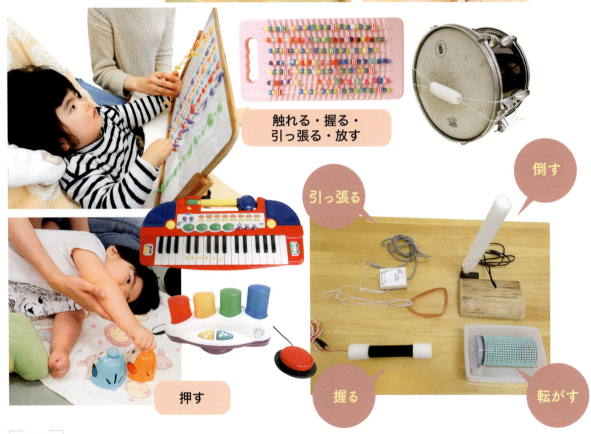

触れる・握る・引っ張る・放す

引っ張る

倒す

押す

握る

転がす

参考文献

- Erhardt R. P. 著, 紀伊克昌訳（1988）『手の発達機能障害』医歯薬出版
- 岩崎清隆（2001）『発達障害と作業療法［基礎編］』三輪書店
- 日本作業療法士協会監修, 生田宗博編集（2009）『作業療法評価学』（作業療法学全書 第3巻）協同医書出版社
- 奈良勲, 鎌倉矩子監修, 岩崎清隆著（2017）『人間発達学 第2版』（標準理学療法学・作業療法学 専門基礎分野）医学書院
- 作業療法ジャーナル 2018年7月増刊号『上肢・手の機能と作業療法』三輪書店

4 コミュニケーション・ことばの支援

見逃されがちな子どもたちの微細な行動に注目し、よりきめ細かで系統だった関わりを持つことで、子どもたちのコミュニケーション・ことばの発達につなげることができる。ここでは「国リハ式〈S-S法〉」(以下、S-S法) ということばの評価・訓練方法を参考に、コミュニケーションが成立する場面を支える要素について話を進めながら、支援の方法や視点について考えてみたい。

コミュニケーションの基礎的理解

コミュニケーションとは、人と人が様々な情報を交換しながら、お互いの考えを伝え合うプロセスである。

母子相互の直接コミュニケーションは、誕生直後から始まる。啼泣や授乳、微笑み、欠伸などは、初めは生理的なものかもしれないが、母親はそれを愛おしく思い、話し掛けたり抱き上げたりして、子どもにはたらき掛ける。ここには、母親の「ことばは発しないが、子どもの行動から意図を推察し、くみ取り、行動に移す」という、乳幼児期の初期的なコミュニケーションの形態を見て取ることができる。

重症児のなかには、誕生までに様々な困難を抱えたために、このような初期的なコミュニケーションの発現や、その後の広がりに大きな制約を受ける子どもたちがいる。しかし、彼らのコミュニケーション・ことばの能力は、発達の内容・速度や、到達度は様々であっても、適切な療育環境をつくることで、困難さを伴いながらも、年齢とともに少しずつ広がっていくことも報告されている。

コミュニケーションがどのように成立し、発達するのかを理解し、個々の子どもに合ったコミュニケーション・ことばの支援を進める必要がある。

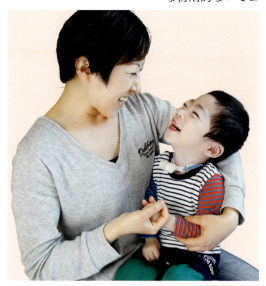

Chapter 3 発達支援・リハビリ指導

「ことば」を用いたコミュニケーションを支える3つの要素

「ことば」を用いてコミュニケーションが行われるとき、主に次の3要素が関係し合っている（図1）。

①基礎的プロセス

基礎的プロセスとは、周囲の環境のなかで「あるもの」に注目し（視覚的に認知し）、それを自分が持っている「そのものについての概念」と一致させる過程のことである。対象を視覚的に再認することや、語音を発する（産生する）こと、など言語学習を支える能力とされるもので、弁別（聞き分けたり、見分けたりする能力）[1]、記憶、象徴機能（概念をことばなどに置き換える機能）なども、基礎的プロセスに含まれる。

②記号形式－指示内容関係

自分の考えや思いを伝える際に、音声やことば、身振りなどを用いることを、記号表現という[2]。前述した「基礎的プロセス」は、記号の習得を支えるための基礎となる認知活動[3]と言い換えることができる。
記号形式－指示内容関係では、記号によって指示されたものと、その内容（概念・イメージ）とが一体となっている。

③コミュニケーション態度

コミュニケーション態度とは、互いが注意・注目し、その場の状況や会話の内容を共通に理解し合い、様々なコミュニケーション機能（報告、要求、拒否、注意喚起、質問など）を円滑に進めるためにとる行動のことである。

その他のことばによるコミュニケーションの要素

3つの要素以外にも、「触覚など諸感覚の発達」「聴覚視覚的認知機能の発達」「発声発語器官の協調運動の発達」など、様々な領域が関係し合い、話す（表出）、聞く（理解）の相互作用によって、ことばによるコミュニケーションは成り立つ。

記号に含まれるもの

記号を「何かを知らせるもの」と考えるとわかりやすい。音声やことば、身振りのほかに、文字や絵、シンボル、あるいは物などが含まれる。

4 コミュニケーション・ことばの支援

図1 ●「ことば」によるコミュニケーションを成立させる3つの要素

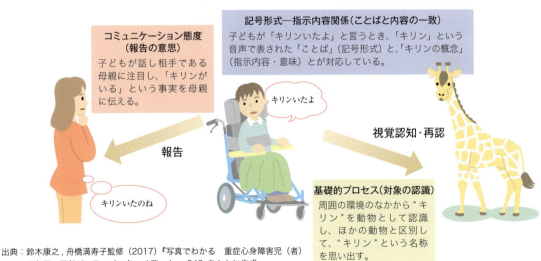

出典：鈴木康之，舟橋満寿子監修（2017）『写真でわかる 重症心身障害児（者）のケア アドバンス』インターメディカ，p248. をもとに作成。

コミュニケーション行動の発達過程

　乳幼児時期より年齢を重ね、中枢神経活動のネットワークが拡大すると、「基礎的プロセス」「記号形式－指示内容関係」「コミュニケーション態度」の領域は、次第に広がっていく。この過程でコミュニケーション行動が具体的にどのように発達するのかを、以下に整理する。

3つの発達段階

　コミュニケーションというと、「ことば」を用いた相互のやり取りを想定しがちである。しかし、乳幼児期のコミュニケーションの発達を考えるうえでは、「ことば」だけに注目しても十分とはいえない。
　表1は認知科学者のエリザベス・ベイツが乳幼児期のことばの表出が見られない時期から、ことばの表出に至るまでのコミュニケーション行動の発達を、段階的にまとめたものである。
　たとえば、乳児が泣いたとき、母親が「お腹がすいたのね」と言いながらミルクを与える行為をとったとする。このとき母親は、あたかも「泣き声＝ミルクの要求」ととらえて行動したことになる。このようなコミュニケーションが行われるのが、「聞き手効果段階」である。
　「意図的伝達段階」になると、ほしい物を要求したり、物を見つけて母親に教えたり、ことば以外の様々な手段を用いて、自分に注意を向けさせ、自分の意図を相手に伝えようとする。
　この段階を経て、ことばによる伝達、すなわち「命題伝達段階」につながっていく。

表1●ベイツによるコミュニケーションの発達段階

発達段階	特徴
聞き手効果段階 （誕生～10カ月）	子どもの快・不快といった情動の表出に対し、大人がこれらの行為を「伝達的意図のあるもの」として反応することで、コミュニケーションが成立する段階。
意図的伝達段階 （10カ月～12カ月）	子どもが、要求の実現や注意を引くために、身振り（物を渡す、見せる、指さす、など）、音声、しぐさなど、非言語的シグナルを使う段階。
命題伝達段階 （1歳～1歳4カ月）	それまでの身振りや音声に代わって、ことばで伝達を始める段階。

コミュニケーションの発達に必要な能力

ベイツがまとめた形式でことばを用いたコミュニケーション行動が発達するためには、前言語的コミュニケーション行動を支える「人や物に対する安定した定位・注意反応」「期待反応」「共同注意」などの能力が必要といわれる。

人や物に対する安定した定位・注意反応	それまで外界の刺激に対しては、何でも驚いたり泣き出したりしていたのに、それらを抑制し、次第に「何だろう？」という能動的な興味を示す能力。
期待反応	「いないいないばぁ」に代表されるように、目的とする事象が眼前に現れる前に、予測して期待する能力。これらの注意の維持や期待反応は、対人指向の高まり、人や物との積極的な関わり、イエス／ノー応答、要求行動につながっていく。
共同注意	大人と子どもが同じ物を注視する能力。健常児ではおよそ6カ月以降に機能し始め、1歳ごろに確立する。子どもが大人の注意を引いたり、大人に行動を促すようになるためには、伝達の基礎としての共同注意の形成が特に重要である。 共同注意には、次の2つのタイプが知られている（表2）。

表2 ● 共同注意の2つのタイプ

タイプ	特徴
応答的共同注意	●大人の視線を追って事物と大人を交互に注視する行動。 ●ことばの指示理解にもつながる。
始発的共同注意	●乳児が自分の注意対象を大人に指示し、対象に大人の注意を向けさせる行動。 ●玩具を見て大人を振り返り、発声で注意を引き、要求対象に注意を向けさせるなどの能動的な要求につながっていく。

ことばの基礎を育てる支援への理解

重症児の抱える状況

　ことば・コミュニケーションの支援では、ことばや、それに代わる手段でコミュニケーションを図れるようになることが大きな目標である。

　重症児は、運動機能面での重い障害に加え、感覚系や脳の機能障害も合併している[4]。そのため、感覚、知覚、運動、操作、弁別、高度な認知などの能力が遅れがちで、「言語発達が遅い」「コミュニケーション行動が広がりにくい」「基礎的認知面の遅れが見られる」などの状態に陥りやすい。発声発語器官の運動障害の重度化、聴覚や視覚の障害の合併なども、コミュニケーションを難しくする要因となる。

　つまり重症児は、ことば以前の様々なコミュニケーション行動が出現しにくかったり、コミュニケーション行動があっても微細なため見逃されたりする状況にあるといえる。ことば・コミュニケーションの支援では、前言語的なコミュニケーション行動を促すはたらき掛けを行うこと、様々な行動を見逃さず受け止められるように環境を整え、子ども自身が伝えられたという自信を持てるようにすることが重要となる。

前言語的なコミュニケーション行動の発達を支える2つの基礎的なことがらへの支援

「記号形式－指示内容関係」の発達への支援

　ことば以前のコミュニケーションに用いられる記号には、音声のほか、身振りや絵、物などの視覚的なものも含まれる。

　支援の際には、物の用途に合った使用の仕方を理解し、物と物との結びつきから、身振りと物、音声と物、ことばと物や絵との結びつきを理解できるように導く（写真）。

写真●ことば以外の記号性に気づく支援

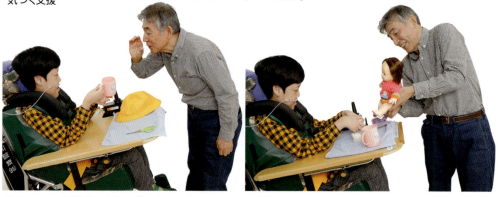

身振りを見てコップを選択したり、差し出した人形の足を見て靴を選択するのも、記号性がはたらいていると考えられる。

「基礎的プロセス」の発達への支援

「ワンワン」という音声と犬の絵とを結びつけるためには、音や絵の違いに気づき、音声と絵を同じ物として気づく必要がある。また、飲む身振りをコップと結びつけるには、「身振りはコップそのものではないがコップに見立てている」ということに気づかなくてはならない。これらを行うためには、弁別能力やマッチング能力、象徴機能という認知能力、すなわち「基礎的プロセス」の発達が必要となる。

- ●弁別能力　　　：物や形、絵、記号などを区別する能力。
- ●マッチング能力：1つの物や形、絵、記号と同じ物を、いくつかの集団から見つけたり選んだりする能力。
- ●象徴機能　　　：空のコップで飲むまねをしたり、積み木をスプーンのように扱ったり、何かのふりをしたり見立てたりする能力。

支援の際には、形や音の違いに気づいたり、同じ物同士を見つけたり、見立て遊びやごっこ遊びなどができるように導く。特にマッチング能力の支援では、見本合わせの課題が重要となる（写真）。

写真●見本合わせの2つの方法（○△□のはめ板の例）
●ふるい分け
選択項（はめ込み盤型の○△□）が2つ以上呈示され、子どもが手にした見本項（○のピース）を○に合わせる。
子どもは常に見本項を手にし、選択項に近づけながら考えることができ比較的自分のペースで合わせやすい。

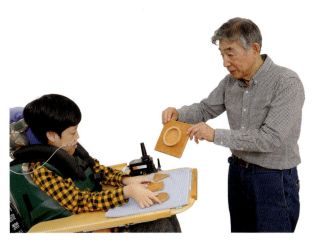

●選択
選択項（○△□のピース）が子どもの手元にあり、他者の提示した見本項（○のはめ込み盤）に対し選択項のなかから○のピースを選ぶ。子どもは見本項をいったん記憶し、目を選択項に移し、さらに照合するなど注意集中、記憶が必要とされる。
自分のペースではなく相手の行動に合わせる、必要とされることをきちんと認識する（表象機能）、指示されたことを複数のなかから選んで行動するなどは、その後のことば、コミュニケーションの発達にも関係することから言語学習を支える基礎的プロセスの一つといわれる[5)6)]。

「記号形式−指示内容関係」や「基礎的プロセス（認知能力）」は、一般的には子どもたちの遊びや、日常生活のなかで少しずつ高まっていく。

しかし、重症児の場合は、遊びや生活に必要な姿勢や運動、目と手の協応など様々な制約があるために、こうした能力が育ちにくい。ことばの発達を支える様々な基礎となる認知能力を、遊びや日常生活、課題場面で丁寧に育てていく必要がある。

ことばの発達段階の評価法

重症児のなかには、コミュニケーションやことばの発達を支える基礎的なことがら（「記号形式−指示内容関係」と「基礎的プロセス」の初期段階）が発達することで、ことばそのものへの関心が高まる子どもたちがいる。

子どもにとって無理のない範囲で発達支援を行うために、基礎的なことがらの発達段階を踏まえ、ことばの発達段階がどの程度なのかを、ある程度客観的に把握しておく必要がある。以下では、S-S法を参照しながら評価の方法を説明する。

ことばの理解・表出の評価

ことばには、「聞いて理解する」という側面と、「話す（表出する）」という側面がある。

ここでは、様々な教材（写真）を使用し、「ことばを理解することは、話すことの支えにもなる」という観点から、「聞いて理解する」という側面に着目して、ことばの発達段階評価の目安とする（表3）。

子どものことばの理解

子どもは、初めから文を理解し、話すのではない。簡単なことば掛けや、興味のある単語を理解し、本人にとって必要性があり、親しみやすいことばから話し始めるのである。

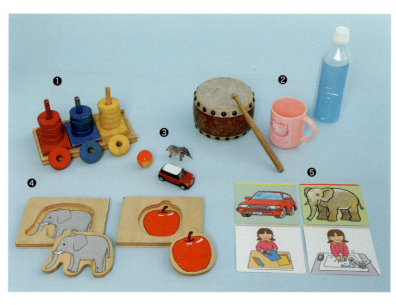

写真●ことばの理解・表出を評価する教材
❶カラーリング
❷日常の具体的事物
❸事物のミニチュア
❹事物のはめ板
❺絵カード

表3 ● 発達段階の評価の目安

①状況を手掛かりとした簡単なことば掛けの理解の段階	「オイデ」ということば掛けに身を乗り出したり、「ジャーして」という言葉にコップに注いだりすることができる。
②物や絵などの名称を理解できる段階	いくつかの身近な物や、絵本の絵のなかから名称を言うと選んだり指さしたりできる。
③動作語が理解できる段階	食べる、洗うなど、身近な動きを表すことばを理解できる。
④形容詞が理解できる段階	「大きい」「重い」「熱い」など様子を表すことばを理解できる。
⑤語のつながり（語連鎖）が理解できる段階	「リンゴを　洗う(拭く)」「コップを　洗う(拭く)」のような2語連鎖、「男の子が　リンゴを　洗う」のような3語連鎖を理解できる。
⑥語順の法則が理解できる段階	「イヌがブタを洗う」と「ブタがイヌを洗う」の文で、文の初めにきた単語が動作主であることがわかり、2つの文の違いを理解できる。
⑦助詞の使い方が理解できる段階	「ウサギがブタを洗う」と「ブタをウサギが洗う」は、文の初めの単語が違っても、助詞「が」「を」に着目することで、2つの文が同じ内容であることが理解できる。
⑧質問に対し応答ができる段階	日常的な指示がほとんど理解できるようになり、ことばでのやり取りも活発になってくると、「どうやって来たの」など目の前にないことを聞かれても答えられるようになってくる。 会話が円滑に進むにつれて、誰、どこ、どうしてなど、疑問詞が理解できるか、理由など論理立てて説明できるか、質問—応答段階を確認する。

評価の際の留意点

理解面の評価の留意点

- 名称や動作語など、ことばの理解の評価では、「車」や「寝る」のような成人語より、「ブーブー」や「ネンネ」のような幼児語で提示したり、身振りを添えたほうがわかりやすい段階もある。
- 重い運動障害のために絵カードや物に対する指さしなどが困難な場合は、姿勢や視野に注意し視線やイエス／ノー応答による選択方法を取り入れて評価をする。

表出面の評価の留意点

- 日常生活場面で様々な表出行動を観察したり、理解の評価に使用した絵カードに対することばでの表現を分析する。
- 音声表出が困難な場合は、シンボルや絵カード、文字を導入して評価をする（たとえば「赤い車」の絵カードに対し、赤のカードと車の絵を指したり、「あかい　くるま」と文字で表出できるかを見る。質問—応答でも答えをいくつかカードで用意をし、そのなかから選択できるようにしておく）。

支援の実際① コミュニケーションの支援

支援の基本姿勢

周囲からのはたらき掛けを安心して受け止められる環境を整える

コミュニケーションには、受容性と表出性の2つの側面がある。

受容性＝相手からのはたらき掛けやことば掛け、状況の流れや場面を受け止め、その意味を理解し、行動に移すこと。

表出性＝ことばやそれ以外の様々な方法で自分の気持ちを相手に伝えること。

重症児のなかには、周囲からのはたらき掛けをうまく受け止められず、受容性の面で不安を覚えることもある。子どもが安心できる環境を整える必要がある（表4）。

表4●子どもが安心できる環境例

- 周囲の刺激が過度にならないように配慮する。
- 行動やはたらき掛けの内容を前もって予告をする。
- ことばだけではなく関連する具体物を提示しながら話し掛ける。
- 予定表や絵カードなど視覚的手掛かりを交えて予定や流れを確認する（写真）。
- 話し掛けるときは、わかりやすいことば、短い文で伝える。

写真●マグネット式予定表を使った支援

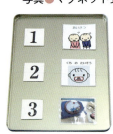
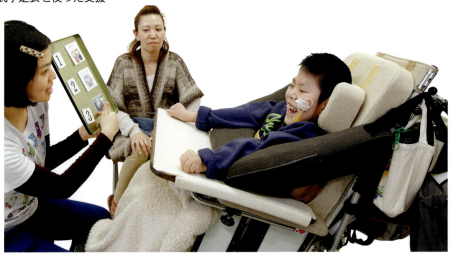

カードやマグネット式にして、内容や量、順番を前もって示し、その日のスケジュールの見通しが持てるようにする。

コミュニケーションを多角的にとらえ、個々に合った支援をする

　自閉症児はコミュニケーションをとることが苦手といわれているが、コミュニケーションの表現面を「形態」「機能」「文脈」「内容」の4つの次元（表5）でとらえ分析することで、コミュニケーション支援がはかりやすくなると考えられている。

　重症児のコミュニケーション能力を育てていくうえでも、意思の表出にどのような方法をとっているか（形態）、コミュニケーションの目的は何か（機能）、どのような場面でより活発になり（文脈）、何を伝えようとしているのか（内容）、について分析し、受け止め、話し掛け、やり取りを行うことが大切である。

表5 ● 表出の4つの側面

側面		特徴
形態	コミュニケーションの方法や様式	●かんしゃく　●漠然とした動作または発声　●行為 ●具体的な物　●絵や写真　●サイン言語 ●書きことば　●話しことば
機能	コミュニケーションの目的	●要求　●情報請求　●注意喚起 ●拒否や拒絶　●説明　●情報提供 ●感情表現・挨拶　など
文脈	コミュニケーションが生じる状況	●誰とコミュニケーションをとっているのか ●どこで・どの活動のとき、そのコミュニケーションが起こっているのか ●他者のコミュニケーションが誘発していないか ●時間帯が影響していないか
内容	何について伝えているか	●人　●物　●動作　●場所　●そのほか

非音声言語的コミュニケーションへの支援の実際

　重症児は運動の制約も大きいため、ことば以外の様々な表出行動の発達が遅れたり弱かったり、見逃されやすかったりする。そこで非音声言語的なコミュニケーション行動により着目して、その意味を理解し、応えながら、コミュニケーション機能全体を少しずつ広げていく工夫が必要となる。

　具体的には、「人や物への定位・注意反応」「期待反応」の発達援助と、「共同注意」の育成、「イエス／ノー応答」の援助を行う。

「人や物への定位・注意反応」の発達援助

近づいて声を掛けると、閉じている目を開けたり、眼球の動きが活発になったり、人を探そうとしたり、顔を向けたり、といった人への反応（人や物への定位・注意反応）を引き出す環境をつくることで発達を援助することが大切である。本人にとって心地よい音のする玩具、興味のある人形、ゆっくり動く玩具などを用いて、聞き入ったり、注視したり、追ってみることを促すなど、物への関心を引き出す。

眼球や視線、表情の変化、身体の動きに注意し、関心を示す行動であると判断できたら、一緒に喜ぶなど共感を示し、本人の行動が周囲に伝わったことを知らせる。このとき、スキンシップを取り入れたり、呼び掛けが単調にならないように間を置いたりすると、関心を持続させることにつながる。人や物の刺激が過度になるなど、不快な環境にならない配慮も必要である。

「期待反応」の発達援助

母親が買い物かごを出すと、子どもは笑顔を見せる。その笑顔に母親は、子どもが買い物に行くことを期待していると察し、微笑みながら話し掛ける。

ここでは子どもの期待に伴う笑顔（期待反応）が、相手の笑顔を誘い、はたらき掛けを変化させるなど、コミュニケーション手段として機能している。子どもが大人に対して能動的な期待反応を表出できる場合は、初期的なコミュニケーションが活発になるような環境をつくり、期待反応の発達を援助する（写真）。援助者は、子どもが示した期待反応を表出行動として受け止め、言語化して行動に移し、共感性や要求行動、イエス／ノー応答に結びつけていく。

写真●期待反応の発達援助

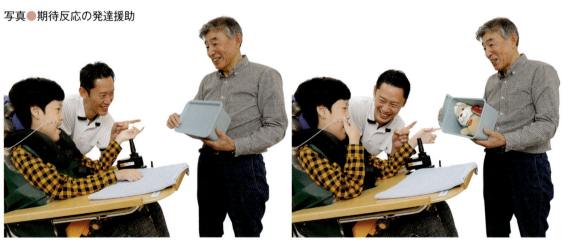

子どもの側に大人が付き添い、絵本や人形遊び、テレビ、おもちゃ箱などを一緒に見ながら「次は何が出てくるかな」など、ことば掛けをしたり、指さしをしながら楽しむ。

「共同注意」の発達援助

日常生活や遊びのなかで、子どもが大人の持っている物、大人の視線、指さしに注意を向けるような場面をつくり、大人が子どもの視線や注意を引く行動に反応していくことで、共同注意を育て、子どもが大人をコントロールできることを覚えるようにする。

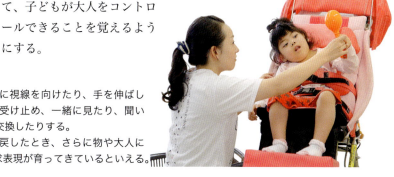

写真●共同注意の育成
側にある物や大人の持っている物に視線を向けたり、手を伸ばしてきたら、関心があるものとして受け止め、一緒に見たり、聞いたり、操作したり、互いの表情を交換したりする。
その後、いったん物を元の位置に戻したとき、さらに物や大人に視線を向けたときは、積極的な要求表現が育ってきているといえる。

「イエス／ノー応答」の発達援助

笑顔によるイエス／ノー応答での注意点
笑顔や表情、身体の緊張なども有効だが、状況や感情に影響を受けやすい面もある。

ことばによる意思表出が困難な重症児にとって、イエス／ノー応答手段は、自分の意思を伝える重要なコミュニケーション手段である。舌の出し入れ、口唇の開閉、上肢・下肢の動き、発声、視線など、様々な方法がイエス／ノー応答手段となる。

期待や要求の対象となるような物や状況を設け、支援者の提示や問い掛けに対して期待反応や選択行動、応答行動を促し、そのことがイエス／ノー応答の手段につながるようにする。

写真●イエス／ノー反応の援助

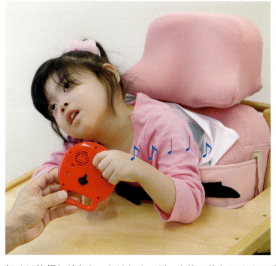 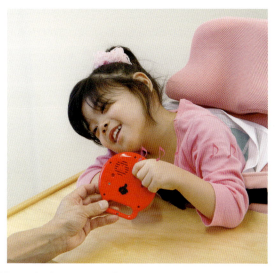

初めは笑顔などをきっかけとするが、次第に共有しやすい手段につなげていくことが望ましい。
反応がない場合は、ノーとして受け止めるが、楽しいと思える環境を用意し、表情の変化を見つけるようにする。
曲によって表情が変化したときは、ノーの意思表示とも受け取れる。別の曲に変えて表情の変化を観察し、イエス／ノー応答を育てるきっかけにする。ことばの理解を広げることも、より明確なイエス／ノー応答手段の表出につながる。

支援の実際② コミュニケーションやことばの基礎を育てる支援

コミュニケーションやことばの発達は、生理学的側面や社会的相互交渉の側面、認知的側面など、様々な領域が関連し合いながら進む。関連領域の評価、行動観察、家族、関連職種からの情報をもとに、重症児の健康、発達段階、ニードを踏まえ、前言語的段階からきめ細かい支援を行う（表6）。

前言語的段階では、人や物への興味が広がり始めているが、なかには人や物への関心が薄く、コミュニケーションの方法も確実でない場合もある。支援の際には、外からの刺激を快く受け止められ、親子で一緒に楽しめる環境をつくることを基本に置く。緊張が強く、運動の制約がある場合は、リラックスした姿勢、運動、遊びのためにポジショニングや、操作しやすいスイッチと連動した玩具といった工夫も取り入れる。

視る、聴く、さわる、手を使うなど、感覚、運動、操作を高めながら、弁別、物と物との関連性や因果関係の理解、見立て、見立て遊びなどでことばの基礎となる認知能力を育てることも必要である。

表6 ● コミュニケーションやことばの基礎を育てる支援

①	スキンシップ、軽い揺り動かし遊び、話し掛けなどを通して、心地よい状況・刺激を見つけ、はたらき掛ける。
②	視る、聴く、さわるなどを通して、人や物、音への興味、関心を育てる。
③	人との関わりのなかで、玩具遊びや手遊びなど、持続的に遊べるようにし、簡単なやり取りができるようにする。
④	身体の一部を随意的に使用し、操作しやすい玩具遊びを通して、簡単な因果関係がわかるようにする。
⑤	日用品や玩具などの用途に合った使い方がわかるようにする。
⑥	同じ物や対になる物を見つけたり、合わせたりすることを通して、見比べる力や関係づける見方を育てる。
⑦	2つ以上の提示された物やことがらのなかから、好きな物やことがらを選ぶ機会をつくる。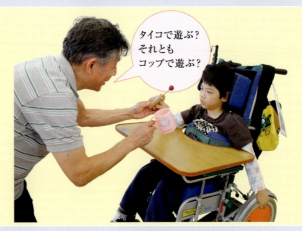
⑧	リラックスした呼吸、発声、口腔運動を促し、摂食指導を通して発声発語器官の機能を高める。

支援の実際③ 日常的なことばや単語の理解・表出への支援

人との関わりが積極的になって、自己主張したり、物の用途を理解したり、遊びが活発になるにつれて、人や物に名前があることに気がつき始める。この段階を「単語獲得期」という。

単語獲得期では、人や物との関わりや活動を通して、興味関心のあることば、模倣しやすい音声・ことばを用いたやり取りから始め、ことばの理解を少しずつ広げながら（表7）、表出行動を拡大していく（次頁表8）。ことばだけでわかりにくければ、身振りや物、写真、絵などを添えると理解しやすい場合がある。

表7 ●ことばの理解を高める支援

運動やことばの表現に制約がある場合は、視線やイエス／ノー応答で確認する。

①	「オイデ」など、具体的状況に合わせたことば掛けや、手遊び歌などを繰り返し、状況や動作とことばの結びつきをはかり、ことば掛けへの関心、反応を高める。
②	身近な人や家庭内の日常品、興味の持てる物、玩具など具体物を通じて、名称の理解を促す。 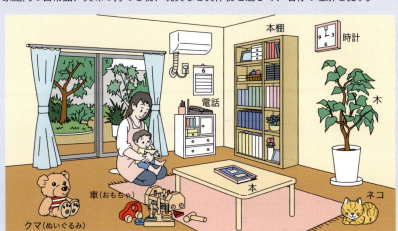
③	絵本や絵カード、はめ板などを用いて、絵の名称の理解を広めていく。
④	実際の経験やごっこ遊びなどを通し、動作を表すことば、様子を表すことば、動物、食べ物、乗り物など理解語彙を増やしていく。
⑤	テレビ、ビデオ、絵本の読み聞かせ、会話を通して、ストーリーや話題を楽しむ。
⑥	ことばだけの指示でわかりにくいときは身振りや絵を用いたり、牛乳を見せて「コップとって」など関係し合う物を用いると、わかりやすくなる場合がある。 また、活動の内容や順序をスケジュールとして絵などで書（描）いておくと、見通しを持って集中して取り組みやすくなり、自分から選択する機会が生まれたり、ことばと、その指示される物との関係理解が深まったりする。

音声言語の表出が困難な場合でも、身体の動き、視線、表情が大切なコミュニケーション手段となっている場合もある。これらの非言語的手段も取り入れながら、対人関係やコミュニケーション、ことばの発達を促していく。

表8 ●表出行動を拡大していく支援

①	自発的な身体の動き、指さし、表情、視線、発声などの行動を表出行動として周囲が受け止め、それを言語化し、応える。 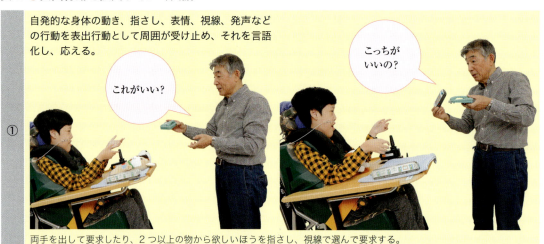 両手を出して要求したり、2つ以上の物から欲しいほうを指さし、視線で選んで要求する。
②	発音しやすい音やことば、よく使うことばの模倣を促し、話すことが楽しくなったら多少不明瞭でも認め、話す意欲を高めるようにする。
③	物や絵カードの名称が言えるようになったら、そのことばを要求、伝達の手段として使うように促す。
④	表出語彙を拡大し、語連鎖の表出へつなげる。
⑤	「名前は？」など簡単な質問に答えたり、自分の経験や意見、希望などを話す機会をつくる。
⑥	スムーズな音声表出が困難であれば、舌や手足など、身体の一部を使用したイエス／ノー応答、シンボル、文字を利用したAAC（補助代替コミュニケーション）＊手段で表現ができるように学習を積み重ねていく。 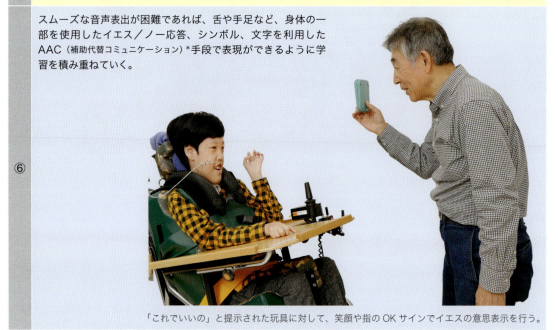 「これでいいの」と提示された玩具に対して、笑顔や指のOKサインでイエスの意思表示を行う。

＊ AACについては、高泉喜昭（2017）「コミュニケーション支援」（鈴木康之,舟橋満寿子監修『写真でわかる重症心身障害児（者）のケア　アドバンス』インターメディカ）p254-257を参照されたい。

Chapter 3 発達支援・リハビリ指導

支援の実際④ 語連鎖の理解・表出への支援

「ママの 靴」「パパ 会社 いった」のように、複数の語がつながった構造を、「文」あるいは「語連鎖」という。「靴」に「ママの」、「パパ いった」に「会社」など、ほかの語をつなげることで、より多くの情報を共有できる。また、単語の要素は同じでも、単語の配列や助詞に着目することで、状況に応じ、正確な情報を把握することができる。

語連鎖の習得には、記憶や語彙、文法の知識などが影響する。話や文を聞くことの楽しさを経験し、語のつながりへの関心を高めていく。実際には、身近な人物、身近な物や絵の名称、基本的な動作語、形容詞などを理解、使用できるようになってきたら、家庭や課題場面で、絵本、人形遊び、具体的な日常活動、絵カード、教材を通じ、語連鎖への関心を高める環境をつくっていく。

語連鎖には様々な構造があり、以下にいくつか例を示す。

単語の配列や助詞に注目
たとえばテレビの番組で「ジャイアンが のび太を たたいた」はよくあることだが、「のび太が ジャイアンを たたいた」、あるいは「ジャイアンを のび太が たたいた」と聞けば、子どもたちにとっては特別の話題になるだろう。

2語連鎖の理解・表出の支援

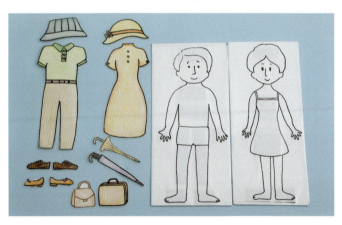

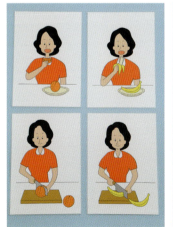 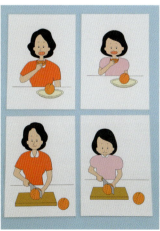

①2語連鎖の理解
- 持ち物、身に着ける物などを前に、「～君の靴はどれかな」「ママの帽子を取って」など所有者＋事物に関心を持たせる。
- 「帽子と靴を取って」など、複数の物の指示をする。
- 「バナナを食べている」「バナナを切る」のような対象＋動作語、「お母さんが食べている」「女の子が切っている」のように動作主＋行為といった2語連鎖に関心を持たせたり、絵カードのなかから選ばせたりする。

上：所有者＋事物の理解を促す教材例
下左：対象（オレンジ／バナナ）＋動作語（食べる／切る）の理解を促す教材例
下右：動作主（お母さん／女の子）＋行為（食べる／切る）の理解を促す教材例

下の教材：語連鎖関連教材（エスコアール）

●「大きい傘」「小さい帽子」「赤い靴」「黄色い車」のような形容詞と名詞のつながりの2語連鎖に関心を持たせる。

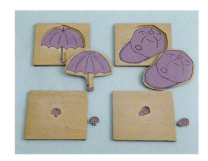 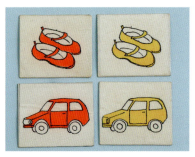

大小の傘と帽子のはめ板切り絵だけを並べて「大きい傘をちょうだい」と指示する。選ぶことができたら同じ絵のはめ板盤を提示しはめ込ませ、できたことを確認する。音声だけで困難なときは、はめ板盤も見せながら指示し、徐々に音声だけで選べるようにする。

赤色や黄色などの色名、靴や車などの事物名称の理解が確実なことを確かめる、「赤い靴はどれかな」と質問し、選ばせる。絵カードははめ板と違い操作性が少ないので、より音声による理解の確実性が求められる。

●操作が可能ならば立体図を用いて「～に～を食べさせて」の指示に応じ、体験を通して学習する。

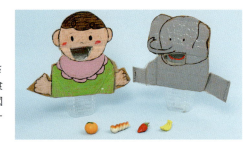

「赤ちゃんにオレンジを食べさせて」「ゾウさんにバナナを食べさせて」などと伝え、立体図の口のなかに、オレンジやバナナのおもちゃを入れてもらう。

②2語連鎖の表出
●音声模倣を促して自発的表出につなげる。
●音声が困難な場合はシンボルや絵カード、文字を用いて表出を促す。

「赤い靴」に対して、「赤のカード」と「靴」のカードを指し、2語連鎖の表出を行う。

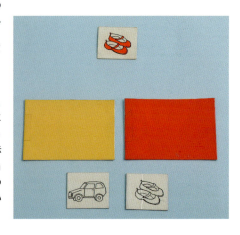

音声が困難で指や足でさしたり、イエス／ノー応答で答える場合には、何回か表出方法のデモンストレーションを行う。たとえば、「赤い靴」の場合、は「赤いカード」をさし、「靴の絵」をさす。初めに「靴の絵」をさしてから「赤いカード」をさしてもよい。

3語連鎖の理解・表出の支援

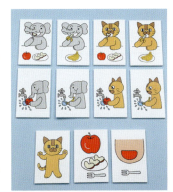

①3語連鎖の理解

- 「対象＋動作語」「動作主＋行為」の理解・表出が安定してきたら、「動作主＋対象＋動作」の3語連鎖に関心を持たせる。

- 「ネコがリンゴを食べている」のように、動作主＋対象＋動作の3語連鎖に関心を持たせる。
- ことばだけでの指示がわかりにくいときは、「ネコ」「リンゴ」「食べる」を表すカードを用意し、ことばと同時に提示することで、文の要素に気づきやすいようにする。

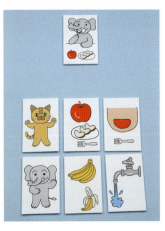

②3語連鎖の表出

- 音声模倣を促し、自発的音声表出につなげていくが、音声が困難な場合はシンボルや絵カード、文字を用いて表出できるようにする。

語順に着目した表出や理解の支援

- 「ブタが ウサギを 洗う」のような可逆文（どちらも動作主や対象となる文）で、動作主と対象の切り抜きカードを用意し、文の初めに動作主切り抜きカードを提示し、文の初めにきた単語が動作主であることに気づくようにする。

教材のイラストの出典：小寺富子(2014)『言語発達遅滞の言語治療 改訂第2版』診断と治療社, p99 掲載の図 3-31「語順（3）－b-i 部分」をもとに作成。

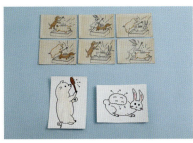

動作主と対象をわかりやすくするために、動作主や対象の切り抜きカードを用いたりする。

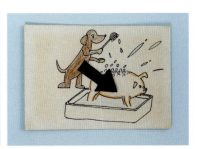

人形を操作したり、➡（矢印）、動作主切り抜きカードなどの手掛かりを用いて、登場者の動作の方向性や、語の順番と動作をしているのが誰かを気づくようにしながら復唱させ、自発的表出や文の理解に導いていく。

質問－応答の支援

- どこ、誰、何など、基本的な疑問詞を理解できるようにする。
- 用途の理解を確実にし、「〜するものは、なーに？」の質問に答えられるようにする（簡単ななぞなぞごっこの基本）。

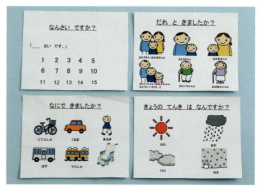

「何歳？」「誰ときたの？」「何できましたか？」などの質問を理解し、応答を引き出しやすいようにするために質問カードを利用する。

POINT 絵本などの活用

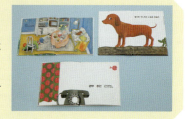

「〜はどこ？」「〜の前にいるのは誰？」など、疑問詞が親しみやすく語られる絵本などを日常的に取り入れる。

COLUMN 語連鎖の留意点

　学習手段としては、当該の絵や文、文字を指したり、選択したり、ことばで表現したりする。困難な場合は、視線やイエス／ノー応答を用いたりする。
　身体の一部を用いたスイッチ操作でパソコンの操作が可能な場合は、次のようなプログラムを検討する。

- パソコン上で絵を選ぶ
- 語順や助詞などに着目する複雑な文の学習で、絵を見て文を選んだり、文中のカッコに助詞を入れる
- 文を作成する　など

　可逆文の学習には、3語連鎖の確立、特に役割交代のある動作語・文字言語の習得、役割交代をしている状況が描かれている絵の弁別、などができることが望ましい。
　家庭では、生活場面や絵本を通して、「大きいクルマだね」「〜が〜を追い掛けているよ」など、語のつながりを添え、語連鎖に関心を持たせることも必要である。

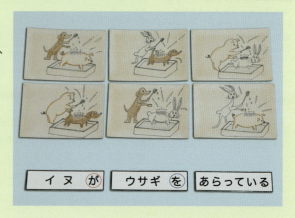

教材のイラストの出典：小寺富子（2014）『言語発達遅滞の言語治療　改訂第2版』診断と治療社, p99 掲載の図 3-31「語順（3）- b-i 部分」をもとに作成。

● 原因と結果の絵カードを結びつけられるようにし、「～したらどうする？」という仮定や、「どうして～するの？」に対する理由に答えられるようにする。

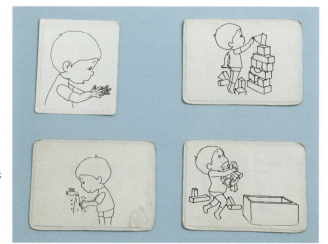

手が汚れているカードと手を洗っているカードを結びつけられ、「手が汚れたらどうする」「どうして手を洗うの」という質問に答えられるようにする。

＊　＊　＊

　ここまで述べたコミュニケーションやことば、また、それらを支える基礎的な認知の発達の過程は、健常児のそれを基本にしている。発達の見方がわかりやすいように、領域別に順序立てて進めているが、個々の領域が独立して存在していくのではなく、それぞれが関係し合いながら発達していくものである。

　さらにここには取り上げなかった、運動、操作、情緒、感覚、対人など、様々な発達領域も関連していく。

　もともと発達には個人差があるものであり、評価が独り歩きしないよう一人ひとりの発達特性を見きわめ、よりきめ細かく長い目で寄り添っていく必要がある。ほかの専門スタッフとの連携も欠かせない。さらに詳しい評価や支援に関しては下に示した文献を参考にしていただきたい。

[註]

1) たとえば、ことばの指示で絵を選ぶ場合には、ことばの違いに気づき、いくつかの絵を見分けながら、該当する絵を選ぶことになる。「基礎的なプロセス」に当たる〇△□のはめ板や、人形の足に靴を履かせたりすることにも、弁別能力が必要となる。
2) 片桐和雄, 小池敏英, 北島善夫（1999）『重症心身障害児の認知発達とその援助：生理心理学的アプローチの展開』北大路書房, p9-10.
3) 小寺富子（2014）『言語発達遅滞の言語治療　改訂第2版』診断と治療社, p49.
4) 片桐ほか前掲書
5) 小寺前掲書 p73-74.
6) 宇佐川浩（1989）『感覚と運動の高次化と自我発達』全国心身障害児福祉財団

[参考文献]

● 言語発達障害研究会監修, 佐竹恒夫, 小寺富子, 倉井成子ほか著（2000）『〈S-S法〉言語発達遅滞訓練マニュアル第6版』（1・2）エスコアール
● 佐竹恒夫, 東江浩美, 知念洋美（1997）『質問－応答関係検査』エスコアール

5 感覚（感覚統合）の発達を促す支援

私たちの身体（脳）には、周りの環境や自分の身体から必要な感覚情報を受け取り、それに対して適切に反応する仕組みがある。多くの感覚が心身機能の発達において、また、脳の発達において必要不可欠なものといえる。
幼い時期から豊かな感覚運動体験の機会を保障し、感覚（感覚統合）の発達を促す支援を行うことが大切である。また、感覚の感じ方の特性を理解することは、対象児への「共感的理解を基盤とした支援」につながる。

感覚と発達

感覚には、「五感」と呼ばれ、普段から意識にのぼりやすい視覚、聴覚、味覚、嗅覚、触覚のほかにも、重力を含めた加速度や身体の傾き・動きを感じる前庭感覚、筋肉を使うときや関節の曲げ伸ばしによって感じる固有感覚といった、普段は意識にのぼらないものがある。私たちはこれらの感覚情報を通して、自分の身体や、物の特性や周囲の状況を把握し、行動している。

特に触覚、固有感覚、前庭感覚は、発達上とても重要な感覚で、自分の身体を把握すること（身体図式の獲得）の大切な情報源となる（図1）。これらの感覚情報が適切に脳に提供されることで、自分の身体がどうなっているのかを知り、身体をうまく動かして環境に関わる能力（運動企画）が育つ。

身体図式とは
脳内で自己身体を無意識的に把握する機能。環境に対する運動が適切に行われるための情報として無意識的に活用される（p184参照）。

Check
身体図式の2つの要素

身体図式は環境空間内における身体の形態、姿勢、大きさ、位置、運動などを把握するために獲得される身体の表象である。身体図式は、次の2つの要素からなる[1]。

①**地理的要素**：静的要素で「自分の身体の輪郭」や「頭や手足など身体の各部の位置関係」「手足の長さ」「身体の幅、大きさ」を把握する機能。主に触覚と固有感覚が重要。
②**機能的要素**：動的要素で身体の運動能力（支持性、バランスの機能、筋力、柔軟性など）を把握する機能。主に固有感覚と前庭感覚が重要。

図 1 ●発達において大切な感覚系

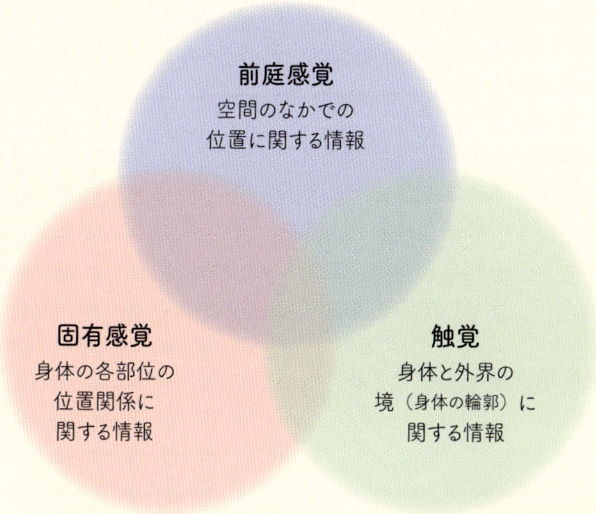

前庭感覚 空間のなかでの位置に関する情報

固有感覚 身体の各部位の位置関係に関する情報

触覚 身体と外界の境（身体の輪郭）に関する情報

感覚の種類	受容器の場所	機能
触覚 何かに触れたり、触れられたりすることを感じる感覚。	皮膚を通して感じる。	● 心地よい触覚は安心感を与え、情緒の安定に貢献する。愛着・対人交流の基盤。 ● 危険から身を守る（防衛する）。 ● 触れているもの、触れられているものが何かを識別する。環境の物理的性質についての情報を送る（触感、圧迫感、かたさ、やわらかさ、鋭さ、鈍さ、痛さ、冷たさ、など）。 ● 身体の地図を把握するための基盤（自分の身体の大きさや長さなどを把握する基になる）。
固有感覚 自分の身体の位置や動き、力の入れ具合を感じる感覚。	筋肉や関節や腱のなかにある受容器で感知する。	● 対象物に合わせた運動の速度・タイミング・力の量を調整する（運動の調整）。 ● 重力に抗して持続的に姿勢を保ったり、転ばないように素早く筋肉を調整して姿勢を保つ。 ● 身体の地図や機能を把握するための基盤（身体の部分がどの位置にあるか、どのように動いているかなどの情報を送る）。 ● 視野外操作（視覚に頼らない操作）に貢献。 ● 情緒の安定、注意の集中に貢献。
前庭感覚 身体（頭部）の傾きや動きを感じたり、重力や加速度を感じる感覚。	内耳にある耳石器と三半規管で感知する。	● 重力に抗して姿勢を保つために必要な姿勢や筋肉の張り具合（筋緊張）を調整。 ● 自分の身体（頭部）が傾いているかを素早く感じ、自動的に身体の動きを調整する（バランスの調整）。 ● 地球の重力に適応し、3次元空間のなかで動き回るとき、自分の身体がどこにいるのか、どちらの方向に向かって動いているのかの情報や、動きの速さを教えてくれる。自分を中心とした座標をつくる（身体の機能を把握するための基盤）。 ● 眼球運動をサポートし、動作時にも自動的に安定した視野像をつくる。 ● 覚醒を調整し、大脳皮質全体の活動状態（脳の目覚め具合）を調整する。

感覚（感覚統合）の発達

　発達過程においては、様々な感覚機能は単一で機能するのではなく統合されて運動機能、認知機能、心理・社会機能の発達につながっていく。

　米国の作業療法士であるエアーズ（A. Jean Ayres）博士は、人間の発達や行動を、脳における感覚情報の統合という視点からとらえた感覚統合理論を体系化した。それによると、聴覚、前庭感覚、固有感覚、触覚、視覚などからの感覚情報の処理が感覚統合の発達の土台となり、人が生きていくうえで必要な様々な適応能力の発達に貢献している（図2）。

図2●感覚統合の発達を示す積み木のモデル

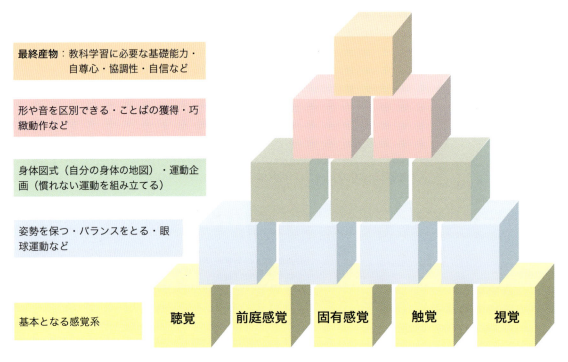

　先天性の運動機能障害を持つ子どもの場合、筋緊張の異常や姿勢制御機能の未熟さといった運動機能面の障害だけでなく、感覚の発達においても障害を持つ場合が少なくない。自発運動の乏しさ（感覚運動体験の不足、不十分さ）に伴い、脳の発達に必要な感覚刺激を十分受容できない、受容できる感覚に偏りがある、感覚の感じにくさ（特に固有感覚）、といった問題が生じるからである。

　そのうえ、感覚と運動機能の両面の障害を持つことで、自分の身体のイメージ（身体図式）や身体をうまく動かして環境に関わる能力（運動企画能力）が十分に育たない。運動機能障害だけではなく、運動企画の障害によって、さらに自分の身体をうまく使いこなすことが難しくなるということも知っておく必要がある。

Chapter 3 発達支援・リハビリ指導

感覚の受け取り方

たとえ同じ感覚刺激でも、感じ方は人それぞれで異なる（図3）。

図3 ● 感覚への反応性

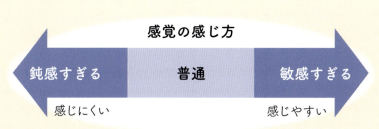

鈍感すぎる(感じにくい)例		敏感すぎる(感じやすい)例
―	視覚	● 光に対して過剰な感受性を示す（蛍光灯の光をまぶしがる、など）。 ● 視覚刺激が多いと落ち着かなくなる。 ● 金属やある素材に対して過敏に反応する。
● 呼んでも振り向かない。 ● 音を聞き間違える。	聴覚	● 大きな音、特定の音に対して非常に敏感（不意な、大きな響く音に対して緊張感が高まる、びっくりしやすい、など）。 ● 苦手な音がある。
● 物を扱うときにどの指やどこに触れているのかわからない。 ● 身体にさわられても気がつかない。 ● 乱暴に物を扱うように見える。	触覚	● 抱かれること、抱きしめられることを嫌がる。 ● 人にさわられるのを嫌がる、または非常に敏感。 ● 手でいろいろな感触に触れることや、手や足に体重が乗る感覚を嫌がる。
● 力加減ができない（わからない）。 ● 自分の身体の動きを適切に感じ取れない。 ● 自分の身体の各部がどこにあるのかがわかりにくい（特に見えない部分）。	固有感覚	● 身体の筋肉を伸ばしたり縮めたりするのを嫌がる。 ● 口の筋肉が力強く嚙むような感覚を嫌うので、かたい食感のものを食べたがらない。
● 自分の傾きの変化を感じにくく、転びやすく、簡単にバランスを崩す。 ● 動きの刺激を求めて、じっとしていられない。	前庭感覚	● 姿勢の変化、特に頭の位置の変化や、身体を動かされることに対して過度な情緒反応を示す。 ● 揺れる遊具や足元が不安定な場所を避けようとしたり、極端に怖がる。 ● 足が地面から離れることを極端に怖がる。

5 感覚（感覚統合）の発達を促す支援

さらに一人の人のなかでも感覚の種類によって、感じ方は違うことがある（触覚の感じ方は鈍いが、前庭感覚は過敏など）。体調や覚醒の状態（脳の目覚め度合）などでも感じ方は変動する。

早産低体重出生の子どものなかには、出生後重力をはじめとする様々な感覚刺激を受け入れるための準備がまだ整わないうちに、環境からの膨大な感覚刺激にさらされてしまうことになり、感覚過敏などの感覚情報処理過程の障害を呈する場合がある。感覚への反応性は、覚醒、注意、情動、行動の状態に影響を及ぼし、また先に挙げた感覚（感覚統合）の発達にも影響を及ぼす。子どもの感覚特性（感覚刺激に対する反応性）を把握し、感覚を育てるはたらきかけが大切である（表1）。支援者の関わり方が、子どもを取り巻く環境因子のなかで強い影響力があるということを認識する必要がある。

感覚過敏
感覚過敏は、触覚、固有感覚、前庭感覚、視覚、聴覚など、どの感覚にも起こり得る。

表1 ●感覚を育てるはたらきかけのポイント

- 視覚、聴覚、触覚、固有感覚、前庭感覚、それぞれの感覚機能の発達状態を把握する。
- 子どもの好む感覚、苦手な感覚を把握し、受け止めやすい刺激の与え方に配慮する。
- 子どもの感覚特性を知ること以上に大切なのが、支援者が自分自身の感覚特性を知ること。支援者の立ち振る舞い、動き、表情は子どもの視覚を通した刺激となり、声の大きさやトーンは子どもの聴覚を通した刺激となり、さわり方、動かし方などは触覚や固有感覚、前庭感覚の刺激となる。

感覚と覚醒との関係

覚醒とは、脳の目覚めの程度をいう。脳の覚醒が適切な状態にあることが、適応反応の質を高め、情緒の安定、学習・行動を保障する条件となる（図4）。

図4 ●覚醒の状態と適応反応の質
「感覚の受け取り方」（感覚刺激に対する反応性）は、脳の覚醒の状態と関連する。

- 覚醒が低い→「感じにくい」
- 覚醒が高い→「過剰に反応しやすい」

子どもの状態を把握し、より適切な遊びや学習の環境を整えることが大切。

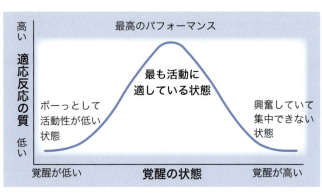

覚醒レベルの調整方法と注意点

脳の覚醒を調整するためには、感覚刺激が必要不可欠である(表2)。その際に、以下の点に注意する。

覚醒水準が高すぎる状態のとき

周りの刺激に対して反応しすぎる、興奮しすぎる、緊張が高まってしまう、などの不適切な反応を生じさせることがある。このような場合は、適切な反応を引き出すために、覚醒状態を鎮静化する調整が必要となる。

覚醒水準が低い状態のとき

ボーっとしていたり、逆に覚醒を高めようとして必要な刺激を求めて動き回ったり、刺激を補給しようとするかもしれない。このような場合は、覚醒水準を高めるような感覚刺激を提供することが有効となる。なかには、刺激が強すぎる環境に対して、刺激をシャットダウンするために覚醒を下げてしまう場合も見られる。

表2 ● 感覚刺激を用いた覚醒レベルの調整

	覚醒を高める(一般的に強い、素早い、不均一、間欠的)	覚醒を沈静化する(一般的にゆっくり、均一、リズミカル)
前庭感覚	●スピードや動きが一様でなく変化する。 ●頭部の位置が変化する。 ●激しく揺れる。 ●前後左右に揺れる。 ●飛び跳ねる。 ●ジャンプする。 ●回転する活動。 ●直立した姿勢。	●リズミカルな揺れ。 ●ゆっくりした揺れ。 ●頭部や体幹が安定して保たれている。 ●持続的な動き。
触覚	●軽いタッチ(特に顔、手掌、腹部)。 ●皮膚をそっと素早くこする。 ●刺激のオン・オフ。	●リズミカルになでる(背中のマッサージ)。 ●やさしく包み込む。 ●暖かい毛布で包み込む。 ●しっかりと抱く。 ●ビロードなどの肌ざわりのよいものでなでる。
固有感覚	●しっかり筋肉を使う。 ●歯ごたえのあるものを噛む。 ●強く息を吹く(息を吹きかけると動くおもちゃなど)。	●筋肉の活動を減らす。 ●とんとんたたく。 ●圧迫刺激を与える。
視覚	●明るい照明。 ●視覚的に変化のあるもの(キラキラ、点滅)を見せる。	●弱い照明(薄暗い)。 ●照明を消す。 ●ゆっくりとしたリズミカルな動き。
聴覚	●音域や音色の様々な変化のある、不規則、速いテンポの音楽を聞かせる。 ●抑揚のある話し方をする。	●単調なテンポ、声。 ●穏やかな音(クラシック、自然の音など)。

POINT
● 感覚過敏を持つ子どもに対しては、「覚醒を高める」刺激の与え方を用いることで、不安や不快を強めてしまう場合があるので注意が必要である。

豊かな感覚を提供する遊び

触覚や固有感覚を楽しむ遊び

- いろいろな素材（触覚）に触れる。そのなかで、いろいろな手の使い方が経験できる。
- 自ら動かすことで固有感覚が入力され、素材の抵抗感の違いも固有感覚の識別を高める。
- 自分の重みを感じることも固有感覚の体験になる。

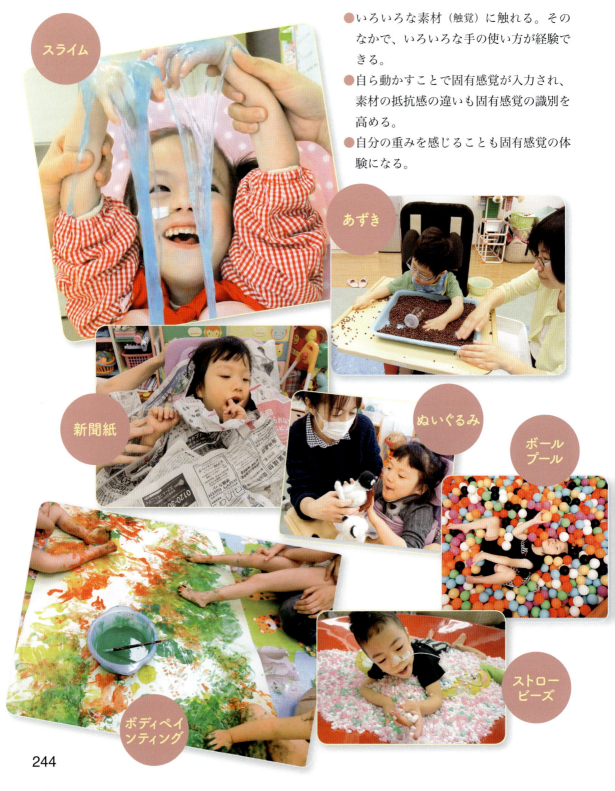

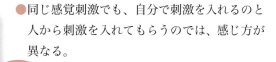

● 同じ感覚刺激でも、自分で刺激を入れるのと人から刺激を入れてもらうのでは、感じ方が異なる。

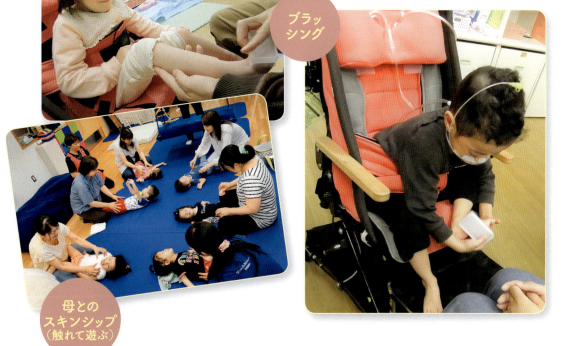

ブラッシング

母とのスキンシップ（触れて遊ぶ）

5 感覚（感覚統合）の発達を促す支援

触覚の受け入れに過敏さを持つ場合の注意点
● 無理強いは禁物！
● 受け入れやすい遊び方の工夫や好きな遊びとの組み合わせなど、楽しい体験のなかで受け入れを広げていく。

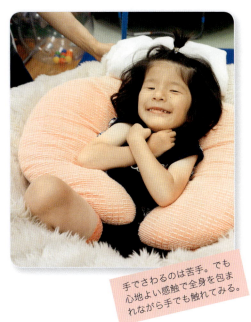

手でさわるのは苦手。でも心地よい感触で全身を包まれながら手でも触れてみる。

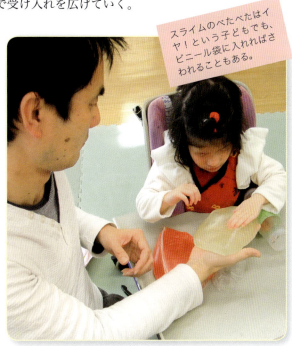

スライムのべたべたはイヤ！という子どもでも、ビニール袋に入れればさわれることもある。

前庭感覚や固有感覚を楽しむ遊び

揺れを楽しみながら
バランスを育てる
（姿勢の設定や揺れの
大きさの加減を配慮）

● スピードやバランスといった動きの感覚を楽しむ際は、筋緊張を過度に高めたり、異常な肢位にならないように、姿勢への配慮や刺激の強さの加減が大切。

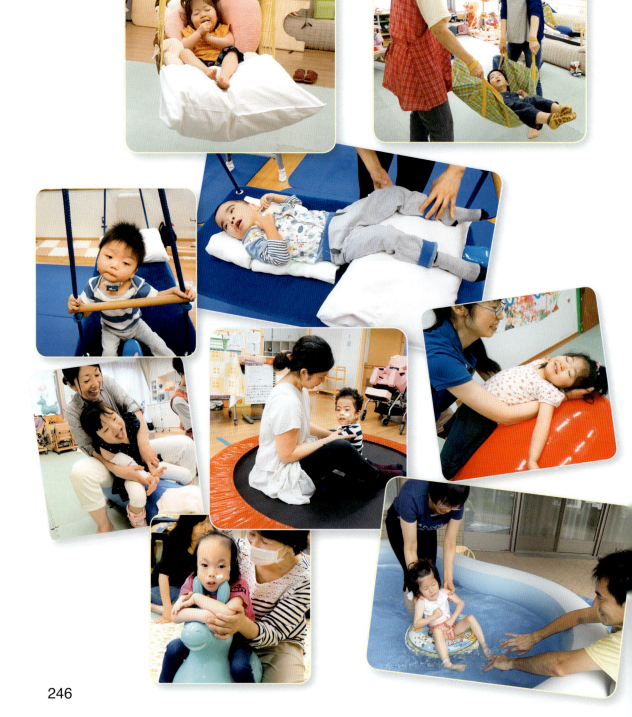

Chapter ❸ 発達支援・リハビリ指導

5 感覚（感覚統合）の発達を促す支援

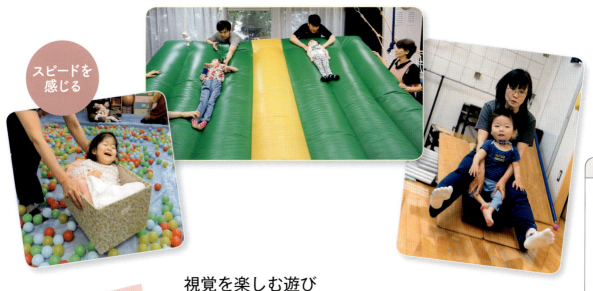

スピードを感じる

視覚を楽しむ遊び

●見る、触れる、動きの変化を自分でつくる。

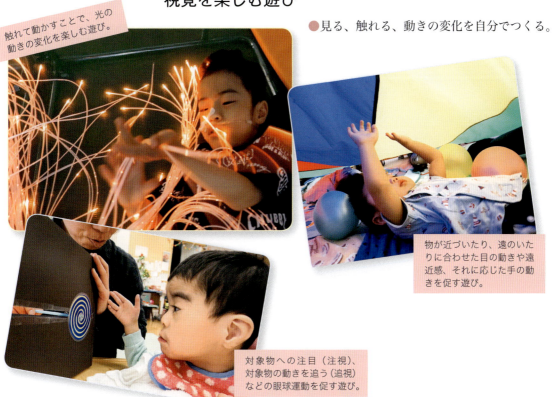

触れて動かすことで、光の動きの変化を楽しむ遊び。

物が近づいたり、遠のいたりに合わせた目の動きや遠近感、それに応じた手の動きを促す遊び。

対象物への注目（注視）、対象物の動きを追う（追視）などの眼球運動を促す遊び。

[註]

1）加藤寿宏（2004）「コミュニケーションの発達」『感覚統合研究』10: 1-8.

参考文献

- 土田玲子監修（2013）『感覚統合Q&A　改訂第2版』協同医書出版社
- 加藤寿宏監修（2016）『乳幼児期の感覚統合遊び』クリエイツかもがわ
- 石井孝弘（2015）『子どもに優しくなれる感覚統合』学苑社
- 日本感覚統合学会入門講習会事務局編集（2013）『感覚統合療法入門講習会資料集 第2版』

6 身体発育に伴う変形への対応

新生児期に生じた運動障害は、身体発育とともに変形・拘縮を起こし、姿勢の変位など複雑に変容することが多い。胸郭・肩関節の変形・拘縮があると呼吸機能に影響し、呼吸器感染を重症化させる要因となる。股関節や下肢の変形が見られると、更衣や排泄介助がままならないほどの拘縮に至ることがある。骨盤本体の変形は、腹腔狭小や骨盤底筋力低下を引き起こし、内臓・身体機能などに様々な障害を及ぼす。変形が起こる背景を知り、乳幼児期から二次障害の軽減・予防に配慮することが重要である。

幼少期からの変形への対応の重要性

　乳児期早期までの脳障害で運動麻痺が生じることを脳性麻痺と総称する。脳の病変は固定的であっても、運動および姿勢（posture）の異常は、成長に伴い変化（変容）することが多い。

　また、脳性麻痺でなくても、脳炎・脳症や筋疾患など原因は何であれ、運動発達障害がある乳幼児では、成長に伴って股関節脱臼や脊柱変形、全身の変形・拘縮に発展することが多い。出生時に体幹・四肢には異常がなくても、成長に伴い身体が複雑に曲がり、捻れ、自由性もいっそう奪われ、姿勢変換や移動介助が困難になることがある。

　身体の変容は、その子どもの人生のクオリティーに影響する。幼小児期から思春期にかけて生じるこれらの変容をいかに最小限にとどめるかは重要な療育課題である。

股関節脱臼への対応

股関節脱臼
骨頭が関節の受け皿である股関節臼蓋より前方に外れる前方脱臼と、後方に外れる後方脱臼とがある。

　運動障害が重度の場合、幼児期から問題となるのが股関節脱臼である。麻痺が重度であれば2歳前から生じる。多くは5～7歳までに生じることが多く、逆に15歳を過ぎると変容は少なくなる。予防的訓練を尽くしている筆者が勤務する重症心身障害通園児16名の計測では、亜脱臼から完全脱臼に至ったのは、平均10歳8カ月であった。

　脱臼時には痛みを訴える場合もあるが、気づかれずに進むことが多い。しかも麻痺が重度の場合は、一度ならず新たな脱臼が繰り返されることがある。

Chapter 3 発達支援・リハビリ指導

股関節脱臼は、大人の脳卒中ではまず起こることがなく、小児に特有である。脱臼の主な原因は、
　①股関節周囲筋群の緊張（収縮）
　②股関節の発育の仕方
にある。そこから予防や脱臼の軽減の手掛かりがうかがえる。

脱臼する背景

股関節周囲筋群の緊張（収縮）

痙直性の脳性麻痺がある子どもは、運動ができないのではなく、思うように筋肉の緊張をコントロールできない状態にある。力を入れようとすると主動筋も拮抗筋もすべてが同時に必要以上に緊張し、収縮する。股関節では筋量・筋力が優位な腸腰筋、内転筋群、ハムストリング筋群などが、大腿骨頭を外側に押し出し、股関節臼蓋から外すようにはたらく（図1）。

股関節脱臼が生じ、そこに新たに関節機能が生じても、神経性麻痺による緊張は続いており、さらに脱臼が繰り返されて最終的に大腿骨頭が腸骨翼の外側上部に移ることもある。その都度、下肢の短縮・関節可動域の制限が進む。

図1 ●股関節周囲筋群

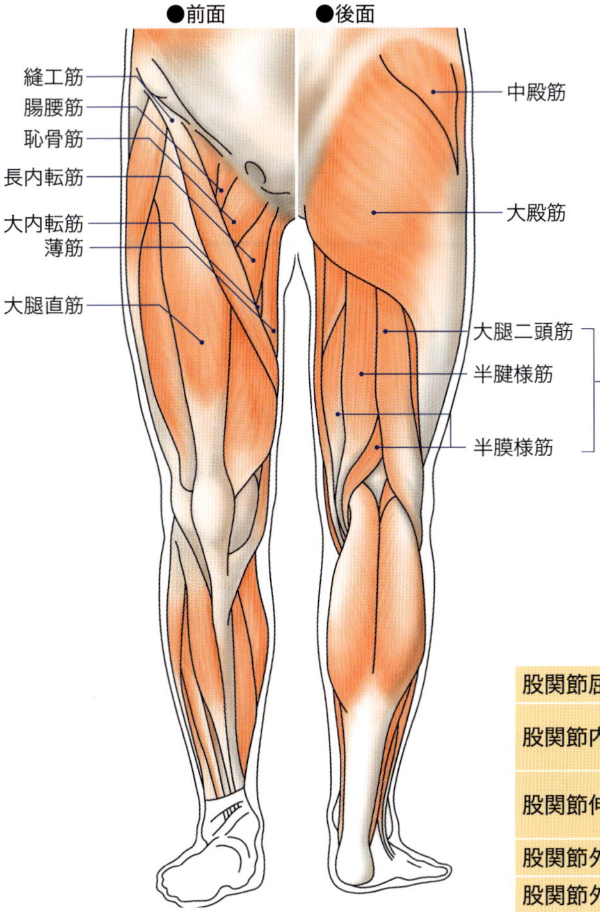

●前面
- 縫工筋
- 腸腰筋
- 恥骨筋
- 長内転筋
- 大内転筋
- 薄筋
- 大腿直筋

●後面
- 中殿筋
- 大殿筋
- 大腿二頭筋
- 半腱様筋
- 半膜様筋
- ハムストリング筋群

＊短内転筋、小殿筋、梨状筋、内閉鎖筋、大腿方形筋は、それぞれ深層の筋のため、本図では描いていない。

股関節屈筋	腸腰筋、大腿直筋、縫工筋　など
股関節内転筋	長内転筋、短内転筋、大内転筋、薄筋、恥骨筋　など
股関節伸筋	ハムストリング筋群（半腱様筋・半膜様筋など）、大殿筋　など
股関節外転筋	中殿筋、小殿筋　など
股関節外旋筋	梨状筋、内閉鎖筋、大腿方形筋　など

赤文字：股関節脱臼に強く関与する筋

6 身体発育に伴う変形への対応

股関節の発育の仕方

股関節は、骨盤と大腿骨の間の可動性を担う。骨盤側は臼蓋、大腿骨側は大腿骨頭が接する。この2つの骨はそれぞれに成長線（骨が成長する部分）を持ち、成長ホルモンの作用を受け発育する。

図2 ●股関節の構造

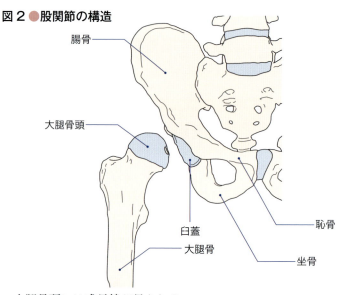

大腿骨頭には成長線が見られる。

一方の臼蓋は腸骨、恥骨、坐骨の接点（Y軟骨）に位置し、骨盤骨（臼蓋）の成長線は骨盤骨上部にある。臼蓋部の成長は大腿骨頭からの荷重刺激により形成されていく。しかも15歳過ぎにはY軟骨は骨癒合してしまう。

つまり、臼蓋が大腿骨頭の成長に合わせていくには、幼少期からのこの部分への運動・荷重体験が必要となる。脳性麻痺で、立位・歩行はおろか膝立ち・四つ這い位（腹這い位ではなく）すらできないと、臼蓋への刺激が不足し、大腿骨頭の成長に臼蓋の形成が追いつかなくなり、大腿骨頭が外れやすくなる。

Y軟骨

腸骨、恥骨、坐骨の接合部には、Y字状の軟骨が残るため、Y軟骨と呼ばれる。

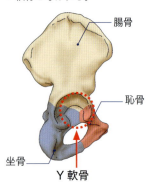

股関節脱臼による影響

脳性麻痺の場合、この変異は痙性によるものである。

麻痺が軽度であれば機能訓練により立位・歩行が可能になることがある。手術も機能改善に有効であり、様々に工夫されてきた。

ただし、著しく重度であれば、下肢交差・伸展も伴い、座位・立位がとりにくく、はなはだしい場合は、下肢が交差して、オムツ替え・更衣などの介助に支障も生まれ、骨切術を要する場合もある。

さらに股関節脱臼の主要な役割を担う腸腰筋の短縮は、腹式呼吸の困難につながり、排痰運動が低下し、呼吸器感染症が重症化するなど、影響が大きい。泣き声も小さく弱々しくなる。

Chapter 3 発達支援・リハビリ指導

股関節発育への配慮

- 身体がやわらかい乳児期であっても、下肢の痙性の有無は診断できる。痙性が認められれば、早期から内転筋を緩め可動域を保つ。運動制限が生じている子どもには、股関節に荷重負荷をかけることも必要。
- 理学療法として、関節可動域訓練、股関節運動、股関節部への荷重負荷、リラクゼーションが行われる（写真）。これらの理学療法がすべての療法に優先し、また併用される。
- 外科的には、筋・腱の切離・延長術や移行術、選択的後根切除術、フェノールブロックなどが行われてきたが、いまはボツリヌス療法が優先的に行われる。しかし股関節脱臼に大きく関与する腸腰筋は深部にあり、アプローチは限定的になる。
- 筋弛緩剤の内服も使用されるが、股関節に選択的には効かない。

ボツリヌス療法

ボツリヌストキシンを成分とする薬剤を筋肉内に注射し、筋肉の緊張をやわらげる療法。ボツリヌストキシンは、ボツリヌス菌が産生するたんぱく質で、筋肉を緊張させている神経のはたらきをを抑える作用がある。

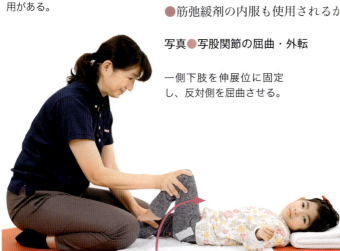

写真●写股関節の屈曲・外転
一側下肢を伸展位に固定し、反対側を屈曲させる。

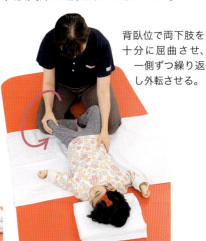

背臥位で両下肢を十分に屈曲させ、一側ずつ繰り返し外転させる。

POINT
- 乳幼児期からの配慮が求められる。オムツ替えのたびに上記の下肢運動を繰り返す。

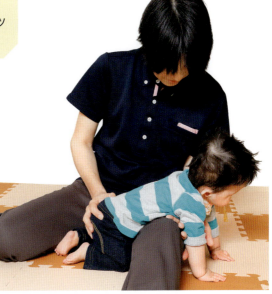

写真●四つ這い位
腹部を支えにして四つ這い位に誘導し、膝に荷重させながら遊ばせるなどを日課にすることも有効。

6 身体発育に伴う変形への対応

風に吹かれた股関節への対応

　股関節だけでなく骨盤自体が内側に捻れていることを多く見かける。その子どもたちの姿勢を見ると、膝を左右合わせて屈曲し、一方向に向けている。ちょうど風に吹かれて足がなびくような姿勢のように見える。「風に吹かれた股関節」現象である。ときには真ん中から吹かれ、左右に分かれることもある。

「風に吹かれた股関節」の背景と影響

　なびく側は、外側に股関節脱臼していることが多い。体幹の捻れ、股関節脱臼、中殿筋など骨盤周囲筋の脆弱化、屈曲した膝を立てて保つ筋力の低下、下肢の重力負荷など、複合的要因で生まれる変化である。

　痙性のない筋疾患や緊張低下例でも、姿勢の偏りで見られる。

　坐骨部分を内転・内旋させるものや、腸骨翼から半側の骨盤自体が内転するものなどがある。いずれにしても、姿勢を固定化することで介助に支障がでるだけでなく、腹腔の狭小から呼吸機能や消化管機能に影響し得る。

障害への配慮

- 障害への配慮は、股関節脱臼の場合に準ずる。
- 自ら動けない子どもには、日常的に身体を動かすなどして、姿勢を固定化しないことが大切である。

脊柱変形への対応

　学童期の成長に伴って目立ち始めるのが脊柱変形である。重度障害児では避けられない課題である。個別に違いはあるが、小児期から思春期に急に始まり、あっという間に進んでしまうこともあるので、この間をどのように過ごすかが重要になる。20〜25歳ごろには進行は止まる。

　脊柱変形は、側弯を主体とするもの、前・後弯を主体にするものに大別される。

　側弯は、X線写真でコブ（Cobb）角（図3）を計測し、立位像で50度以上が重度とされる。重症心身障害児の場合は、立位が困難なため背臥位で計測される（表）。

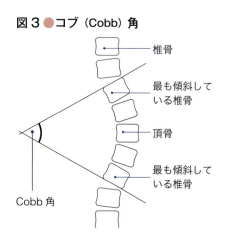

図3 ●コブ（Cobb）角

表●症状の概要（みどり愛育園通園部の例）

■ 側弯の部位

脊椎は、頸椎・胸椎・腰椎に分かれる。
このうち側弯の部位は、胸椎下部（Th）9から仙椎（S）4の間であり、ほとんどがTh12～腰椎（L）1に集中した。
しばしば呼吸器疾患との関連で胸椎変形が話題になるが、われわれの例ではすべての胸椎変形は、下部側弯による二次的S状変形であった。

■ 側弯の発症時期

股関節脱臼は幼児期から学童期が多かったが、脊柱側弯の発症はそれより遅い。4歳から始まっている場合もあるが、ほとんどが学童期から思春期にピークを持ち、20～25歳ごろに固定化し、その後の進展は見られていない。
重度となるCobb角50度の通過時期は、7～21歳と幅広く、14歳前後に通過する例が多かった。学童期から思春期にかけて短期間に側弯が進行するのが特徴的である。
なお、16歳以後に遅れてCobb角が50度を超したのは全例が股関節脱臼を伴わない例だった。

脊柱前弯は、筋緊張が低下する筋疾患や一部のアテトーゼ型脳性麻痺などの場合に見られやすい。なお、後弯については、解説を省略する。

脊柱変形の背景

側弯は痙性麻痺がある例が主で、股関節脱臼が先行している場合が多い。しかし股関節脱臼のない場合もある。20～25歳で脊椎変形が止まることから、身体成長に関連するものと考えられる。寝たきりの子どもを座位誘導したときに急激に側弯が進んだ例もあり、非対称性緊張性頸部反射（Asymmetrical Tonic Neck Reflex: ATNR）の影響、姿勢重力の要素も大きいと思われる。

一方、アテトーゼ型脳性麻痺では、脊柱の変形があっても軽度なことが多い。緊張性アテトーゼを除けば、アテトーゼ型は筋緊張の変動を特性に持ち、可動性がある場合は変形しにくいからと思われる。これは予防の手掛かりになる。

筋疾患に典型的な前弯は、主に筋の低緊張に重力負荷が関与していることが考えられる。

非対称性緊張性頸部反射（ATNR）

頭をどちらか一方に向けた（回旋させた）ときに、顔面側の腕と脚が伸び（伸展し）、もう一方側の腕と脚が曲がる（屈曲）する反射のこと。

脊柱変形の影響

胸部側弯

呼吸への影響が心配される。凸側（伸展側）は肺気腫様、凹側（屈曲側）は無気肺となりやすく、ともに換気に影響する。換気を頼っている凸側の胸部運動が、体重の負荷で運動が制限されると呼吸が苦しくなる子どもが多い。体位排痰法のためには、あえて短時間でも呼吸がしにくい姿勢にすることも必要となる。換気を頼っている凸側の胸部運動が制限されるためである。

一方で凹側の体位排痰のため、凸側を下にすることも必要となる。ただし、側臥位の呼吸への影響は、胸部変形だけでなく、肺実質病変の影響も大きく、子どもにより見きわめていく。

腰部側弯

腹腔スペースを狭くし、結果的に横隔膜を挙上させ、胸部を圧迫する。胃食道逆流・食道裂孔ヘルニアなどの背景にもなる。

もう一つ大きな課題は、股関節脱臼の主要因である腸腰筋である。腸腰筋の可動性の低下は、腹式呼吸に影響し、深い呼吸を難しくし、排痰制限につながる。

前弯・後弯

背臥位をとることが多い前弯変形の重症児は、反復性の麻痺性イレウスに悩まされることがある。上腸間膜動脈症候群である。消化管圧迫を防ぐための体位を設定する必要がある。二分脊椎などでよく見られる後弯変形は、尿管圧迫などで腎障害につながることがある。

障害への配慮

- 体幹筋のバランスのとれた左右同時の緊張（同時収縮）を促す（写真）。具体的には理学療法士の指導で日常生活のなかで運動誘導することが望まれる。

写真●介助座位
介助座位をとり、体幹筋のバランスのとれた左右同時の緊張を促す。

足関節拘縮への対応

　低出生体重児などの場合、足を突っ張る、足首が曲がらないなどの痙直性所見が乳児期早期から気づかれることがある。軽度の麻痺で足首に可動制限が限定して見えている場合でも、下肢全体に痙性は及んでいる。立位時に踵が着きにくい、膝を曲げて腰を落として立つ、つま先歩きになるなどが起こる。急がせたり走らせたりすると顕著になる。ごく軽度であれば機能訓練により運動機能に支障のないまでになることもある。

足関節拘縮の背景と影響

　筋緊張分離が不良で（連合反応）、伸展が強く出ることによる。その緊張は足関節（アキレス腱）だけの現象ではなく、大腿屈部（ハムストリング筋群）から膝関節屈部・アキレス腱まで一体の緊張として作動する。しゃがみ込むと踵が着きやすいのは、大腿から下肢全体が緩むからである。

　立位・歩行ができない子どもの場合、足関節の変形拘縮は、機能的には影響がない。しかし、四肢の変形拘縮は末梢から始まる。過緊張の緩和は末梢から取り組む。

障害への配慮

- 足関節の背屈性を保つ。具体的には、足首を背屈させる。ハムストリング筋群から足首までを引き伸ばすような足関節の背屈運動が必要になる（写真）。
- 理学療法、装具療法、ボツリヌス療法で対応しきれない場合、手術的に腱延長術が行われる。
- ハムストリング筋群から足部にかけて内外側のバランスを加味して、アライメントを調節する。

> **注意！** 早期療育で歩行が可能になったからといって、急がせたり、走らせたりすることには注意が必要である。運動会の練習でアキレス腱の短縮を起こし、歩行困難に至った例もある。運動会などに参加する際には、子どもに無理のない参加方法を理学療法士に相談する。

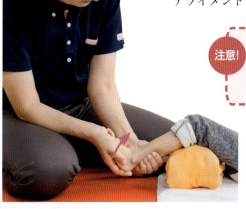

写真●足首の背屈運動
足首を背屈させる。

肩関節拘縮への対応

重度の麻痺がある子どもでは、両肩が内転し、肩をすぼめるようにしている場合がある。このとき、緊張性反射によって、頸部が後屈位もしくは前屈位に偏って、頸が見えない状態になっていることが多い。

肩関節拘縮の背景と影響

抱いたり、移動するときに、全身緊張を落とすために身体を丸める形に誘導するが、そのときに肩関節が過剰に内転してしまうことがある。

肩関節が内転した状態で拘縮すると、胸郭の可動性を制限し呼吸力を弱める。

障害への配慮

- 頸部のポジションを緊張が落ちる位置に保ち、背臥位で肩関節を外側へ緩め、頸が見える状態をつくる（肩の下制・外旋）。
- 上肢を屈曲させ外転させる、などを日常的に行う。

写真●肩関節の運動

■**肩の下制・外旋**
枕の高さを調整し、背臥位で肩関節を外側へ緩める。

■**上肢の外転**
肘を支えて頸がすぼまないように脇を開く。

■**上肢の屈曲**
上肢を上げるときは、上腕骨の骨頭を下に下げる。骨頭が上がってきたらそれ以上は上げない。

下に下げる

Chapter 3 発達支援・リハビリ指導

扁平胸郭への対応

胸部が上から押しつぶされたように、胸郭が平ら（扁平胸郭）に育つことがある。

扁平胸郭の背景と影響

扁平胸郭は、重度知的障害や筋疾患など、筋緊張低下のある患者で、背臥位のままで育った場合に見られる。

呼吸機能には影響は少ないが、側臥位などに姿勢変換しにくく、換気量の低下につながる。

障害への配慮

- 早期から側臥位に誘導したり、体幹を回旋させる。
- 上肢の屈曲・外転などで、胸郭の可動性を保つ。

写真●側臥位への姿勢転換

側臥位に誘導したり、体幹を回旋させる。

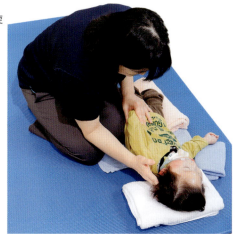

写真●上肢の屈曲・外転

p256の肩関節の運動を参照。

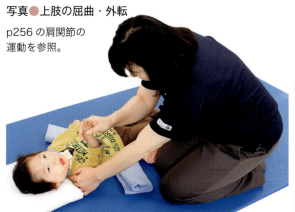
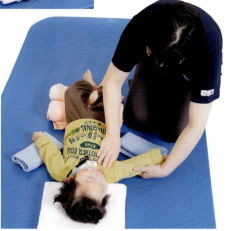

7 重度障害児の保育

子どもたちには、安全で安心できる環境が、安定的に保たれていることが必要である。そのうえで、発達に必要な関わりが求められる。
そのような育成環境は、家庭保育と集団保育として提供される。特に障害児集団保育は、子どもたちの育成に加え、家族支援という重要な役割を担う。
本項では、通所支援サービスとして児童発達センター（みどり愛育園通園部）で行われてきた重症心身障害児保育の実際を紹介する。通所幼児部は「乳幼児群（0～2歳）」「年長群（3～5歳）」の2グループに分かれて行われている。

乳幼児群（0～2歳）の集団保育：母子の愛着形成に向けて

支援の概要

■**対象**
- 地域の健診で重度の遅れが課題となった子どもで、障害が重度であるためにどこにも通所できていない0～2歳児。

■**目的**
- 家族が子どもたちの課題を理解し、子育ての楽しさを知る。
- 母親同士が支え合い、互いのつながりを育てる。

■**方法**
- 初めの1年間のみ。月2回通園。
- 母子が向き合えるように、母子ごとの通園保育としている。

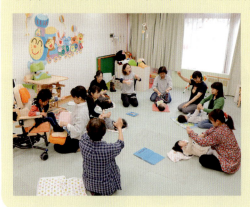

- 初回は、親子で外に出て遊ぶことから始め、保育環境に慣れてもらう。
- 次に集団保育に入り、各回の終了後には、医師、看護師、理学療法士、作業療法士、言語聴覚士、臨床心理士などの専門職による親講座（勉強会）を行う。
- 通園時に、保育・勉強会の感想と、いま困っていることなどを自由に記載ができる連絡帳を渡し、次回までに提出してもらう。担当職員全員がその連絡帳に目を通し、必ずコメントを記入し、母親と職員との間の交換ノートにする。

Chapter 3 発達支援・リハビリ指導

1日の保育の流れ（朝の会／設定保育／終わりの会）

朝の会

　子どもの覚醒を促し、保育室に来たことを認識し、身体をほぐしてもらうために、朝の会を設けて、毎回の登園時に以下のことを繰り返す。

①朝の歌　　　④**乾布摩擦**（身体の刺激で自分の身体の部分を意識する。皮膚を丈夫にする）
②呼名　　　　⑤**シーツブランコ**
③**わらべ歌体操**

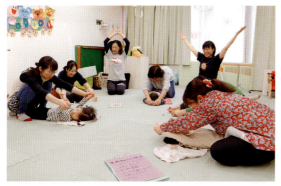

かたくなっている身体をわらべ歌のゆったりとした曲調と母親の肉声でほぐす。初回は身体の動かし方を知り、関節可動域を知るため、理学療法士から個別に学ぶ。

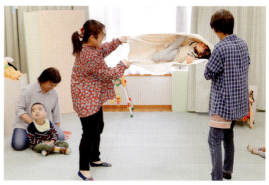

シーツブランコで親子で楽しみ、笑顔を引き出す。空間での身体の位置感覚を育てる。

設定保育

　設定保育では、様々な遊びの機会を提供した。具体的には以下のようなことを行う。

①**絵本（紙芝居）を見る、聞く**
　絵本（紙芝居）を見る、話を聞く機会をつくる。顔を上げることが難しい場合は一緒に寝た姿勢で見る。

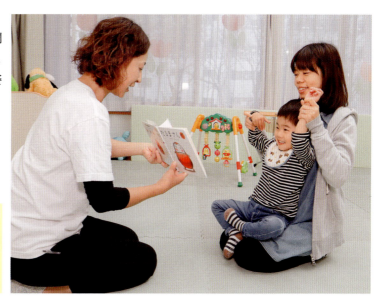

実施して

繰り返して見ることで物語を理解し、発表会で披露することができた。

7 重度障害児の保育

②簡単な手遊びをする

　手と手を合わせ、大人と子どもとでスキンシップをとれる機会をつくる。

実施して　玩具がなくても気持ちを切り替え、泣き止むことが多くなった。

③玩具で遊ぶ

　玩具を使って遊び、子どもと大人とでやり取りをしてみる。玩具がないときは新聞を使う。新聞は手を切ることがなく軽いため、丸める、ちぎる、上から落とすなど、バリエーション豊かに遊ぶことができる。

実施して　手掌の感覚過敏さが次第になくなっていき、様々な物に手を伸ばすことができるようになった。フィンガーペインティングからボディペインテイングまで移行でき、それをこいのぼりの鱗にカットし大きな作品ができあがった。

④楽器を演奏する

　さわって音の出る楽器を演奏する機会をつくる。楽器がなくても手拍子、肉声（歌やハミング）で十分。母親の肉声やハミングは、親子の心の安定を促すことができ、互いに楽しいひとときを過ごすことができる。

実施して　大勢のなかでも恥ずかしがらずに声を出すことができるようになり、合唱や輪唱などができた。

⑤季節を感じる

　外気浴、日光浴で丈夫な身体をつくり、季節を体感する。近所の散歩や公園に親子だけで行くと人目が気になる場合もあるので、集団で出掛けるなどの工夫をする。

実施して　集団であれば母親同士がおしゃべりしながら楽しく散歩ができた。人手があれば公園で固定遊具に乗ることもできるし、滑り台、ブランコ、シーソーなど、身体が小さいこの時期だからこそ、抱っこして一緒に乗れる体験もできると思う。

終わりの会

　保育活動終了時には、終わりの会を行う。その日の保育の振り返りや、次回の保育に関する申し送りを行うことで、家族が保育とスムーズに向き合えることにつなげる。

　子どもたちは毎回同じ「さよならの歌」を歌い、保育を終了する。

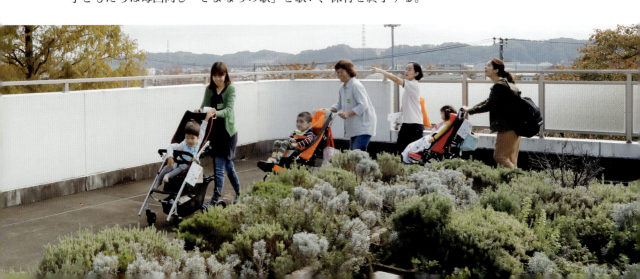

保育に対する親の反応

保育全般に対する反応

職員との交換ノートには、以下のような親からの感想が記されていた（表1）。

表1 ● 交換ノートに記された親からの反応

- 家族で不安を感じながら子育てしていたが、自分たちの家族だけではないことがわかり、ほっとした。
- ほかのお母さんや職員からかわいいねと言われ、とてもうれしかった。
- どうやって遊んだらよいのか全くわからなかったが、遊びのヒントをたくさんもらった。家でもやってみて、とても楽しいと感じている。

交換ノートには感想のほかにも、多くの質問が記されていた。以下に代表的な質問と、それに対する担当職員の回答をまとめた。

Q：表情の変化が乏しく、楽しんでいるかどうかわからないのですが？
A：まず母親が楽しむことが大切。そして子どもの表情の微妙な変化（目元、口元）や、いつもと違う目や身体の動き（指先など）をキャッチし、好きな遊びや好き、嫌いの表現を知る糸口にしましょう。

Q：遊ぶ道具が家にはありません。
A：歌、手遊びなどで身体を揺らす、リズムを身体で感じるように身体部位を軽くたたく、などで一緒に楽しみましょう。

Q：身体がかたく抱っこが難しいので、家では一人で寝かせています。
A：歌に合わせての体操をしたり、理学療法の訓練で行っている身体の動かし方を時間があるときに行うなど、毎日の繰り返しが大切です。
＊この質問を受けて、関節可動域を知る親講座（勉強会）を開くことにした。

Q：散歩や近くの公園に行きたいが行けない（公園デビューということばが流行りだしたころ）。
：日光浴をしたいと思うが、人目が気になって行けない。
A：グループのみんなで散歩に行くことから始めましょう。近くの公園に行って固定遊具に乗ってみる経験もしてみましょう。

親講座（勉強会）の実施と反応

親講座（勉強会）は、設定保育の時間に、別室で1時間くらい、月1回程度行った。参加した医療者は、医師、看護師、理学療法士、作業療法士、言語聴覚士、ソーシャルワーカー、臨床心理士。子育ては、母親だけではできないため、家族、特に父親や祖父母に講座への参加を呼び掛けた（表2）。

表2 ● 親講座（勉強会）で取り扱った内容

> ①医師・看護師：子どもの健康状態の把握の仕方、子どもの疾病特性・感染症などとの接し方について。
> ②理学療法士：個別に、姿勢介助法、関節可動域訓練の家庭療育を指導。
> ③作業療法士：摂食動作などの日常生活動作や感覚遊びなどを指導。
> ④言語聴覚士：子どもからの発信の見つけ方、コミュニケーションのとり方、言語のほかにも、多様なコミュニケーション手段などを指導。
> ⑤ソーシャルワーカー：地域の通園施設など、ほかの福祉サービスの紹介。
> ⑥臨床心理士：子どもの発達、親子関係や家族それぞれの関係の再構築などを指導。

親講座（勉強会）に参加した親から次のような感想が聞かれた（表3）。

表3 ● 親講座（勉強会）への親からの反応

> ● 自分の子どものことだけではなく、保護者の健康管理まで教えてもらったことに感謝している。「なぜうちの子だけなのか」「私のせいなのか」と自分を責めたり、自分だけが大変な思いをしているという意識はなくなり、肩の荷が下りた。
> ● 歩けない、しゃべれないことがいけないことと感じていたが、この子ができる最大限の力を引き出すのが私の役目だと知った。
> ● 今後、幼稚園や保育園に行けないとどうなってしまうのか不安だったが、地域の子どもの通園施設を探すきっかけができた。

　　　　　　　　　＊　＊　＊

障害児保育へ母子が参加するごとに、親子の表情がよくなり、楽しめている様子がうかがえた。障害を持っていても遊ぶことが特別なことではないと理解され、保育室では、「次は何が始まるかな？」と期待している声も聞かれ、母親の声掛けもどんどん上手になっていった。

母親の意識が変化し、愛着が深まり、子育てを楽しみ、進級を望み、今後の育児に希望が見えてきたと思われる。それは仲間や横のつながりができたことが大きく影響している。

Chapter 3 発達支援・リハビリ指導

年長群（3〜5歳）の集団保育：母子分離へ

支援の概要

■対象
- 心身に重度の障害を持つ幼児で、医療的ケアが多く、近隣の区市町村の障害児保育では受け入れ困難な3〜5歳児が対象。

■目的
- 親指導を兼ねた障害児保育を行い、成長・変化に伴う関わりを学んでもらう。
- 毎週1〜2回の預かり保育を行い、母子分離を体験する。
- きょうだい児保育を設定し、障害児とともに育ち合うことを支援する。きょうだい同士のつながりをつくり、彼らの疎外感や共通の悩みなどに対応する。
- 交流保育を近隣保育園と行い、社会参加を進める。

■方法
- 週3回以上の保育日を設け、特に就学前（年長）児は週4〜5日の通園とし、学校に向けての生活リズムを整える。
- 預かり保育のなかで、母親が子育てから離れられる時間をつくり、子どもは母子分離を経験する。
- きょうだい児保育で、きょうだいで参加できる機会をつくり、理解を深める。
- 交流保育では、近隣の保育園児との交流を定期的に行い、地域交流を体験する。
- 季節ごとのイベント（次頁表4）を体験し、春夏秋冬の移ろいを感じてもらう。

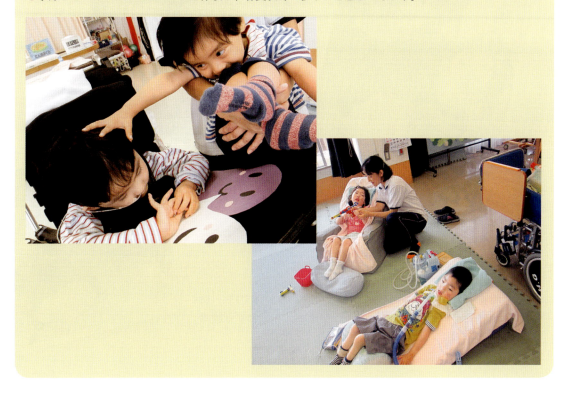

263

表4 ●重症児通園事業（年長児）の主な年間行事とそのほかの行事

■年間行事
4月　入園式
5月　交流保育スタート
6～9月　温水プール
　　　　：水治訓練を理学療法士から学ぶ。2回目以降は母親とともに行う遊び（手つなぎ鬼など）を加え、母親だけの水中エアロビクスなども行った。
7月　夏祭り（年少グループと合同）
　　　　：きょうだい児保育を夏休み中の保育日に設定。映画鑑賞、エアートランポリンなどを一緒に体験する。
10月　運動会（年少グループと合同）
12月　クリスマス発表会（年少グループと合同）
1月　餅つき
3月　卒園式

■そのほかの行事
●毎月の誕生会
各グループで行う。誕生カードに担当者全員がメッセージを書き、当日に親子の写真撮影をし、プリントしてカードに貼ってプレゼントする。

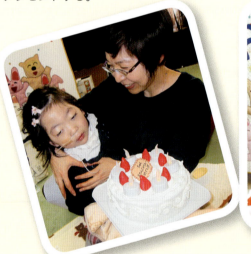
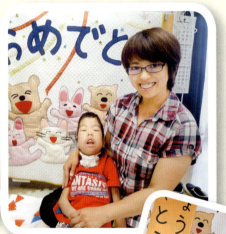

●歌のボランティアによる音楽活動
月1回開催する。メンバー全員がオレンジ色のシャツで統一（やる気の出る前向きな色であると学習した）。ジャンルを問わず保護者と一緒に楽しめる企画をした。

保育の流れと本人・家族の反応

母子保育

母子保育に参加するごとに、親子の表情がよくなり、楽しめている様子がうかがえた。障害を持っていても、遊ぶことは特別なことではないことを母親が理解するようになった。母親の笑い声が聞こえる保育室は、安心感と時間を共有でき、互いの笑顔も増えた。

また、将来の就学を想定し、何時に起きて何時に栄養の注入をする、などと計画的に準備することができるようになった。

預かり保育

週1～2日を母子分離として、預かり保育を始めた。

当初は、母親の姿が見えず泣いてばかりだったが、回を重ねると一人ひとりが身振り手振りや目の動きなどで自分の気持ちを伝えられるようになった。やがて、イエス／ノーを表し、怒ったり笑ったりするようにもなった。

子どもたちは友達や職員と、母親は母親同士で出掛けるなどして楽しい時間を過ごせた。母親は、自分だけに見せていた表情を職員と友達にも表出できること、子どもが成長していることを喜び、卒園が近づいてくるころには「これで登校できます」という安心につながった。

イエス／ノーを表す

自分の主張はしなくても、親に目を合わせればなんでもしてもらえるような何も不自由ない状態から、好きなこと嫌いなこと（自分の意思）を自分の力で職員に伝える手段を身につけられることは大きな成長である（イエス／ノー応答は、p229参照）。

きょうだい児保育

学校が休み中の保育日に、きょうだいが参加できる機会を設定した。

映画鑑賞、ボールプール、トランポリン、エアートランポリンなどを一緒に体験することで、自分のきょうだいへの理解が深まり、また、ほかの家族の"きょうだい"と一緒に過ごすことで「障害児がいる家族はうちだけではない」と実感し、仲間づくりにつながった。

以下、印象に残る2つのCASEを紹介する。

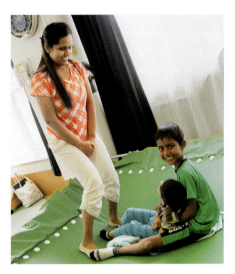

CASE 1

　夏休みに家族全員が参加する通園映画上映会を企画した。
　日ごろ行きたくても吸引器の音が気になる、周囲の目が気になるとの理由で行ったことがないという家族が多かった。参加できたことを喜んでくれた。

　映画が終わると、障害を持つきょうだいがいる子どもたちだけで集まって、いろいろと話し始めた。
「買い物、参観日、友達を家に呼ぶか？」
と互いに話し合ったり、
「ほかの人に、『この子どうしたの？　しゃべらないの？』と聞かれれば説明するよ。呼吸器を使わなければ生きられないとか、表情はあんまりないけど、まばたきしたらイエスとかさ」
などの話が生まれていた。

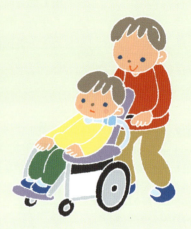

　後日、その子の母親が通園に駆け込んできた。
「あの子がスーパーに一緒に行ったんです。そしてカゴじゃなくて弟の車椅子を押したんです。『気管に孔が開いた弟はイヤだ』と言っていたあの子が、参観日に連れて来てもいいよって言ったんですよ」
と興奮気味に、とてもうれしそうに話す母親の姿があった。

CASE 2

　ある小学4年生の男の子の場合、いつも母親は障害を持つきょうだい児の世話に追われていた。甘えたいけど、「もうお兄ちゃんなんだから」と言われそうで、何も言えなかった。「何か手伝ってほしいときはいつも自分ばかり呼ばれ、お手伝いさんのような気がして嫌だった。だから側に寄らないようにしている」。彼のそのような気持ちを母親は気づかなかった。

　きょうだい児保育のときに母親と一緒に体操したり、抱っこしてシーソーをしたりする企画があった。初めは恥ずかしいからやめてくれと拒否していた男の子だったが、次第に母親の膝に座ったまま降りず、母親に後ろから抱きしめられると居心地がよい様子だった。

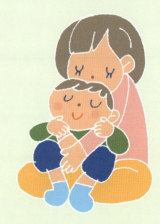

　母親はそのとき男の子の気持ちがわかって、「いままで気づかなかった……。ごめんね」と耳元でささやくと、満面の笑顔で「えへへ」と笑って、また母親に寄り掛かっていた。

　保育が終わってから、母親は、
「いままでお兄ちゃんとは関係がよくなかったけれど、この子がいるし、仕方がないと思っていた。まだ小学4年生。甘えたいと思っているかもしれなかったけれど、お互いどうしてよいかわからず、今日まで来てしまった。きょうだい児保育に参加させて本当によかった。今日から本当の親子になれます」
と話してくれた。

交流保育

　近隣の保育園の年長組と月1〜2回一緒に遊ぶ企画を実行した。以下はそのときの例である。

　母親は参加せず、子ども同士でふれあうことをメインに行った。
　交流時には、近隣の保育園児から、「しゃべれないの？」「歩けないの？」、(呼吸器を見て)「この機械、なあに？」など、素朴な疑問がたくさん投げ掛けられた。センター職員がその都度わかりやすく説明し、保育園側も子ども同士の関わりを制限することなく見守った。
　「(車椅子を)押したい」と3〜4人の園児に囲まれたり、「ほらバッタだよ」と手掌に置かれると飛んでいくまでよく見ているなど、お互いに楽しんでいることが見て取れた。ときには「ハイ！」と泥団子を渡され、職員が息をのむ場面もあったが、子ども同士でうれしそうに目を合わせて笑っていたこともあった。
　「かごめかごめ」や「はないちもんめ」など、ゆっくりとしたテンポのわらべ歌を大勢で楽しめ、笑顔が見られていた。
　交流保育の最終日には、双方の保護者に参観してもらい、子ども同士の関わりを見てもらった。
　通園組は子どもの声が聞こえる賑やかな保育を楽しみ、保育園児はやさしく接することができるようになっていた。その姿を見て、「もう一人、きょうだいも考えたい」という感想も聞かれた。

　集団保育に参加することで病院の待合室での出会いのように、同じ環境、同じ悩みを話すことで共感できる機会が生まれた。友達も増え、横のつながりもでき、母子分離、通園卒園、そして入学と、前向きに考えられるようになった。
　また就学に向けて、子どもの状態を客観的に把握でき、家族の生活の流れも再構築できるようになった。

　障害のある場合、子育ては一筋縄ではいかない。うまくいかなければ母親も疲れてしまう。しかし集団保育に参加することで、家のなかに閉じこもらず、一歩外に出て、親子で楽しむ時間をつくることができる。その手伝いが、障害児保育を通して行われている。

8 発達障害の子どもの理解と支援

生後子どもは養育者との相互的な関わりを通して、自身のなかに安心・安全な感覚を養い、自ら行動の範囲を広げながら人との関わり方も学んでいく。もし子どもの発達のどこかにつまずきがあると、育てにくさや遅れとなって現れるかもしれない。そこに養育者が不安を抱えてしまうと、相互的な関わりが不安定になる可能性もある。特に発達障害児の場合はその可能性が大きいため、養育者は関わり方の方法を学び、周囲の支援者も相互性の特徴を理解して支援にのぞむ必要がある。

ここでは、発達障害を抱えていてもその子らしく育っていった事例を紹介するとともに、幼児期の発達状況との関わりのポイントについて解説する。

出会いと愛着の形成

まだ頸のすわっていない赤ちゃんに対面して、「ぜひ抱いてやってください」と言われたら、どうするだろうか。多くの人は赤ちゃんの頸を支え、赤ちゃんの視線をとらえるように顔を向け、あやすような声掛けをするだろう。こうした関わりは、コミュニケーションの原点といえる。やがて赤ちゃんの運動機能や視覚機能の発達とともに、あやせば笑う、自ら人の動きを追う、じっと見るなど、相互的あるいは能動的な表現行為が確認できる成長へと向かっていく。

赤ちゃんの成長は、養育者側の経験や反応、赤ちゃんの気質、赤ちゃんや養育者を取り巻く環境など、様々な要因が絡み合って後押しされていく。特に、赤ちゃんが身近な養育者と自分との相互的関わりを通して、生理的満足感や情動的快感を得るという経験は、とても大切である。その結果として、人見知りのような対人反応が現れるとも考えられるが、このような養育者と赤ちゃんの間に形成される相互交渉のスタイルを愛着（アタッチメント）という。

愛着形成がなされることで、赤ちゃんは緊張感や不安感がわき上がることがあっても、養育者の適切な対応によって自分のなかに安心・安全の感覚を積み重ねることができ、さらに自分が大切にされている存在であるという自己の感覚を発達させていくことができるといわれる。乳児期は、このような感覚が形成される最も大切な時期である。

基本的信頼感
身近な養育者との関わりを通して自分を取り巻く社会を信頼し、自分を信頼できる一般的感覚のことをエリクソンの発達段階説によれば「基本的信頼感」[1]という。

気質と発達障害

　一般的に赤ちゃんの生活リズムは、生後徐々に整う。個人差もあるが、夜間一定時間眠るようになると授乳の回数も減り、母親の身体的負担が軽減されていく。

　しかし、赤ちゃんによっては、周囲の物音に敏感でなかなか寝つけない、抱っこから下ろした途端に激しく泣き出す、などで養育者が心身ともに疲れてくることがある。この時期が短ければよいが、毎晩「睡眠障害」に苦しめられるともなると、養育者の心身の負担が増していく。

　また、乳児期はとてもおとなしく育てやすかったが、歩くようになってから、夜間眠らず大変だったという赤ちゃんもいる。抱っこが大好きと思っていたのに、抱かれると嫌がる、手足をさわられると嫌がり、扱いが難しかったという場合もある。

　こうした育てにくさは、感覚機能の発達と関係することがあり、やがて発達障害と診断される赤ちゃんもいる。一方で、気になった特徴がその後は気にならなくなることもある。成長の経過は様々であり、まずは養育者（母親）自身の睡眠や精神衛生が大切である。

　赤ちゃんの機嫌のよいとき、あるいは放っておけばおとなしい赤ちゃんに、運動や皮膚刺激を意識するように赤ちゃん体操のような関わりをすることは、発達促進によいかもしれない。

　乳児期は赤ちゃん限定の支援というより、養育者と赤ちゃんの関わりの環境が整うような支援が大切な時期であり、保健師や保育士の地域での活動に負うところも大きいと思う。

赤ちゃん体操
自分では動きにくい子どもと運動の練習をする準備として、取り入れる。詳細はp188参照。

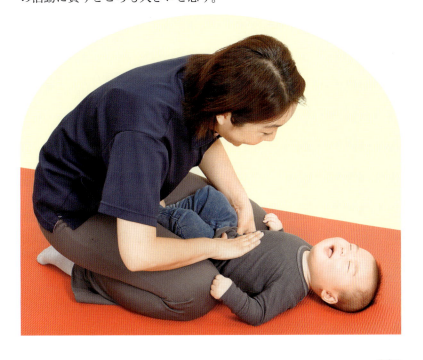

発達障害が明らかになる

　1歳を過ぎるころ、立つことを嫌がる、玩具などをつかみたがらないといった様子が見られると、感覚の過敏があるかもと、少し気になるかもしれない。

　一方、運動面の発達は順調だが、歩き始めるころから育てにくさが急速に現れてくる子どももいる。3歳ごろに自閉症と診断され、いまは特別支援学校の高校生になり、自分で簡単な朝食も用意して食べるようになったG君も、そうした子どもの一人だった。G君の成長を紹介しながら、発達障害を抱える子どもの幼児期支援について考えていく（表）。

表●G君の成長：生後〜幼児期

乳児期	●40週10日 3,142gの正常産。 ●乳児期は特に気になることはなく、むしろおとなしい赤ちゃんだった。
1歳半〜	●転居。このあとから2歳くらいまで、午前10：00〜午後8：00ごろまで、決まった場所をバギーで動き回らないと怒ることが続いた。
3歳〜	●3歳児健診では、突然の興奮やこだわりの強さを相談。 ●意味のあることばや指さしはなかった。 ●要求に見合えば行動するが、気が向かないことはしない。 ●人がすることを見て覚えるが（たとえば、電話の受話器を耳に当てる、など）、人と一緒に遊びたがらない。 ●食事は自分で食べる。 ●トイレに座ることを拒否する。 ●音への過敏がある。
3歳半過ぎ	●通園施設と保育園に通う。この前後、指さしやバイバイをするようになった。 ●家庭では、要求時にカードを示して対応した。 ●手をつないで歩けるようになり、生活は少しずつ楽になったと感じられた。 ●一方で、こだわりも増えた（たとえば、朝起きたら必ず○△をする、買い物先では必ず□×しないと大騒ぎ、など）。
4歳〜	●保育園でのルーティン行動は身についたが、散歩など、いつもと違うことは嫌がった。 　→視覚的にスケジュール提示、本人に選択させる対応を導入。 　→拒否の軽減につながった。 ●家庭では、トイレや入浴拒否のこだわりが続いたが、「○○したら□△」の聞き分けが可能になった。 ●ことばは、好きな乗り物名を中心に単語が出始めた。
5歳〜	●順調かと思われた保育園への登園しぶりが現れ始めた。 　→カレンダーを使って「前もって伝える」予告対応を行った。園でどうしても嫌なことは無理強いしないよう対応した。 　→気持ちが整い始め、朝行くと自分でスケジュールを確認、登園しぶりが解消されていった。
年長	●できること、わかることも増えたが、保育園では道路に飛び出す危険な行動が問題となった。 　→家庭では車中心の生活で、道を歩く、バスに乗る経験などは限られていたので、バス遠足や翌年からの登校に向けて、家庭の生活経験を広げる努力をした。 ●他児に関心を向け、クラスメイトと手をつなぎたがるようになった。 ●クラスメイトの感情表現にも敏感で、初めは泣いている子を見ると先生をたたいていたが、そのうち保育士の衣服を引っ張り、伝えに行くようになった。

子どもの発達状況と関わり方のポイント

呼んでも振り向かない。
話し掛けても目が合わない。
感覚遊びに没頭して、玩具で遊ばない。
思いどおりにならないとG君のように興奮、癇癪を起こしてしまう。
日に日に大きくなる子どもと関わろうとしても、そこにやり取りする楽しさを感じられない場合、関わるときの工夫がいるのかもしれない。
先にも述べたような相互的関わり合いの重要性は、乳児期から幼児期へと引き継がれていく。G君の成長でも現れているとおり、育児に難しさを感じる子どもでも、周囲が工夫を加えた生活を整えていくなかで、一定の順序を踏みながら人と相互に関わる力を発達させていく。
G君の場合、この「相互」関係がうまく形成されない事情が、子ども側の発達の凸凹にあったと思われる。発達段階や行動特性を考慮した関わりのポイントを挙げる。

人と遊ぶことにあまり関心がなく、自分の要求中心の行動が主である時期

お気に入りのものがあれば一人遊びを続ける

この時期は、子どもと一緒に何かしようとはたらき掛けても、こちらに関心を向けない、あるいは介入を嫌がるかもしれない。
しかし、ここでがっかりせずに、子どもの目線や興味に合わせて、子どもが自ら行っていることをこちらも楽しそうにやってみることが大切である。そうするうちに、子どもはこちらの行動に目を向け、遊びを共有できる時期がきっとくる。
また、感覚の過敏ゆえに、初めは嫌がるかもしれないスキンシップ遊びも、少しずつ行っていくと、人と関わることへの関心の育ちにつながる。

Check 注意喚起行動への対応

周りに興味が広がり、人と関わることが楽しいと思えるころ、自分なりに試してみた結果がどうなるか知りたくて、自分から外の世界にはたらき掛ける、いわゆるいたずらが増えることがある。これは認知の発達による、こうするとこうなるといった因果関係の理解と関係がある。この時期は、簡単な結果を確認できる玩具遊びに誘うとよいだろう。
一方で、わざといけないと言われることをする、注意されることが面白くてやめない、などの注意喚起行動が増えた場合は、叱ることや繰り返しの注意より、無視という方法が行動の改善につながることがある。

ことば掛けには関心を向けないが、決まった場面で何をするかわかっている

　ことばで理解するより、自分にとって必要なことを、周りを見て判別していることがある。声を掛けてもあまり注目してくれないときに、伝えたい内容に関係する物を見せると、注目が促され声掛けの理解につながりやすい場合もある。

　また、日常的に大人が扱う物に関心を向けて、同じことを始めることがある。これは人と関わることへの関心が出てきた証しでもあり、場所や物など、環境の変化をあまりつけずに関わるときの流れをつくっていくと、安心感や場面の記憶が高まり、一緒にできることが増えると思われる。

人に伝えることばが表れ、ことばによる指示が入り始める時期

身近な物の名前を聞くと指をさす

　たとえば積み木を何か別のある物に見立てる遊びは、目の前にない物を思い浮かべる表象というイメージの発達と関係がある。このような遊びの時期は、物の名前を覚える時期と重なる。

　たとえことばが十分に出ていなくても、見立てる遊びを行っているならば、ことばの芽が育っていることを意味する。目の前の物や動き、場面に合った単純なことばを、支援者が楽しそうに聞かせながら遊ぶようにする。

ことばの発達
子どものことばの理解・発達は、簡単なことば掛けや興味のある単語を理解することから始まる。詳しくはp224参照。

「自分で」「やだ」「〜がいい」という自己主張が盛んになる

　対人的な関心が育っていくと、玩具遊び、運動遊び、感覚遊びを通して、「楽しい」「もっと」「待てるよ」など、感情を共有し、人に向かって要求や期待も表すようになる。

　一方この時期は、自分でやりたい、何か言われると拒否、要求を譲れない、など自己主張が活発にもなる。これは、自分と他人を区別し始めている対人的認知の発達と関係が深いと思われる。

　要求や拒否の言動に対しては、頭ごなしに「ダメ」「〜しなさい」というような厳しいことばでなく、「〜しようね」「〜します」と肯定的・具体的なことばで伝えたり、ことば以外に物を見せることで、要求や拒否の気持ちを切り替えることができることがある。

できたことをほめられるとうれしい

ほめられることは、いくつになっても子どもの心を成長させる栄養のようなものである。特に幼児期の心のベースづくりに欠かせない。

しかし、子どもの状態によっては、ほめるより叱る、注意するほうが多くなることがある。そういった場合は、意識的にほめる機会をつくることが大切である。たとえば挨拶のように、自分からあるいは言われれば当たり前にできるくらいの行動をいろいろ見つけて、できたらほめる。あるいは、お手伝いを頼んでやってもらえたらほめる、など日常的にほめるチャンスをつくるようにする。

なお、ほめ方のエッセンスはペアレント・トレーニングでも学ぶことができる。

ペアレント・トレーニング
子どもの好ましい行動を増やし、好ましくない行動を減らすための技術を親が習得することを目的としたトレーニング。通常は、研修を受けたインストラクターによって、グループ運営される[2]。

目で見るとわかりやすい

ことばが増えると、子どもたちは、自分から人にいろいろ伝えるようになる。そうなると、周りの大人も、自分が伝えたことを当然、子どもたちは理解していると思うだろう。

ところが、発達の凸凹によって、自分の言いたいことは言えても、言われたことには従えず、「わがままな子」と勘違いされてしまうことがある。そのようなとき、話す内容と関連する物や絵カードなどを使って伝えると、理解につながりやすくなる場合がある。

年齢とともに子どもたちは、場面の切り替えやルールを理解することを求められる機会が増える。このようなときに、活動の流れや内容を目で見てわかりやすく写真や絵、文字で提示することは、多くの子どもたちにとって、見通しを持ちやすくやさしい環境となる。

Check

こだわり行動

こだわり行動は、自閉スペクトラム症（Autism Spectrum Disorder: ASD）の人たちに位置づけられている基本的な診断基準でもある。

白石[3]は、こだわり行動を「変えない」「やめない」「始めない」の３つに分類して説明している。本人が「〜しない」と決めてしまう前に、目に見える方法で「〜します、あります」と予告し、見通しを持たせることで、こだわりを回避できることもあるが、こだわりと上手に付き合うという考え方もある。

また、こだわりは問題行動になることもあるが、「決まったことは正確にきちんと行う」といった長所としてとらえ、本人の支援のなかで利用する考え方も大切である。

自閉スペクトラム症（ASD）
対人関係やコミュニケーションが苦手、興味・関心の幅が狭くてこだわりが強く切り替えが困難などで社会生活に大きな支障が出ている状態。詳細はp159-162参照。

「頑張りたい」気持ちが行動に現れ、その場での自己修正も可能となる時期

前もって伝えた約束が守れる

　興味が広がり、見ればいろいろやりたい気持ちがわくような自発性は、やがて物事を自分で決めて進めていくうえで大切な力となる。そのような気持ちをいだいているときに、大人の都合で、「時間がない」「今日はできない」などと伝えると、子どもは混乱して、なかなか気持ちを切り替えられないことがある。

　そうならないためには、予告対応が大切である。

　また、子どもが納得できるあるいは子どもが選んで決めた約束を前もって確認し、「約束したね」で切り替えたらしっかりほめられる経験を積んでいくことで自信がつき、徐々にその場での切り替えもできるようになっていく。

　伝えるとき、ことば以外にも絵や文字に書いて示すと記憶に残りやすく、切り替えの成功につながりやすくなる場合がある。

Check

予告対応

　ASDの子どもは変化に弱く、見通しを持つことも苦手である。そのため次のような傾向が見られる。

- 一度経験してよかったことは続けて何度でも繰り返したがるが、嫌いなことはやりたくない。
- 初めての活動は、次にどのようなことが起きるかわからず不安になり、やりたがらなかったり、パニックになることがある。
- 周りの都合で急に終わりと言われても、なかなか切り替えられない(そのことが親のイライラの原因になることもある)。

　これらを「わがまま」ととらえて叱ったり、無理に切り替えさせようと我慢を強いれば、子どもはストレスをため、さらに抵抗を強めてしまうかもしれない。

　そうならないためには、次のように子どもの状況に合わせて予告の内容や方法を考えることが大切である。

- 我慢できそうな小さな約束を考え、前もって伝える。
- 前もって時計などを示して終わりの時間を知らせる。
- 苦手なことのあとには子どもが好きな楽しいことが待っているようなスケジュールを考え、順番を書いて知らせる。

> **「予告対応」の効果**
> 予告対応をすることは、周囲のはたらき掛けを安心して受け止められる環境を整えることにもつながる。コミュニケーションの支援としての予告対応の詳細はp226参照。

頑張るところを見てほしい

子どもは自信がついてくると、「もうちょっとやってみよう」「難しそうだけどやってみよう」と、自らいろいろと挑戦するようになっていく。

自分の頑張る姿を人にも見てもらいたいという気持ちは、第三者の視線を取り込んだ自発性の発揮である。こうした気持ちがベースにあると、自分がやりたいことだけでなく、人から言われたことも嫌がらずにできることにつながるだろう。

また、「やってみよう」という気持ちは、人から教わる学習への構えとしても必要であり、いずれ小学校へ入学して、遊び中心から学び中心に変わっていく生活への適応にもつながる。

「わかった」「いいよ」と自分の気持ちを抑えることができる

家庭では我を通したい子どもも、集団生活では周りの子どもを見ながら切り替える、合わせるなどの行動調整をしている。

一方、ことばも行動も成長し、仲間と一緒に遊ぶ機会が増えると、遊びのなかでのいざこざが増えていくこともあろう。こうした経験を通して、順番やじゃんけんなどのルールを使えば、いざこざによって自分のなかにわき上がるネガティブな感情を回避することや相手と仲良くできることも学んでいく。

相手が嫌がることをしてしまったら、自分の行為を振り返って「ごめんなさい」が言える、誰かに不愉快なことをされても謝ってもらえたら「いいよ」と言えるなど、ことばが相手の心にはたらき掛ける手段であることも学んでいく。

もし、相手との関係を修復することばがすぐに出てこないならば、こ

COLUMN

パニック時の対応

ASDの子どもは、経験したことがない、予定と違う、予想外のストレスなどに直面したときに混乱に陥り、突然激しく暴れる、硬直するようにかたまってしまうことがある。

このような場合、周囲の人や物の移動に配慮し、安全な環境を確保して、「大丈夫、大丈夫」と冷静に声を掛けるくらいで側にいるようにする。本人がどうしようもできない暴れ方をする場合も、羽交い締めや身体を引っ張ったりしないで、前から抱きしめるなどで、落ち着くのを待つのがよい。支援者にパニックの原因がある場合は、可能ならば、ほかの支援者と交代する。

パニックに陥らせないようにすることは大切である。しかし、陥ることを怖れて苦手なことをさせないのではなく、新たな自信を育て相互関係を深めるために、パニックを起こしそうになる直前で助ける、頑張りをほめるなどでパニックを回避していく教育的方法もある。

とばの使い方を教える必要がある。子どもが興奮状況にある場合は、落ち着くのを待って、本人の気持ちを受け止めつつ、どうすればよいかを伝える。

註

1) E. H. エリクソン著, 仁科弥生訳（1977）『幼児期と社会 1』みすず書房, p21-24.
2) 岩坂英巳編著（2012）『困っている子をほめて育てる ペアレント・トレーニングガイドブック』じほう, p4.
3) 白石雅一（2013）『自閉症スペクトラムとこだわり行動への対処法』東京書籍, p21-24.

参考文献

- 藤村宣之 編著（2009）『発達心理学：周りの世界とかかわりながら人はいかに育つか』（いちばんはじめに読む心理学の本 3）ミネルヴァ書房, p21-45.
- 白石正久（2007）『自閉症児の世界をひろげる発達的理解：乳幼児期から青年・成人期までの生活と教育』かもがわ出版
- 平岩幹男監修, shizu 著（2013）『発達障害の子どもを伸ばす魔法の言葉かけ』（健康ライブラリー）講談社
- 辻井正次, 白石雅一監修（2013）「特集　パニックにはこうして対応する」『アスペハート』35
- 佐々木正美監修（2009）『自閉症の本：じょうずなつきあい方がわかる』（セレクト BOOKS 育ちあう子育ての本）主婦の友社
- 上野一彦監修, 酒井幸子, 中野圭子著（2010）『ケース別発達障害のある子へのサポート実例集：幼稚園・保育園編』ナツメ社

Chapter 4
在宅支援の実際

1. 在宅生活を支えるサービス
2. 在宅医療ネットワーク

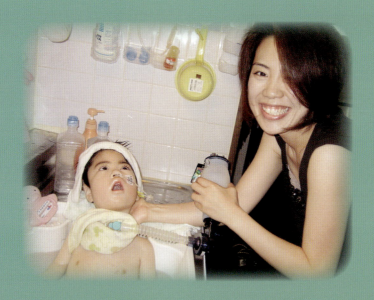

1 在宅生活を支えるサービス

スムーズな在宅生活への移行を実現するためには、可能ならば退院前に必要な自宅の改修や、補装具・日常生活用具の準備、訪問看護・介護の確保、そのための身体障害者手帳・療育手帳を取得するようにする。家族が在宅生活のイメージを徐々につかむことができるように、訪問看護の退院前訪問などを活用する。ここでは退院時から就学前までに使用できる制度や支援について解説する。

NICU退院時に使用できるサービス

患児のNICUからの退院後は、在宅生活を支える基盤づくりが大切となる。医療者は、退院時に新生児特定集中治療室退院調整加算などを活用し、家族と相談支援事業所や訪問看護・介護、市町村行政を含む関係者が幅広く顔を合わせる退院カンファレンスを開催する。家族からの相談が常に受けられるような隙間のないサポート体制の確立が望まれる。

医療者は、子どもだけでなく家族も安定した生活が送れるように、特に医療的ケアを中心的に担う家族の負担軽減を念頭に置いて、サービスを活用するようにサポートする。在宅生活を支えるサービスとして、退院時に使用できるものには、以下のものがある（表1）。

新生児特定集中治療室 退院調整加算

退院調整加算の一つ。入院期間中に、新生児特定集中治療室管理料または総合周産期特定集中治療室管理料（新生児集中治療室管理料の場合）の算定のある患者について、看護師または社会福祉士が、患者の同意を得て退院支援のための計画を策定し、退院・転院に向けた支援を行った場合、退院時に算定される。

表1 ● 退院時に使用できる在宅生活を支えるサービス

- 障害児相談支援
- 身体障害者手帳・療育手帳
- 補装具・日常生活用具
- 子ども・子育て支援新制度
- 訪問看護
- 重度訪問介護
- 居宅介護（ホームヘルパー）
- 短期入所（レスパイト入院・ショートステイ）

障害児相談支援

障害児の生活に関わる相談に応じ、サービス事業所などとの連絡や福祉サービスの利用調整などを行う支援である。福祉サービスを利用する際の利用計画（サービス等利用計画・障害児支援利用計画）を作成し、児童期

から成人期までの暮らしを全般的に支援する。家庭訪問などの方法で子どもの状況を定期的に確認し、必要に応じて利用計画の変更を行う。

身体障害者手帳・療育手帳

　身体や知的な障害があるときに、各種の援助を受けるために必要となる手帳。手帳があることで、福祉サービスの利用や医療費の助成、住宅改修などの支援が受けやすくなる。手続きの窓口は、次のとおりである。

- 身体障害者手帳：区市町村障害福祉課
- 療育手帳：18歳未満　児童相談所
　　　　　　18歳以上　更生相談所

補装具・日常生活用具

　主に身体障害児・者を対象とした、身体機能の代替や生活上の利便性を高めるための福祉用具の給付や貸与をしたり、費用負担をするサービスである。
　ともに利用手続き窓口は、区市町村障害福祉課で行う。

- 補装具：車椅子、バギー、座位保持装置・装具、歩行器　など
- 日常生活用具：介護用ベッド、紙オムツ、ストーマ用具、入浴補助具、住宅改修費　など

子ども・子育て支援新制度

　「量」と「質」の両面から子育てを社会全体で支える制度。最も身近な区市町村が中心となって進め、都道府県や国が区市町村の取り組みを制度面、財政面から支える。
　たとえば利用者支援として、子育て家庭や妊産婦の困りごとなどに合わせて、幼稚園・保育所などの施設や、地域の子育て支援事業などから必要な支援を選択・利用できるよう情報提供や支援の紹介などを行う。地域子育て支援拠点や行政窓口、そのほかの場所で利用者支援専門員が対応し、「最近子育てがしんどい」「どんな子育てサービスが利用できるのかわからない」などの悩みや困りごとを解決するためのサポートをする。利用者支援専門員は、情報提供や照会などの利用支援や関係機関との地域連携を図る。ファミリー・サポートをきょうだい児の保育園送迎に利用したり、居宅訪問型保育を利用し、保護者が就業することもできる。
　実際に利用できる施設や事業は、居住している区市町村に確認する。

ファミリー・サポート・センター

乳幼児や小学生などの子育て中の保護者を会員として、子どもの預かりなどの援助を受けることを希望する人と、援助を行うことを希望する人との相互に助け合う活動に関する連絡、調整を行う。

居宅訪問型保育

障害・疾患などで個別のケアが必要な場合や、施設がなくなった地域で保育を維持する必要がある場合などに、保護者の自宅で一対一で保育を行う。

訪問看護

　看護を必要とする人を対象に、看護師や理学療法士などが居宅を訪問し、看護ケアを提供するサービス。医師と連携をとりながら、在宅で家族が安心して安全なケアを行えるように、療養上の世話や相談・助言、機能訓練の援助を行う。

　障害児の在宅ケアは家族の負担が大きく、家族の不安は子どもに大きく影響する。家族の精神的・身体的フォローを行うことも、訪問看護の重要な役割である。

訪問看護のサービス内容

　訪問看護ステーションでは、主に以下のようなサービス（表2）を提供する。

表2●訪問看護サービスが提供する主なサービス

●病状の観察	●食事・栄養の支援、指導	●医療機器の管理、指導
●家族への介護指導	●リハビリテーション・生活範囲の拡大など	●褥瘡の予防や処置、創傷処置など
●身体の清潔（清拭、入浴介助など）		●服薬管理、指導
●排泄の支援（排便の介助など）	●医療処置（カテーテル交換、点滴など）	●ターミナルケア

写真●訪問看護の実施例

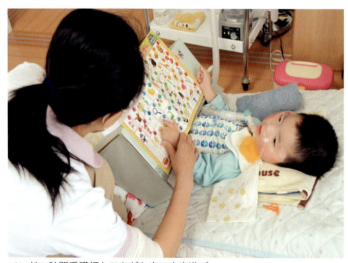

ベッドで訪問看護師とひらがな表で文字遊び。

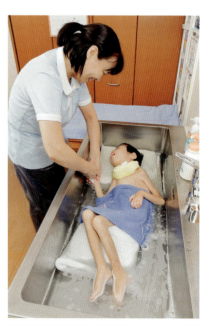

入浴用に設置した業務用シンクでの入浴介助。

訪問看護ステーション選択のポイント

訪問看護ステーションは施設ごとに特徴がある。事業所を選ぶ際には、以下の点（表3）を参考にして、あらかじめ相談支援専門員などに相談のうえ、利用する。

表3 ● 訪問看護ステーションの選択のポイント

■訪問エリア
　利用者宅と訪問看護ステーションの距離
■空き状況
　時間や曜日の限定がある場合には要相談
■24時間連絡体制（緊急時訪問看護体制）の有無
　病状が不安定、医療機器の管理、介護不安の場合、ターミナルケアなど
■営業日、時間
　営業時間や、土・日・祝日の稼動状況　など
■活動の特徴や専門性
　得意なケア（緩和ケア、認知症ケア　など）
　専門的看護（精神看護、小児看護　など）
　専門看護師・認定看護師などの在籍
　理学療法士（PT）・作業療法士（OT）・言語聴覚士（ST）の在籍
　（訪問リハビリの実施）
　地域との連携状況

COLUMN　サービス利用時によくある"困った！"訪問看護編

Q 訪問看護師には何をどこまでお願いできますか？

A 契約時に提供内容について説明があるので、その際に希望するケア内容（入浴介助、不在時看護など）を質問してください。

Q 急変時にはまずどこに連絡すればよいですか？

A 主たる医療機関の主治医や在宅医と相談して、連絡体制を決めておきます。受診すべきか迷ったときは、訪問看護師が相談を受けることもできます。このような連携をフローチャートにして、すぐに見えるようにしておくことをお勧めします。

Q 訪問看護師との関係がうまくいかないときはどうすればよいですか？

A 訪問看護指示書を作成している担当医師、または担当のソーシャルワーカーやサービス計画相談員などに相談してみましょう。

訪問看護利用の流れ

病院から退院し、在宅療育に移行する場合、安心して継続的に必要なケア（サービス）が受けられる環境が必要となる。そのためには、入院中から訪問看護の必要性を判断することが重要となる。

医療者は、医療機関コーディネーターを中心として、関係者会議を開催し、在宅で必要なケア（サービス）を検討する。訪問看護の利用は、主治医が指定訪問看護の必要性を認めた場合に限られる。

訪問看護の利用が決まると、子どもの保護者は、訪問看護ステーションの選択と契約を自ら行うことになる。保護者は、子どものケアの特徴を考えながら、医療機関コーディネーターや主治医と十分に検討し、希望する訪問看護ステーションを決め、そのときに選択した訪問看護ステーションとも相談して最終的な利用を判断する。

ほかの医療・福祉サービスとの連携も必要となるため、障害児相談支援事業所に相談し、サービス等利用計画を作成することも有効である。

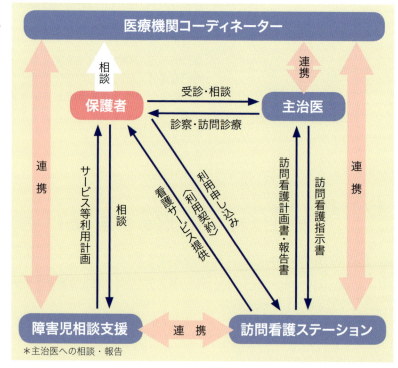

図1●訪問看護利用の流れ
重症児の場合は、医師からの指示書の内容によって毎日の利用も可能な場合がある。健康保険法の改正に伴い、0歳から訪問看護の対象となったが、大多数の利用者は高齢者である。訪問看護ステーションにおける小児の割合は少ないのが現状である。

訪問看護指示書
主治医が、訪問看護が必要と考えた患者に対して、交付する。病状・治療状態、投薬中の薬剤、日常生活自立度、装着・使用医療機器などが記載されている。介護保険・医療保険の両保険制度を利用し訪問看護サービスを受ける際に必要となる。

重度訪問介護

重度の肢体不自由があって、常時介護を要する障害者が対象となる。居宅において、入浴・排泄・食事などの介護や、家事・生活に関する相談・助言など、生活全般にわたる援助、および外出時移動中の介護を総合的に行う。

居宅介護（ホームヘルパー）

介護を必要とする人を対象に、ヘルパーが居宅を訪問し、入浴や食事などの介助「身体介護」や、部屋の清掃や洗濯、食事づくりなどの介助「生活援助」を行うサービス。通院介助や散歩、買い物、福祉事業所の見学などのための外出に付き添う「移動支援」も利用できる。

居宅介護のサービス内容

■身体介護
- 健康チェック：利用者の安否確認
- 環境整備：換気、室温・日当たりの調整、ベッド回りの簡単な整頓など
- 相談援助、情報収集・提供
- 排泄介助：トイレ利用、ポータブルトイレ利用、オムツ交換
- 食事介助：特段の専門的配慮をもって行う調理
- 清拭・入浴、身体整容（日常的な行為としての身体整容）、部分浴（手浴および足浴・洗髪）、洗面など、更衣介助
- 体位変換、移動・移乗介助、外出介助
- 起床・就寝介助
- 服薬介助
- 自立生活支援のための見守り的援助
  ：自立支援、日常生活動作援助（Activity of Daily Living: ADL）向上の観点から安全を確保しつつ、常時介助できる状態で行う見守りなど

> **吸引や経管栄養の支援**
> 介護職員などによる痰吸引などの実施のための制度があり、研修を修了したヘルパーは、痰吸引や胃瘻からの注入を行うことができる。

COLUMN　サービス利用時によくある"困った！"居宅介護編

Q 小児の支援ができる事業所を探すにはどのようにすればよいですか？

A 担当のソーシャルワーカーやサービス計画相談員、または担当の訪問看護師に相談してみましょう。

Q 小児の対象年齢に制限範囲はありますか？

A 福祉サービスの内容によっては、年齢制限を設けている自治体もあります。

Q ホームヘルパーには何をどこまでお願いできますか？

A お住まいの福祉課にご相談ください。主な内容としては、移動支援・身体介護・通院介助などがあります。さらに支援の詳細については事業所に確認したほうがよいでしょう。

■**生活援助**
- 健康チェック：利用者の安否確認
- 環境整備：換気、室温・日当たりの調整、ベッド回りの簡単な整頓など
- 掃除：居室内やトイレ、卓上などの清掃、ゴミ出し、準備・後片づけ
- 洗濯：洗濯機または手洗いによる洗濯、洗濯物の乾燥（物干し）、洗濯物の取り入れと収納、アイロンがけ
- ベッドメイク：利用者不在のベッドでのシーツ交換、布団カバーの交換など
- 衣類の整理・被服の補修：衣類の整理（夏・冬物などの入れ替えなど）、被服の補修（ボタン付け、破れの補修など）
- 一般的な調理、配下膳：配膳、後片づけのみ
- 買い物・薬の受け取り：日常品などの買い物（内容の確認、品物・釣り銭の確認を含む）

■**移動支援**
- 乗車または降車の介助
- 乗車前もしくは降車後の屋内外における移動などの介助
- 通院先もしくは外出先での受診などの手続き、移動などの介助

短期入所（レスパイト入院・ショートステイ）

保護者の緊急時のほか、用事やレスパイトのために入所施設や医療機関などへ一時入所するサービス。重症児の場合、受け入れの多くは医療型障害児施設だが、小児病棟や一部成人施設での受け入れも開始され、通所型の事業所でも実施している事例がある。

乳幼児期（未就学期）に使用できるサービス

乳幼児期（未就学期）には、家族のニーズや子どもの社会性の向上などを目的とした通所先の確保が重要となる。子どもの体調面を考慮した日中活動と退院後の時間の経過とともに増しているかもしれない家族の負担感のアセスメントを行う。

学齢期に向けた就学先や社会的資源の活用を検討することも必要となる。乳幼児期（未就学期）に使用できるサービスは、p278 表1 のもののほかに、「障害児通所支援」がある。

障害児通所支援

障害児通所支援には、「児童発達支援」「放課後等デイサービス」「保育所等訪問支援」「医療型児童発達支援」がある。

このうち、未就学の障害児が対象となるのは、児童発達支援と医療型児童発達支援である。

児童発達支援は、日常生活の基本的動作の指導や集団生活適応のための訓練などを、個別支援計画に基づき提供するサービスである。

障害児通所支援サービスを受けるためには、保護者は障害児相談支援事業所に相談し、サービス等利用計画書を作成してもらう。その計画に沿って区市町村へ利用相談・支給申請を行い、受給者証交付を受け、通所利用を申し込む（図2）。

図2●障害児通所支援利用の流れ

障害児通所支援の実際は、Chapter3「7 重度障害児の保育」(p258)を参照してほしい。

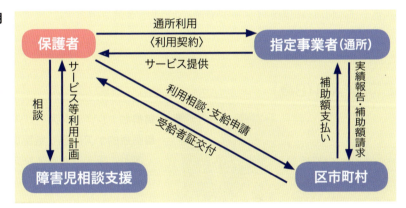

COLUMN サービス利用時によくある"困った！"児童発達支援

Q 幼児教室や保育などを受けたいときは、どこに相談すればよいでしょうか？

A 担当のソーシャルワーカーや訪問看護師が情報を持っている場合があります。また在宅医がいれば、地域の情報を知っているかもしれません。

Q 人工呼吸器を装着していたり、医療的ケアが多い子どもでも児童発達支援を受けることはできますか？

A 児童発達支援施設によって、受けられる医療的ケアに制限があるかもしれません。その施設に確認することをお勧めします。

Q 複数の児童発達支援を受けることはできますか？

A 受給者証の範囲内で複数の施設を利用することができます。

Q 送迎はしてもらえますか？

A 児童発達支援施設によっては、自主送迎のところもありますが、施設で送迎してくれるところもあります。

サービス利用の実際（1週間の例）

　障害を持つ子どもたちのサービスは、障害者総合支援法や児童福祉法など多くの法令が定められ複雑な体系となり、その主体は区市町村のため地域格差を生んでいる。相談支援員がサービスマネジメントの担い手として制度化され、導入されたが、家族などが相談支援事業所を通さずにセルフプランを作成していることも見受けられる。子どもたちの将来を見据え、医療・福祉・教育が一体化する仕組みづくりが課題である。

　また、医療的ケアを必要とする子どもたちには、居宅や利用する各事業所や教育機関において、看護職の配置が必要となる。制度の充実化は推進されているが、現場との乖離がある。

　一方、介護職員などによる痰吸引が開始され、選択肢が広がった。今後は介護職の質の担保が安心して送れる在宅生活の一助であり、そのフォローアップが訪問看護・通所・医療型障害児施設などの役割と考える。

　サービス利用の実際がイメージできるように、3例を紹介する。

症例① A君（8歳）

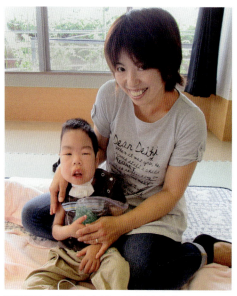

通所保育で親子で手づくりスライムを作成。

■**病名**：レノックス・ガストー症候群、点頭てんかん
■**医療的ケア内容**：気管切開、人工呼吸器＊、酸素療法、吸引、吸入、カフアシスト（排痰補助装置）、胃瘻ポンプ注入

＊人工呼吸器のメンテナンスは、定期的および必要時に業者が来宅。

■**利用している社会的資源**：
短期入所（31日／月）、訪問看護（ステーション2カ所使用）、居宅介護、訪問診療（2回／月）、訪問リハビリ（1回／週）、訪問歯科（1回／月以上）
■**教育**：訪問授業（2回／週）、学校スクーリング（1回／週）

サービス利用の概要（図3）

　訪問看護は1歳から、訪問診療・訪問歯科は4歳から利用している。

　訪問看護師の勧めで、訪問介護を6歳から導入した。週4回昼間の清潔支援や夕方に姉の習いごと時の送迎時間に留守番をしてもらっている。また移動支援により、病院での受診や短期入所の入・退所時に同行してもらい、援助を受けている。

Chapter 4 在宅支援の実際

1 在宅生活を支えるサービス

図3 ● 1週間のサービス利用状況

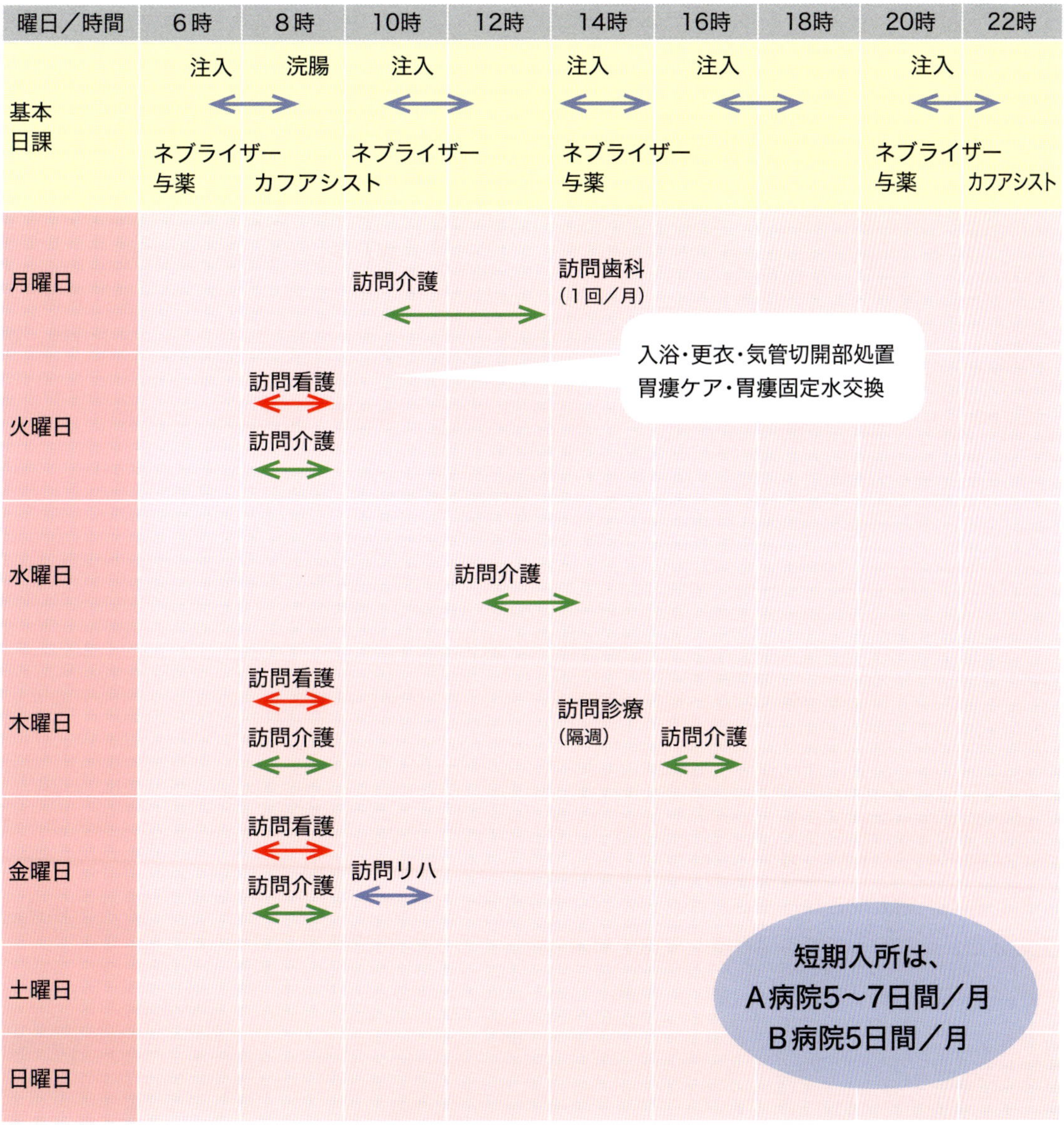

曜日／時間	6時	8時	10時	12時	14時	16時	18時	20時	22時
基本日課	注入 ↔	浣腸 ↔	注入 ↔		注入 ↔	注入 ↔		注入 ↔	
	ネブライザー 与薬	カフアシスト	ネブライザー		ネブライザー 与薬			ネブライザー 与薬	カフアシスト
月曜日			訪問介護 ↔		訪問歯科（1回／月）				
火曜日		訪問看護 ↔ 訪問介護 ↔							
水曜日				訪問介護 ↔					
木曜日		訪問看護 ↔ 訪問介護 ↔			訪問診療（隔週）	訪問介護 ↔			
金曜日		訪問看護 ↔ 訪問介護 ↔	訪問リハ ↔						
土曜日									
日曜日									

入浴・更衣・気管切開部処置
胃瘻ケア・胃瘻固定水交換

短期入所は、
A病院5～7日間／月
B病院5日間／月

お母さんの声

　訪問介護は、導入時に担当コーディネーターが自分（母親）との相性を考えヘルパーを配置してくれたので、不安や気遣いが少なくてすみ、ありがたいと感じています。夕方はA君を安心して預けられ、姉に関わることができます。自分（母親）が気づかない部分まで配慮してくれて助かっています。

　訪問看護は、利用を始めてから長いので、健康管理やアドバイスをしてくれて安心できます。

　在宅診療は、利用当初は管理料で衛生材料をもらえればよいかと思っていましたが、A君のことを細かく考えてくれ、在宅でA君が楽に過ごせるようにとの気遣いがあり、相談に乗ってもらえる存在になりました。

症例② B君（8歳）

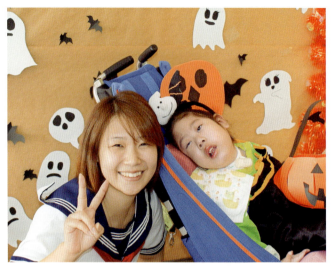

通所行事のハロウィンで、子どもも母も仮装中！

■**病名**：先天性脳奇形、難治性てんかん、慢性呼吸不全
■**医療的ケア内容**：気管切開、酸素療法、吸引、吸入、カフアシスト（排痰補助装置）、胃瘻・腸瘻ポンプ注入
■**利用している社会的資源**：
短期入所（31日／月）、訪問看護（ステーション2カ所使用）、居宅介護、訪問診療（2回／月）
■**教育**：訪問授業（2回／週）

サービス利用の概要（図4）

　退院時から訪問看護を導入した。現在は清潔ケアや見守り看護などをステーション2カ所で週5回、訪問リハビリも週1回利用している。

　2歳から月2回の訪問診療と月1回の訪問歯科診療を受けている。

　訪問看護師から勧められ、4歳から弟を保育園に朝送るために、訪問介護を導入した。現在は、週3回清潔ケア、夕方の留守番、受診支援や短期入所の入・退院時に利用している。

　弟が長期治療入院となったことがあったが、その間は短期入所を長めに利用した。弟の退院後は、弟の体調が安定するまで訪問看護を兄弟で利用した。

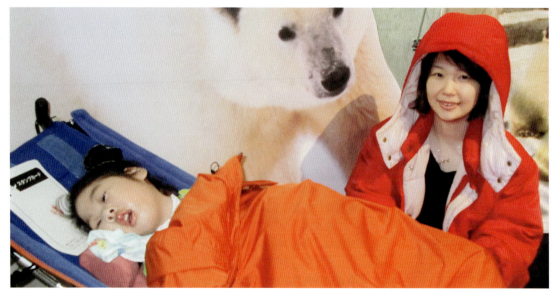

通所行事の社会見学で、南極気分を体験。

Chapter 4 在宅支援の実際

1 在宅生活を支えるサービス

図4 ● 1週間のサービス利用状況

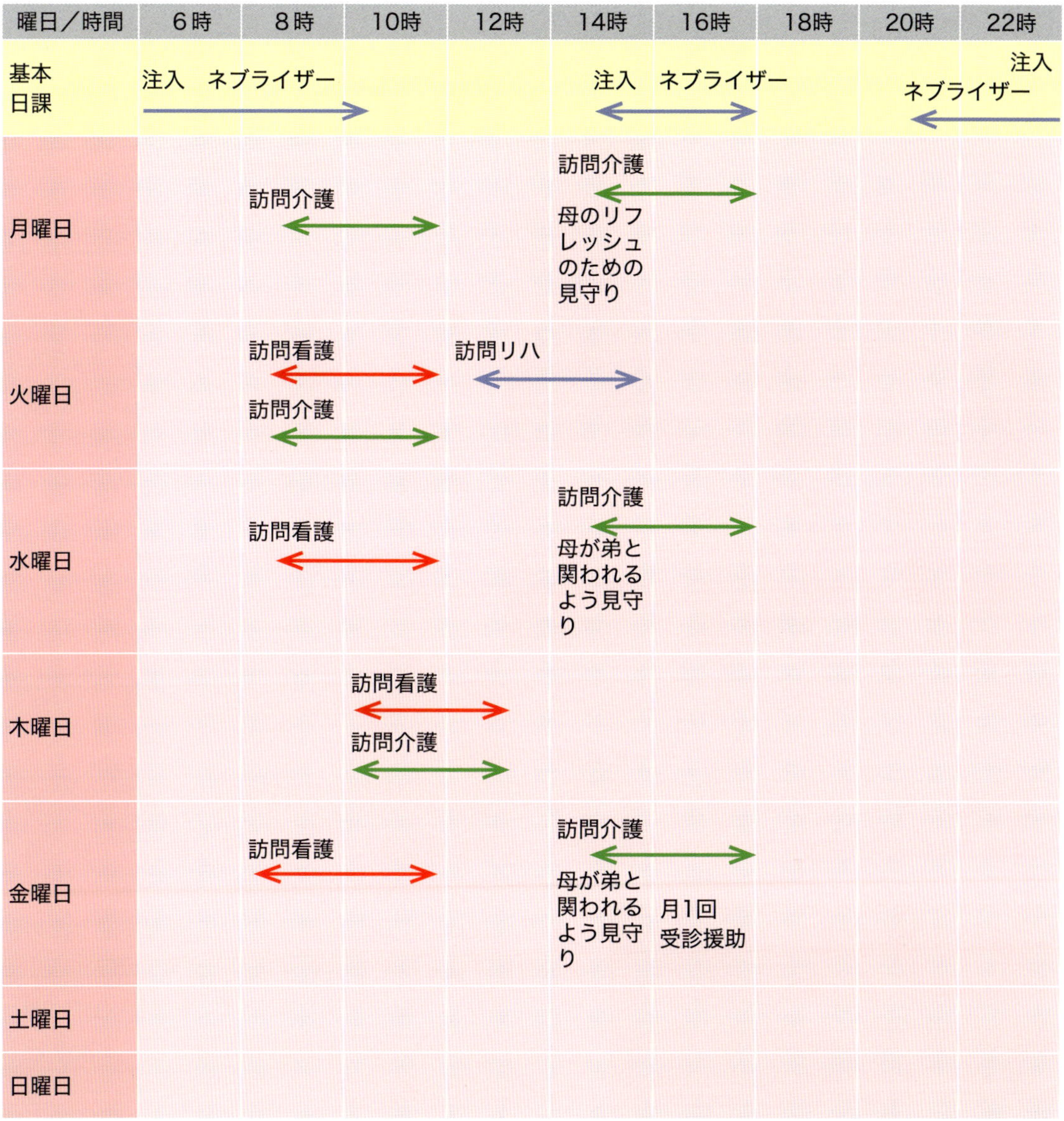

曜日／時間	6時	8時	10時	12時	14時	16時	18時	20時	22時
基本日課	注入	ネブライザー →			← 注入	ネブライザー →		← 注入	ネブライザー
月曜日			← 訪問介護 →		訪問介護 母のリフレッシュのための見守り →				
火曜日		← 訪問看護 → ← 訪問介護 →		訪問リハ →					
水曜日			← 訪問看護 →		訪問介護 母が弟と関われるよう見守り →				
木曜日				← 訪問看護 → ← 訪問介護 →					
金曜日			← 訪問看護 →		訪問介護 母が弟と関われるよう見守り →	月1回 受診援助			
土曜日									
日曜日									

お母さんの声

　在宅生活移行当初は、医療的ケアを知らない素人が暗い所から光を探るイメージでしたが、訪問看護サービスを利用することで、看護相談ができたり話を聞いてもらえたりしました。

　家にこもり気味になっていましたが、訪問介護のサービス内容などの情報を看護師さんからもらうことができ、その情報を介して人脈を広げることができました。また、ヘルパーさんを利用することで、外出できるようになり、買い物にも行けるようになりました。

　いまでは、「子どもを安心してみてもらえる」という気持ちになっています。

症例③ C君（11歳）

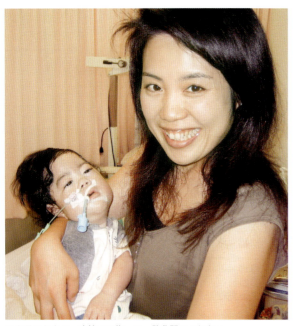

9カ月のときの、病棟での抱っこ。数分間のふれあい。

- **病名**：先天性ミオパチー、呼吸不全、てんかん
- **医療的ケア内容**：気管切開、24時間人工呼吸器＊、酸素療法、吸引、カフアシスト（排痰補助装置）、胃瘻ポンプ注入

＊人工呼吸器のメンテナンスは、定期的および必要時に業者が来宅。

- **利用している社会的資源**：短期入所（14日／月）、訪問看護（ステーション2カ所使用）、居宅介護（ステーション2カ所使用）、訪問診療（1回／2週間）、訪問歯科（5～6回／年）
- **教育**：訪問授業（2回／週）、学校スクーリング（1回／週）

＊学校での口鼻腔吸引や注入は、支援学校の看護師が行っている。

サービス利用の概要（図5）

在宅開始と同時に訪問診療を受けている。保健所の保健師や入院していた病院の医療ソーシャルワーカー（Medical Social Worker: MSW）からの依頼で訪問看護も導入となった。その後2カ所目の訪問看護ステーションも使用している。

訪問介護は、重症心身障害児（者）通園に通うため、朝の登園準備と帰宅支援を4歳のときから導入した。6歳のときから、母の就労に向けて、看護師（訪問看護）とヘルパー（訪問介護）が同時間に協力して支援を行う体制をとっている。

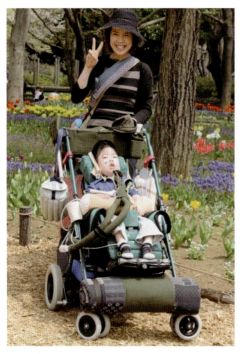

お散歩で、昭和記念公園にチューリップ見学。

Chapter 4 在宅支援の実際

1 在宅生活を支えるサービス

図5 ● 1週間のサービス利用状況

曜日／時間	6時	8時	10時	12時	14時	16時	18時	20時	22時
基本日課		起床 注入　与薬 ←→ カフアシスト		注入　与薬 ←→ カフアシスト		注入 ←→ 口腔ケア	カフアシスト	注入　与薬 ←→	就寝
月曜日		訪問介護 ←→ モーニング ケア		訪問介護 ←→ 学校スクーリング帰宅時	訪問介護 訪問看護 ←→ 入浴				
火曜日		訪問介護 ←→ モーニング ケア				訪問看護 ←→ 入浴	入浴・更衣 気管切開部処置 カフアシスト 胃瘻ケア 胃瘻固定水交換		
水曜日		訪問介護 ←→ モーニング ケア		訪問介護 ←→		訪問看護 ←→ 入浴			
木曜日		訪問介護 ←→ モーニング ケア	訪問看護 ←→	訪問介護 ←→	訪問看護 ←→ 母就業時支援				
金曜日		訪問介護 ←→ モーニング ケア		訪問介護 ←→	訪問看護 ←→ 訪問リハ		短期入所は、 A病院10～14日間／月 C病院5日間／月		
土曜日									
日曜日									

お母さんの声

　在宅が始まったばかりのころは、何もわからず心配で、看護師が訪問してくるのが待ちどおしかったです。
　通園の年中のころに自分（母親）が働くことになりました。こんな重症な子を家でみてもらえて仕事に行けるとは思ってもいませんでしたが、東京都の在宅人工呼吸器使用難病患者訪問看護事業を利用することで、「行ってきまーす」と仕事に行くことができ、帰れば家に子どもがいる幸せを感じました。
　短期入所は、在宅で生活するうえで絶対必要で、なければ困ります。短期入所先のケアの質が皆同じであればよいなと思っています。
　いろいろなサービスを利用し、看護師・ヘルパーさんに悩みを話したり相談できることは大きなメリットです。子どものカンファレンスに皆が集まり、話し合ってくれて回数を重ねるごとに参加される方が多くなり、皆に助けられていると思っています。
　褥瘡に対する対応では、在宅医から訪問看護ステーションに連絡が行き、皆さんが一丸となって助けてくれたことに感動しました。

継続した支援体制

医療ケアを必要とする子どもが在宅で生活するためには、家族が様々なサービスを利用するだけでなく、医療者が、退院前から在宅生活移行後も、継続的に地域全体で支援をしていく必要がある。図6は、先に紹介したC君（p290、症例③）のNICU退院から支援学校入学までの各サービス（制度）の利用の実際を年表としてまとめたものである。

退院前の医療者の支援

医療者は、退院前から細やかな情報収集を行い、子どもや家族を支えることができるように早い段階からサポートする。

退院決定前の支援のポイント

退院調整のコーディネートをする担当者が、家族の正直な気持ちや状況を把握し、家族の子どもの状態への理解度や、退院に対する思い、身近な相談者の存在の有無などを確認する。家族に対しては、自宅で行える方法で家族が自信を持って処置やケアが行えるよう指導を行う。

> **退職調整のコーディネート**
> 退院調整のコーディネートの担当者は、医療機関によって異なる。退院調整看護師や医療ソーシャルワーカー（MSW）がその中心を担う。

図6 ● サービス利用可能期間と実際の使用例（C君のケース）

色アミ：サービス利用可能期間
→：実際の利用期間

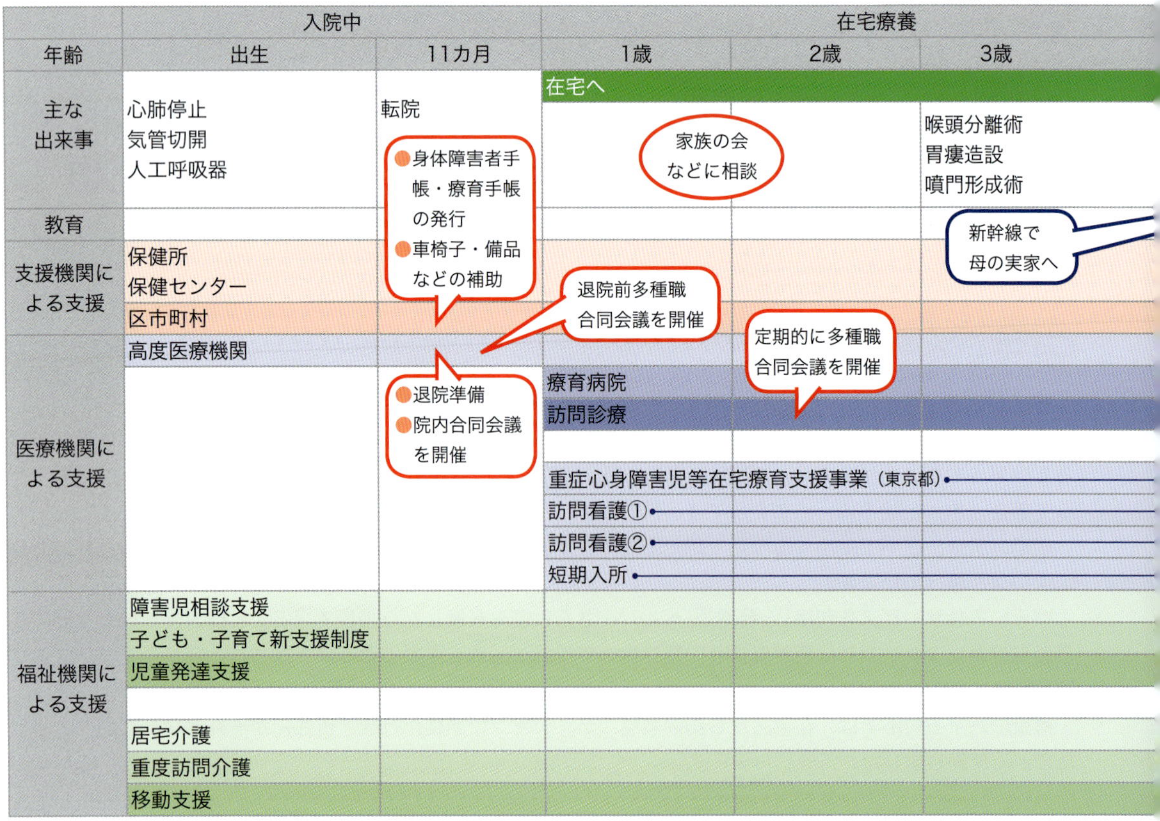

	入院中			在宅療養		
年齢	出生		11カ月	1歳	2歳	3歳
主な出来事	心肺停止 気管切開 人工呼吸器		転院 ●身体障害者手帳・療育手帳の発行 ●車椅子・備品などの補助	在宅へ	家族の会などに相談	喉頭分離術 胃瘻造設 噴門形成術 （新幹線で母の実家へ）
教育						
支援機関による支援	保健所 保健センター 区市町村					
医療機関による支援	高度医療機関		●退院準備 ●院内合同会議を開催	療育病院 訪問診療 重症心身障害児等在宅療育支援事業（東京都） 訪問看護① 訪問看護② 短期入所	（退院前多種職合同会議を開催）	（定期的に多種職合同会議を開催）
福祉機関による支援	障害児相談支援 子ども・子育て新支援制度 児童発達支援 居宅介護 重度訪問介護 移動支援					

退院準備時の支援のポイント

退院準備を開始する際は、早い段階から情報収集や院内合同会議を持つ。また、家族参加で院内外泊や自宅外泊を行い、自宅外泊には同行し、環境を確認し、助言する。必要に応じて、ベッドや車椅子、吸引器などの用具の確保や住宅改修の相談を受ける場を設ける。

在宅生活移行後の医療者の支援

地域生活移行後、それぞれの地域でこれまで解説してきた社会・福祉資源やサービスをつなげる。子どもの成長発達や家族のライフステージに合った継続的なサポートを行うためには、適宜、多種職合同会議を実施する（表4）。

表4 ● 多種職合同会議を開催するタイミング

- 子どもや家族の状態の確認や情報共有が必要なとき。
- 新たなサービスの導入検討のとき。
- 家族の精神的・身体的負担が大きくなったとき。
- 通所や保育園などの集団生活参加の前や参加直後。
- 家族や支援者から要望があったとき。

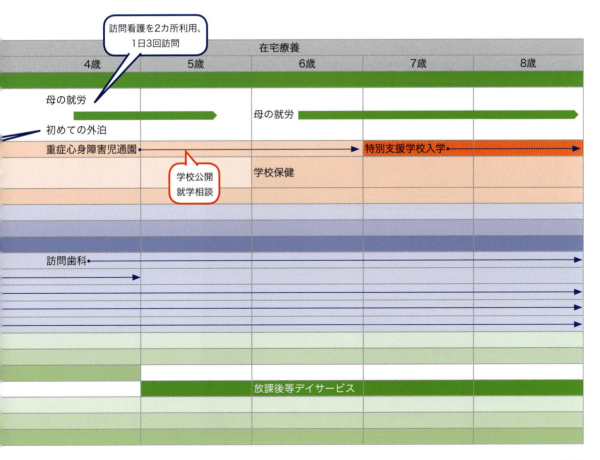

2 在宅医療ネットワーク

がんや慢性疾患の終末期に、最期まで自宅など希望する場所で暮らし続けたいという人々、特に高齢者を対象に、在宅医療は提供されてきた。しかし小児医療においても、人工呼吸器など医療機器と医療的ケアが必要な医療的ケア児が増えている。このような子どもたちが、退院して自宅で暮らし続けるために、小児在宅医療は必要とされている。

在宅医療とは

在宅医療とは、疾病・障害があり通院が困難なため、自宅での療養を希望する患者に対して、医療者が患者の自宅を訪問して行う医療である。

医師・歯科医師が行う在宅診療、看護師が行う訪問看護のほかに、リハビリテーションスタッフ・薬剤師・栄養士・歯科衛生士などが訪問することも可能である。住んでいる町が「病院」、道路が「病院の廊下」、自宅が「病室」、訪問看護が「ナースステーション」という感じになる。

在宅医療に関わる多くの医師は、病院ではなく診療所に属している。

診療内容は、病院・診療所で行われることと基本的に変わりがない。簡単な検査は可能で、緊急時にも対応し、入院医療・外来医療に次ぐ「第三の医療」といわれている。

人工呼吸管理を受けている3歳男児。在宅医が、気管カニューレの交換を行っている。

在宅診療の種類

医師・歯科医師が行う在宅診療には、訪問診療と緊急往診がある。

訪問診療

訪問診療では、たとえば毎週○曜日のようにあらかじめ設定した日に定期的に訪問する。訪問時には、診察や検査を行ったり、話を聞いたりして、普段から患者や家族の状況をよく把握し、必要な治療や指導と薬の処方などを行う。状態が安定していれば、訪問診療は月2回程度だが、病状に応じて本人、家族と相談しながら決めていく。

緊急往診

高い熱が出たとか、急な腹痛などの病状の変化があったときに、緊急に自宅に訪問して治療に当たるのが緊急往診である。

自宅で療養している場合、いちばん心配になる点は、急な体調の変化があったときの対応である。往診するほどでない場合は、電話で相談することもあるが、必要時には入院先も確保する。

ただし、それまでの経過や普段の状況が不明であれば、責任を持って対応することはできないので、緊急往診のみの対応は受け付けないのが一般的である。

在宅支援診療所制度とは

外来中心の一般診療所では、単独での24時間対応は困難なため、ほかの医師や訪問看護ステーションの訪問看護師と連携しながら診療を行うことが想定される。在宅支援診療所制度は、24時間体制で在宅医療を行える拠点を確保するために、2006年（平成18年）4月に国が創設した制度である。24時間対応することが診療報酬上も評価され、都市部では複数の医師による在宅専門の診療所も出現している。小児専門の在宅医療を手掛ける診療所も見られるようになっている。在宅支援診療所と標榜してあれば、在宅医療に協力できる診療所と思われる。

さらに、2012年（平成24年）より、医療機関同士で連携しながら在宅医療を行う強化型在宅支援診療所制度がつくられた。筆者のいる地域では、筆者を含め8名の在宅医が集まって、月1回定期カンファレンスを開き、情報交換を行っている。これにより主治医が不在時にも、応援してもらう体制が構築できてきた。

小児在宅医療の特徴

　成人期の在宅医療の場合、病院と診療所との連携が進んでいるために、比較的病状の安定している患者は、積極的に診療所に紹介されることが多い。

　一方、小児の場合、医療的ケアの比較的少ない子どもは、通院しやすいこともあり、病院での外来診療を受け続けることが多い。医療的ケアが多く、医療依存度が高いため通院が困難な症例のみが、在宅医療として紹介されることになる。

　在宅医療の経験のない一般の小児科開業医にとっては、重症の小児例は対応が難しく、高齢者の在宅医療に慣れている在宅医にとっては、小児に慣れていないため、対応できない事態が生じ得る。このため、重症の小児例に対応できる在宅診療医は限られているのが現状である。

　また、小児を担当する訪問看護師は、訪問看護指示書を病院の主治医から受け取る場合が多い。現場は訪問看護師のみが対応することになり、担当の子どもの体調の変化を相談したいと考えて病院の主治医に連絡しても、つながらず（処置中、出張中など）、タイムリーに対応してもらえない場面も少なくない。

　その結果、軽微な症状でも相談ですますことができずに受診が必要となり、家族や看護師の負担となる。訪問看護師は、いつでも相談でき、緊急時には往診して、家族の相談に乗ってくれる在宅医を必要としているのである。連携不足が小児在宅医療の壁となっている。

　これらの問題を解決するために、筆者のいる長崎県で行ったのが、小児在宅医療のネットワークシステムの構築であった。

> **訪問看護指示書**
> 主治医が、訪問看護が必要と考えた患者に対して、交付する指示書。p282 参照。

在宅医療ネットワーク（長崎県の例）

　小児で在宅医療を希望する多くは、人工呼吸器など医療ケアが必要な重症児である。子どもの長期入院は、患者自身の発達にも問題があり、両親・きょうだいにも負担が大きい。家族にとっても小児在宅医療は必要である。

　東京など大都市には、小児在宅医療を専門に行う診療所もあるが、地方では小児在宅医療を受けることが全くできない地域がある。長崎県もその一つである。

　長崎県は、平野が少なく坂が多い、数多くの離島を抱えているなど地形的な問題があり、交通アクセスの非常に悪い地域である。

　そこで2003年に、在宅医療を志す医師のネットワークシステム「長崎在宅 Dr. ネット」を結成し、病院主治医や地域連携室から要請があれ

図●ネットワークシステム「長崎在宅 Dr. ネット」の仕組み

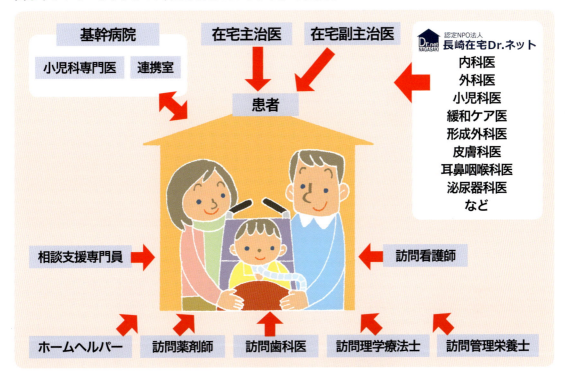

　ばメーリングリスト上で、主治医・副主治医を募集することにした（図）。
　各医師による手上げ方式で決められる。またメーリングリスト上でも在宅医療に関するいろいろな相談ができる。
　筆者が小児科出身者として小児在宅の話を提示したところ、協力してもらえる医師が現れた。筆者が主治医、ほかの先生が副主治医となり、次はその先生が主治医で、筆者が副主治医となり割り振っていった。その後は、特定の医師だけでなく、引き受ける医師が増えている。
　このようなシステムは、長崎市を中心とした長崎県南部で始まり、いまではこの地域では小児在宅の主治医探しに苦労することが少なくなっている。
　その後、県のどこに居住していても小児在宅医療が受けられるように、長崎県と長崎大学病院小児科を中心に小児在宅医療連携拠点事業による講習会を行い、医療的ケアの講習・症例検討会などを開催している。地域の在宅医、訪問看護師、特別支援学校の教師、行政の責任者などが参加している。このような試みはいくつかの県でも行われている。ホームページをご覧いただければと思う。

●厚生労働省の小児在宅医療政策
http://www.mhlw.go.jp/stf/seisakunitsuite/bunya/0000061944.html
●長崎県の小児在宅医療連携
http://www.med.nagasaki-u.ac.jp/peditrcs/zaitaku/index.html

ネットワークを利用した症例

症例① 13歳男児

■病名：低酸素性脳症後遺症

■主なケア内容：人工呼吸管理

■経過：クループ後の呼吸障害のため低酸素性脳症となり、人工呼吸器が必要となった。約1年間大学病院に入院し、母親と父親が交代で病院に付き添っていた。家族は自宅での療養を希望したが、病状から定期通院は不可能な状況で入院が続いた。病院主治医が往診医を探していて、筆者に相談があった。

患児の自宅は筆者の診療所より 25km も離れた地域にあり、躊躇したが、もう1年も入院していると聞き、在宅専門医の協力を得て在宅診療を開始することにした。

重症であり遠距離の在宅医療のため、十分な準備が必要と考え、時間をかけてカンファレンスを行った。

> **クループ**
> 急性の喉頭狭窄により、呼吸が苦しくなり、吸気性喘鳴や嗄声、吸気性呼吸困難などを呈する疾患のこと。

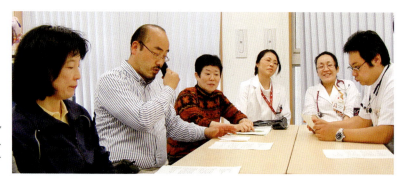

多職種が集まって行われたカンファレンスの風景。左から訪問看護師、在宅専門医、筆者、連携室看護師、病院主治医。

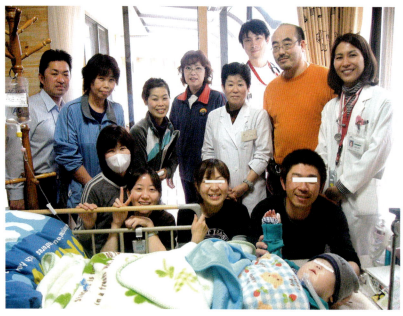

退院当日の自宅でのものである。在宅専門医、病院主治医、そのほか訪問看護師・訪問薬剤師などが立ち会った。

その後も入院中にできるだけ家族と面談し、退院しても病院との関係が切れるのではなく、病院主治医と在宅医の共同体制で診療すること、必要なときはいつでも入院できることを納得してもらった。

定期の往診は月に2回程度、状態の変化に伴う緊急往診は別に行った。定期往診時に、気管カニューレなど物品および処方箋を渡した。

訪問看護ステーションから訪問看護師が週3回定期訪問し、緊急時も訪問看護師に最初に対応してもらった。訪問看護師からは毎回ファクスで報告を受け、電話で相談を受けることもあった。

在宅医療には責任を持って対応してくれる訪問看護師の存在が不可欠である。医師も看護師の相談にはすぐに応じるようにして、要請があれば緊急往診した。また訪問薬剤師とも連携し、処方箋以外に訪問薬剤指示書を出し、薬剤師が薬の配達・管理をした。夜間であっても薬をすぐに届けてくれた。

患児は、両親と兄の4人家族である。1年間の入院期間中に交代で患児に付き添っていた両親は、家族全員での暮らしが戻ったことをいちばん喜んでくれた。

この子どもは退院2年後に、自宅で家族に囲まれながら亡くなっている。

症例② 5歳男児

■病名：QT延長症候群による突然の心停止による低酸素性脳症
■主なケア内容：人工呼吸管理

■経過：発症後、人工呼吸器が必要となった。

すでに、小児在宅医療ネットワークシステムが完成していたため、入院4カ月でスムーズに自宅に戻ることができた。その後、2人のきょうだい（妹・弟）が生まれている。

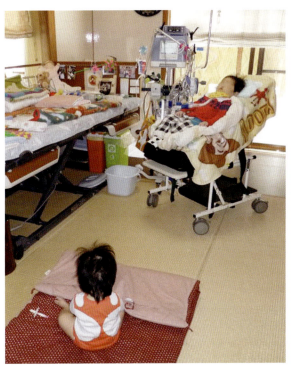

人工呼吸管理を受けている兄の側で、妹が遊んでいる。

小児在宅診療の実際

在宅医療を専門に行う診療所は少なく、多くは外来診療をしながら往診をしている。筆者の場合、定期往診する時間は週2回の午後と、週2回の昼休みを当てている。訪問前に看護師が家族に電話して病状を確認し、届ける医療器材を準備する。往診鞄には診察道具や採血用の注射器、インフルエンザの時期であれば検査キットなど、外来診療・予防接種のワクチンなどを準備する。必要があればあとから看護師が単独でも訪問し、時間をかけて家族の話を聞ける体制をとっている。

小児在宅診療を継続するためには福祉的支援も必要となる。高齢者の介護支援専門員にあたる相談支援専門員の制度が始まり、デイサービス・福祉用具など、福祉制度の利用に関する相談もできるようになった。

しかし、医療的ケアを理解できる相談支援専門員が不足している状況が続いている。医療的ケアのできる短期入所先も少ない。特に人工呼吸管理などの症例では、受け入れてくれる施設が不足している。

長崎県では「子どもは両親が育てるのが原則」との規定があり、家族の不在時は障害児はホームヘルパーが利用できず、吸引など医療的ケアのできるヘルパー制度も、利用は20歳からとなっている。長崎県という地域の現状として、重症の障害児が在宅医療を受けながら自宅での生活を送ることができるのは、介護力のある家庭に限られているといえる。ホームヘルパーの利用を認めている県もあり、今後の改善が望まれる。

> **小児の医療材料**
> 小児の場合は様々なサイズの医療材料が必要となるため、医療材料分割販売も利用している。

> **相談支援専門員の不足**
> 介護支援専門員のようなマネジメント力を発揮できる人が少なく、在宅医が市町村の障害福祉課の窓口と直接交渉するという状況が見られる。

在宅医療の費用

医師・歯科医が担当する訪問診療・訪問看護・訪問リハビリテーションなど、すべて医療保険から給付される。身体障害者手帳所持者には、負担金の一部を支給する制度がある。小児慢性特定疾病医療の対象の病気、18歳以上で難病(特定疾患)の場合は、医療費の公費負担となる。

そのほか多くの場合で、医療費の負担が少なくなる制度が利用できる可能性があるので、相談することが望まれる。

小児医療の場合、医療の継続とともに、介護している両親も高齢化して、親自身が医療・介護を受ける立場になる。成人期になっても一定の治療・介護が保てるように、病院と診療所が連携し、高齢者のような地域でのかかりつけ医・在宅医によるネットワークの形成が必要である。

> **小児慢性特定疾病医療**
> 対象となる疾患については、「小児慢性特定疾病情報センター」のホームページに詳しい。
> (https://www.shouman.jp/assist/)

参考文献

- 厚生労働省障害者政策総合研究『医療的ケア児に関する実態調査と医療・福祉・保健・教育等の連携促進に関する研究(研究協力員:奈倉道明、研究代表者:田村正徳)平成29年度研究報告書』
- 厚生労働省ホームページ「医療的ケア児の地域支援体制構築に係る担当者合同会議」(https://www.mhlw.go.jp/stf/seisakunitsuite/bunya/0000191192_00004.html)

補遺 通過障害（P.102）

● 上腸間膜動脈症候群

十二指腸が、上腸間膜動脈や大静脈、脊椎によって圧迫され、狭窄・閉塞をきたす疾患。

対応として、胸郭・骨盤で体重支持を行い、腹部の圧迫を除去できる姿勢とする。姿勢変換時には、腹部の圧迫除去ができていることを確認するために腹部の触診、腸音の聴診を行うことが望ましい。

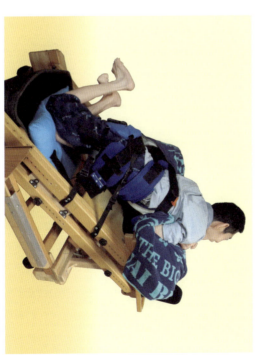

（みさかえの園総合発達医療福祉センターむつみの家
理学療法士　杉本憲治氏　提供）

（株）インターメディカ

Chapter 5
子どもたちの尊厳

1. 子どもたちの尊厳を求めて
2. グリーフケア

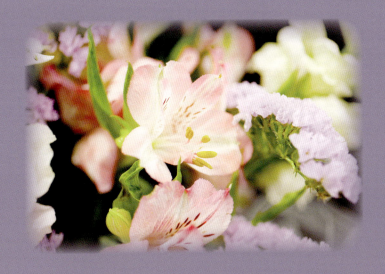

1 子どもたちの尊厳を求めて

たとえ未熟児であろうとも重症な奇形を持っていようとも、子どもは大人と同じ人権を持っており、その尊厳は守られなければならない。その考えの基には、私たちはみなつながっている仲間であるという生命倫理があるが、その背景には生きていく世界ではそのつながりを絶たなければならない事実を容認する「連続と不連続の思想」がある。しかし、その不連続が冷たい切り捨てにならないためには、相手を思う「あたたかい心」の重要性を理解しなければならない。

生命倫理とは：
生命倫理の背景にある「連続と不連続の思想」

倫理の「倫」は仲間という意味であり、共に生きている仲間内で生命に関する考え方で齟齬が生じたとき、それをすり合わせる考え方が生命倫理である。すり合わせの過程において、より良好な治療成績や経済効率といった根拠に基づく医療 (Evidence Based Medicine: EBM) だけでなく、相手を自分のように考える「あたたかい心」が背景になければ、人間味を失った冷たい判断に陥る。

「あたたかい心」とは、同情や憐れみ (sympathy) のレベルを超え、相手の苦しみ・痛みを自分の苦しみ・痛みと感じること (empathy) のできる心である。「あたたかい心」とは、弱い生き物である人類が生き抜くために、進化の過程でかち得た最も大切な宝であり、その「あたたかい心」を育むのが「連続と不連続の思想」である。

私たちを取り巻くすべての事象は、哲学的な考えだけでなく学問的にも「連続している」ことが知られている。その連続性を感じながら不連続としなければならない判断は、冷たく切り捨てるのではなく、同じ仲間であるがこの社会で生きていくためには仕方がないと、相手に思いを馳せながら涙して不連続とするのである。それが「あたたかい心」を支える「連続と不連続の思想」である。

私たちを取り巻く連続性

ぬくもりのある連続した宇宙

　私たちの世界の基本単位である「時間」と「空間」が連続であることは、時間や空間を物のように切り取ってためておくことができないことから容易に理解できるであろう。

　さらには物資でさえも、分子や原子のレベルを超えて素粒子の世界までさかのぼれば、重さも大きさもない世界にたどり着き、空間と癒合してしまうことが最新の量子論から知られている。

　私たちは生きていく知恵として、一瞬の間にすぎない"時"を「いまは 2019 年の 1 月 5 日 11 時 55 分 30 秒である」と人為的に不連続にして扱っている。空間も同様に、住所を示すごとく不連続に分けている。

　私たちの住んでいるこの宇宙は、ビックバンと呼ばれる火の玉で始まって以来、約 138 億光年の時間と空間の広がりとを持った連続体としてとらえることができる。その全宇宙は、ビッグバンの残り火である黒体輻射と呼ばれる絶対温度 3℃のぬくもりで満たされている。私たちすべては、宇宙のぬくもりのなかの一部であると考えれば、人と人との間においてもあたたかい心のつながりを感じるのではないであろうか。

私とあなたの連続性

　哲学者のマルチン・ブーバーはその著作「我と汝」のなかで、「我が汝と語りかける時、我にとって汝となる人は自己のうちに全体を宿すことのできる者である」と述べている。すなわち、「あなたから見れば私はあなたであり、私から見ればあなたは私なのである。あなたが悲しければ私も悲しさを感じ、私がつらければあなたもつらさを感じるであろう」という、我（私）と汝（あなた）の両者は、立場を変えただけで、同じものになり得る連続性を意味している。それが相手への思いを馳せる「あたたかい心」の源泉であり、その背景には「私もあなたもすべてつながっている」という連続の認識と、しかしながら「私は私でありあなたはあなたである」という不連続の認識との調和が必要であることを言い得ている。

　その一例を挙げると、現在、健康な成人もかつては弱い赤ちゃんであり、いつかは必ず弱い老人となり、いつ障害者となるかもしれないという人生の連続性を考えたとき、「病気の新生児は助かっても障害を残すからと助けない」と考えることは、自分がかつて新生児であったことを忘れているからである。町で老人がよろめいて若者の足を踏んだときに、「老

人は老人ホームで寝ていろ」と怒鳴るなら、若者はその老人は自分の未来であることを認識していないからである。多くの人が障害者を異邦人のように見てしまうのは、自分が障害者とは別な人間と思ってしまうからである。私たちは紙一重でいつ障害者になるかもしれないのである。

このように弱い新生児は自分の過去であり、弱い老人は自分の未来であり、弱い障害者は自分の分身である、という連続性を感じることが、相手を思いやる「あたたかい心」の源泉となる。

私たちは、他人が怪我をして血が流すのを見ると、自分が怪我をしたようなゾッとする感覚を経験するのは、無意識に相手の痛みが自分に投影される現象だからであり、見聞きしたことが自分においてと同じ反応を引き起こすミラー細胞（mirror neuron）があるためである。

このような相手の痛みを自分の痛みとして無意識に感じることが、自分と他人の連続性を学習する、人間が共に生きていくうえで大切な脳機能なのである。子どものときにそのような感覚を学ばないまま成長した人が、相手の痛みに無頓着に傷つけてしまう昨今の信じ難い残酷な犯罪につながると考えられている。

人間の一生の縦糸と横糸の連続性

「人」は歩いている姿の象形文字で、homo sapience と呼ばれる生物学的存在を表す。「人間」という言葉は中国語では「じんかん」と呼んで世間一般のような意味であるが、日本語の「にんげん」には、人と人の間がある社会的な存在という意味があり、私たちは単なる生物学的存在の「人」から、共に生きることの重要性を学んで社会的存在の「人間」に進化したのである。

「綾」という言葉は、縦糸と横糸が織りなす様子を表すが、私たち人間の一生は多くの人々との「綾なすつながり」によって成り立っている。一人の人間の親から祖先へと綿々とつながる家系（遺伝子）の縦糸と、社会のなかで多くの仲間とつながりあう横糸の連続性で私たちは存在している。

生命体は原始の海で生まれ、人間はその 37 億年にわたる系統発生の歴史の結果である。私がいまここに存在するのは父母が居たからであり、その父母は祖父母が居たからであると考えていけば、私たちは親や祖父母を超えた人類の命の流れに思い至る。

さらに私たちがいまここに存在しているのは、私たちの身の回りの多くの人と共に支え助け合っている横のつながりによるもので、その「人間同士の連続性」を感じることが「あたたかい心」の源泉となる。

Chapter 5 子どもたちの尊厳

1 子どもたちの尊厳を求めて

人間とすべての生物との命の連続性

　原始的な生き物のゾウリムシのDNAの基本的な構造は、われわれ人間と同様であり、すべての生き物は系統発生と呼ばれる37億年にわたる一個の原始細胞から数十兆の細胞からなる人類に至るまでの進化の道筋で結ばれている。人とチンパンジーの遺伝子のDNA配列の98%までが同じであるように、人間と動物の間においても連続と不連続の考え方ができる。

　しかしすべての生き物と連続したつながりがあることを知りながらも、人間と他の生き物とは一線を画した不連続な存在であることを認めなければ、私たちは生きてゆくための活動を一歩も進めることができない。それは神が人間をつくられたという宗教的な考えとは異なった論理である。

生と死の連続性

　人と言う生命体は死後もわずかであるが髪の毛が伸びるように臓器は生きている。さらに臓器の機能が止まったあともそれを構成している細胞はある時間生き続けており、生と死は連続している。死亡時間を何時何分と決めるのは医療上の約束事であり、人間社会の営みに齟齬をきたさないためである。さらに人間にとっては、医学的・生物学的死亡のあとも故人の思い出が人々の心のなかに生き続けることから、即物的に死を受け入れるのではなく、三回忌や十三回忌のように生と死の連続性を不連続とするまでのステップとして、死者を生きている者の如く遇する幾つもの通過儀礼が行われている。

異常と正常の連続性

　IQが150以上で有名大学を卒業したが他人とのコミュニケーションが上手く取れず引きこもりとなっている者がいる一方、IQが70以下でも働きながら結婚して幸せな家庭を築いている者もいる。IQという物差しで100を標準とし70以下なら異常（知能障害）と分けることは、集団の評価法として存在するが、100と99および70と69の間にギャップがあるわけではなく連続しており、さらに個人個人では大きなばらつきがあるところから、簡単に異常・正常を選別することはできない。

　また障害者には、サヴァン症候群と呼ばれる、一人で社会生活ができないほどの障害がありながら、驚異的な記憶力（一目見た景色を覚えていてビルの窓の数まで正確に描く、など）や計算能力（計算機でも1時間以上かかる計算を暗算で答えを出す、など）を持っている子どもたちが知られている。これらの児は、天才的な才能を持って生まれたのではなく、発育成長の

305

過程で社会に適応するためにマスクされてしまう、本来人間が持っている能力が温存された結果と考えられている。

このように正常と異常は連続であり、両者を安易に分けることはできない。しかし、異常とされる人たちと正常の範疇に含まれる人の連続性を知りながらも、医療上から、また共同社会運営から、特別な対応や配慮を必要とする人々がいることを認めなければならない。それは功利主義による選別や切り捨てではなく、異常と呼ばれる人々と私たちの連続性を感じながら、その範疇に入る人たちの福祉を考慮して不連続とする判別でならなければならない。

「連続と不連続の思想」と「あたたかい心」が支える生命倫理

くどいほど私たちを取り巻く世界が連続であることを述べてきた。その理由は、相手との連続を知り、相手に思いを馳せる「あたたかい心」こそが、様々な環境のなかで様々な人々と共に生きる生命倫理を支える根幹となるからである。

「連続と不連続の思想」から生まれる「あたたかい心」

この宇宙が一つの点から始まり森羅万象すべて連続であり、私たちはその一部である。さらに親がいて先祖がいたから私たちが存在し、周囲の人々と共に生きていることに気づけば人と人の連続を知る。

しかし生きていくうえでは、私の家族とあなたの家族は別であり、私とあなたは別である、とお互いの不連続を認め合わなければならない。

災害などの命に係わる事態が生じたとき、自分と家族を守る努力をするのは当然であるが、同時に知人とその家族を心配するであろう。さらに知人どころか見ず知らずの人が山や海で遭難した場合、私たちは身を危険にさらしても遭難者を救出する努力をするのはなぜであろうか。それは遭難した人が可哀そうであるとか、そうするのが任務であるとか思うだけでなく、共に生きる仲間としての連続を感じるからである。

私たち人間は、生物学的な人と人の間に水 (humor) のようなつながりを感じて、共に生きる社会的存在に進化した生き物である。ちなみにこの humor という言葉は、ユーモア (共感者を得る人間味あるおかしさ) の意味もあり、human (人間) や humane (思いやりのある) に通じるものである。人間性 (humanity) という言葉は、相手を思いやる「あたたかい心」を持っているという意味であり、「あたたかい心」こそが人間の

人間たる由縁である。

　本質的には人間以外の動物が仲間と群れているのは、生殖、餌を得る、外敵から身を守る、という生き残る手段としての功利的理由からである。

　しかし人間は、それらの功利的目的を超えた、相手を真に思う心をかち得て、共に生きることによってここまで進化してきたのである。

「あたたかい心」とは

　「あたたかい心」とは、「やさしさ（優しさ）」よりももっと根源的な、「相手の痛み、苦しみ、悲しみを自分の痛み、苦しみ、悲しみとして感じることのできる心」と定義されよう。

　新聞などで目にする「やさしさ」の言葉を拾ってみると、「人にやさしい車」や「人にやさしい町づくり」などの表現がある。
「人にやさしい車」の「やさしさ」の意味は、車を運転しやすい (easy)、安全である (safe)、乗り心地がよい (comfortable) などの、車を利用する人に対する具体的なメリットが挙げられる。
「人にやさしい町づくり」の場合は、公害を出さない (ecological) や障害者にも配慮してある (barrier free) という特定のことがらに対する思いやりの意味である。

　"「あたたかい心」とは？"を改めて考えてみると、単に使いやすさや安全を超え、真に相手に思いを馳せる心といえよう。車をつくることを例にとれば、たとえ運転しづらくともスタイルが悪くとも、車をつくる人がそれを使う人のことを真剣に考える相手への思いやりこそが、自ずと醸し出される「あたたかい心」につながる。すなわち、具体的な「やさしさ」といったことがらを超えた、相手との心の共鳴が「あたたかい心」なのである。

生命倫理と「連続と不連続の思想」

　予後不良患者に対峙する現代の医療現場において、可能な限りの治療を行いながら、倫理的議論の末に生命維持治療を中止することが避けられない場合が生じる。予後の悪い患者の治療を中止する医療行為（看取りの医療）は、それまでの共に生きる仲間との連続を断ち切らなければならない。

　同様なことは、超早産児や超重症児の医療において「どのくらい未熟なら、どのくらい予後不良なら、どのくらい重い障害なら、治療をすべきかでないか」が議論された。それは医療がすべての子どもを救うことができないところから、命の連続を知りながら人為的な死という不連続を認めなければならないからである（次頁図）。

　そのときに、私たちは「こんな小さな子どもを助ける意味がない」と、

図 ● 優しさと痛みを分かち合う生命倫理と「連続と不連続の思想」

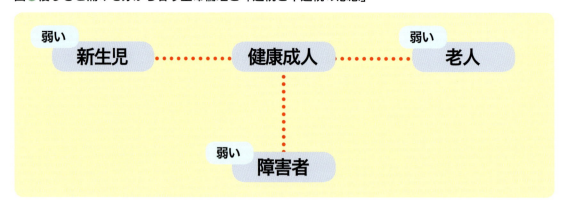

　紙くずを丸めて捨てるように治療を止めるのではなく、その児も私たちと同じ人間であるが自分たちの知識や経験では助けることができないと、心のなかで手を合わせ涙して行うのである。
　結果は同じであっても、相手への連続性を感じながら行う行為と、冷たく切り捨てる行為の違いは明らかであろう。

「連続と不連続の思想」が社会を形づくる接着剤の役目

　これまで述べてきた「連続と不連続の思想」がわれわれの社会を形成している接着剤のような役目をしている。あたたかい心を失ったときに人と人との心のつながりが失われ、その社会は一瞬にして崩壊する。それはナチスのユダヤ人虐殺の例を挙げるまでもなく、数多くのホロコーストと呼ばれる痛ましい大量虐殺のエピソードが繰り返されてきた人類の歴史のなかに明らかである。

　近年になってアフリカのルワンダでも同様のことが起こった。互いに信頼し合い愛し合い、ある者は家族として共に生きてきたツチ族とフツ族が、政治的な喧伝で「ツチ族はゴキブリであり人間ではない」と何千回何万回と繰り返しラジオで放送されるうちに、多数派のフツ族の人は少数派のツチ族を人間とは思わなくなり、恐ろしい「ジェノサイド（民族抹殺）」と呼ばれる大量虐殺が一瞬の間に起こったのである。この事実を書き留めた書籍『ジェノサイドの丘：ルワンダ虐殺の隠された真実』という想像を絶する虐殺の物語を読み終えたときに、人はいかに残酷になれるかと暗澹たる気持ちに陥った。しかし巻末近くに記載された、「共に生活していた少女たちが、自分が射殺されるのを厭わず自分と友達がフツ族とツチ族に分けられる事を拒んだ」というエピソードは、このような状況に置かれても、友達を捨てることができない相手の痛みを感じる心を持った人たちがいたことの証しであり、一条の光のようなものを感じた。

私たちの祖先がかち得た生きるための知恵である、「共に生きるあたたかい心」を持ち続けていたのは子どもたちであった。私は小児科医として、滅びゆく人類を救うのは、子どもに「共に生きるあたたかい心」を育むことである、と確信したのである。

残念なことに民族や国家間だけでなく、われわれの身近な家族という小さな共存の単位においてさえも、人と人の絆にほころびが生じ、愛し合って生活してきた家族がいがみ合うようになり、家庭が崩壊することが起こっている。

子どもが自分と他人を認識するようになる2～3歳ごろから、連続と不連続の考えに根差した「共に生きる知恵」を身につけさせる育児の大切さを世に広めなければならない。

参考文献

- 仁志田博司編集（1999）『出生をめぐるバイオエシックス：周産期の臨床にみる「母と子のいのち」』メジカルビュー社
- 仁志田博司（2012）「第7章　新生児医療における生命倫理」（仁志田博司『新生児学入門　第4版』）医学書院
- マルチン・ブーバー著, 野口啓祐訳（1979）『孤独と愛、我と汝の問題』創文社, p201.
- カール・セーガン著, 木村繁訳（1980）『COSMOS 上・下』朝日新聞社出版局
- 福岡伸一（2007）『生物と無生物のあいだ』（講談社現代新書）講談社
- ダロルド・A. トレッファート著, 高橋健次訳（1990）『なぜかれらは天才的能力を示すのか：サヴァン症候群の驚異』草思社
- フィリップ・ゴーレイヴィッチ著, 柳下毅一郎訳（2003）『ジェノサイドの丘：ルワンダ虐殺の隠された真実　上下』WAVE出版
- 仁志田博司（2015）『出生と死をめぐる生命倫理：連続と不連続の思想』医学書院

2 グリーフケア

筆者は周産期新生児の医療現場で多くの乳幼児の死に遭遇した。また乳幼児突然死症候群の家族の会を立ち上げた経緯から、多くの児を失った遺族と対峙してきた。その経験から、わが子を失った家族の反応は愛する者を失った「二人称の死」と呼ばれるものであり、その深い悲しみに寄り添う心のケア、グリーフケアの重要性を身に沁みて知った。そのような遺族にどのように対応するかは、医療者として診断や治療に匹敵するほど大切な役目でありながら、残念ながら医学教育のなかではいまだその重要性が認識されていないところから、重症心身障害児の医療においても「グリーフケア」を取り上げることの意義は大きい。

遺族の反応

死に対する一般的な受け取り方は、表1の示すごとく、一人称の死、二人称の死、三人称の死に分けられる。

表1 ● 人間の死を受け入れる人称による区分

一人称の死	自分の死
二人称の死	愛する者の死
三人称の死	他人の死

母親にとって、特に周産期や新生児期の子どもの死は、自分の身体の一部分の喪失のような特殊な感情が起こるところから「1.5人称の死」と呼ばれる。

そのなかで二人称の死は、生きるうえでの大切な心の対象（家族などの愛する者）の喪失感から特殊な精神状態になる。死を受け入れる段階の時系列的変遷は、置かれた状況や遺族の性格などによって異なるが、多くは図に示すようなプロセスをとる。

医療者は、児を失った遺族がどのような心の状態であることを理解しないと、「あんなに冷静だったのに、何度説明してもわからない家族だ」というように受け取ってしまう。

Chapter 5 子どもたちの尊厳

図●愛する人の死を受け入れるプロセス

すべての遺族がこのようなステップを踏んでいくとは限らないが、多くの例に共通したものであり、医療者は遺族がどのような精神状態・悲嘆反応の段階であるか、を考えて対応する。

①驚き・ショックの段階	この時期は、何を話されても理解できず、その内容を全く覚えていない。
②否定の段階	この時期も、「何かの間違いか嘘ではないだろうか」と考えるので、医療者の話した内容は、やはりあまり記憶に残らない。
③悲しみと怒りの段階	「どうして私がこんな苦しみを受けなければならないのか」と悲しみ、怒る時期であり、実際に起こった現実は理解しつつも、その内容については十分に受け入れていない。
④あきらめの段階	「仕方がない、これは運命だ」と、受け身で受け入れる適応状態と呼ばれている時期であり、ようやく遺族は事の次第を受け入れ始める。
⑤受け入れの段階	能動的に受け入れる段階。「この子の死を自分や他人に生かそう」という努力を始める時期であり、再出発（reorganization）の時期と呼ばれる。この段階になると、遺族は、その原因は何であったのか、どうしたら防げるかと、積極的に情報を求めるようになる。
⑥平静の段階	ごく普通の心で周囲と接するようになる。特に、肩肘をはらずに家庭・社会のなかでも受け入れていく理想的な段階である。このような段階になると、児が亡くなったあとも熱心に障害児の団体のメンバーとして活躍する遺族も少なくない。

2 グリーフケア

また遺族には、表2に示すような死別反応（bereavement reaction）が起こるが、それは単なる心の悲しみだけではなく、身体の不調や行動の異常も引き起こすものであり、日常生活にさえ支障をきたすレベルに至ることがまれならず起こる。それは愛する者を失った遺族にとってごく当たり前の反応であることを理解しないと、内科や精神科に紹介して問題をさらに複雑にすることがある。

表2 ● 死別反応（bereavement reaction）

1	身体的症状	めまい、頭痛、不眠、食欲減退、疲労、息苦しさ
2	精神的症状	幻覚、幻聴、妄想、錯乱、ヒステリー
3	情緒的症状	過度の悲しみ、怒り、不安、イライラ、無気力、罪悪感
4	行動的症状	探索行動、飲酒、薬物嗜好、子どもがいるかのごとき異常行動

家族がこのような状態から回復するためには、表3に示すような喪の過程（mourning process）と、ある時間的経過の喪の期間（mourning period）が必要である。

表3 ● 喪の過程（mourning process）

1	感情麻痺の時期	ショック、否認
2	思慕と探索の時期	悲しみ、探索行動
3	混乱と絶望の時期	怒り、恨み
4	脱愛着と再起の時期	あきらめ、受け入れ

この喪の過程を踏むこと自体が悲しみからの回復に重要であるところから、喪の作業（mourning work）と呼ばれている。喪の作業が適切に行われなかった場合、病的な悲嘆の状態に陥るリスクが高まることが知られている。

さらに喪の過程に見られる死別反応（感情の不安定に伴う行動など）は、通常の悲しみの表現であることを、家族および周囲に受け入れさせることが重要である。そのような知識をもった専門家や周囲の人の役割は、なぐさめたり勇気づけたりすることではなく、側にいて、ただひたすら遺族の悲しみの声を聞くことであり、自分の悲しみに共感してくれる人がいるという思いが遺族の悲嘆を癒す。

一般的な援助

児を失った家族への対応に関しては、単なるなぐさめの言葉や力づけの言葉はあまり効果がなく、遺族の心理状態の変化を踏まえた対応をすることが大切である。

児が亡くなった経緯や、考えられる原因などを、繰り返しやさしくわかりやすい言葉で伝えることが大切であるが、それ以上に、遺族の心を受け入れることが重要である。

近年は臨床心理士が医療側と患者側の間に入り、専門的な観点から家族をサポートすることが行われるようになった。

告知の時期と方法

予後不良で死が避けられない児の家族に、いつどのように話すか、という告知の時期は、医療側にとって重要である。さらに配慮のない言葉や態度が家族に大きな心の傷を残し、結果として両者の信頼関係において大きな障害となる。

家族にとって一生を左右しかねない児の予後や染色体異常の説明を、立ち話や忙しい外来の合間に行ってはいけない。そのための時間と場所を定めて告知すべきである。予後不良の告知は、あらかじめ主治医のみならず看護師などを交えて、家族の精神的な受け入れの状態について話し合っておき、少なくとも医療者間では共通の意見の調節を行っておく。

原則的には父親と母親両者同時に話す。ただし、母親が産褥期うつ病などの状態にある場合は、産婦人科医師・精神科医師のコンサルトを受けて行う。

死亡時の対応

長期間入院をしている症例は、すでに母親や家族と児とのつながりが確立されている。死亡が予想される場合は隔離室などを利用して、できるだけ自由に両親と児が一緒に過ごせる場所と時間を持てるように配慮したうえで、母親の胸に児を抱かせ、静かに死のときを迎えさせる方法などがとられる。

死戦期（死に至る直前の時期）に、両親を部屋から出して侵襲的な蘇生術を施すことのメリット・デメリットを考えるべきである。

児を失った家族の精神的サポート

喪の過程を知った対応

　p312表3に示すように、家族の心理状態は喪の過程のなかで変化していくので、どの状態にあるかを理解して対応する。その過程は事例ごとに異なり、一律ではないことを理解する。

　ショックのための感情マヒと呼ばれる状態にあると、母親が驚くほど冷静で医師の説明をよく理解しているように見えるが、実際は何も覚えていないことが珍しくない。

　次の段階では、感情が高ぶり医療者や周囲の人に怒りや不満を向けるようになり、自分だけが不幸であるという思いから、周囲への嫉妬や他人の言動へのいら立ちが現れるのも、通常の反応である。

　「障害児を産んでしまった、子どもを失った」という、母親としての失敗感や罪悪感に加え、将来への希望が消失してしまう失望感から抑うつ状態となり、幸せな周囲とのギャップを感じ周囲を避けるようになる。

　そのような母親に言葉をかけることをためらい、また子どものことを話すのを避ける傾向があるが、それは逆に母親を孤独に追いやる。

喪の過程を受け入れるサポート

　遺族にとって、避けることなく悲しみに直面することは、喪の過程を終了させるのに重要である。その過程に見られる感情の起伏、身体的なトラブル、周囲との問題は、ごく普通に起こり得るものであることを理解させる。どの時点で精神科医などの専門家のコンサルトを受けさせるかの判断は、サポートする側にとって重要である。

こちらからはたらき掛けるより、相手を受け入れることの重要さ

　なぐさめの言葉やアドバイスよりも、失った児の話を聞くことが、最も心の支えや癒しになる。多忙な臨床家においては専門の臨床心理士などの助けを借りる。

　臨床心理士の主たる役割は、「悲しみを打ち消すのではなく、なぐさめるわけでもなく、クライアントがやがて自分で立ち上がるのを見守るために、そこにいることである」といわれている。それは、医師や看護師の役割にも共通したものであろう。

家族への医療義務上の対応

　病理解剖の許可を得ることは、死亡からあまり時間が経っていない間に行わなければならないのが難しい点である。

　病理解剖の説明では、児の疾患および死亡の原因を解明するという医学的理由のみならず、その積み重ねがのちに続く命のためになり得ることが、児がこの世に生きた証しであることを理解してもらう。

　医療側も、単なる医療上のルチーンや医学的メリットとしてお願いするのではなく、それが児にとっても家庭にとっても最もよい方向であることを、自信を持って遺族に話す態度が大切である。

＊　＊　＊

　最後に、児が亡くなったことを家族が精神的にも受け入れることができるためには、それまで受けた医療と医療者の人間的な交流がきわめて大切な要素となる。特に長期にわたって入院加療を受けてきた児においては、その人生の終末が児のみならず家族にとっても受け入れられるものとなるためには、それまでの長い過程がどうであったかが最重要なのである。

参考文献
- 仁志田博司（2012）「第5章　母子関係と家族の支援　H. 児を失った家族への援助」（仁志田博司『新生児学入門　第4版』）医学書院, p123-126.
- 仁志田博司（1995）『乳幼児突然死症候群とその家族のために』東京書籍
- 仁志田博司（2016）「障害児と共に生きる:それを支える連続と不連続の思想」『日本重症心身障害児学会誌』41（1）: 23-27.
- 仁志田博司（2015）『出生と死をめぐる生命倫理：連続と不連続の思想』医学書院

おわりに

　小さい小さいわが子が多くの試練を乗り越え自宅へ戻るとき、いろいろ指導は受けたけれど、いったいどう扱い、どう生活したらよいのだろうと、たくさんの不安があります。初めてお会いするご家族に"いまどんなことが気がかりですか"とうかがうと"何もかも""私たちに育てられるでしょうか""ともかくここへ行くように言われて来ました"などという返事が返ってきます。

　思ってもみなかった事態に遭遇してしまった自分の子どもと自分や家族、先の見えない不安、周囲に受け入れられるのだろうか、など心配はつきません。子育てのあるいはそれぞれの障害のことを書いた本はいろいろあるけれど、読めば読むほど大変さを感じ悩んでしまう、とてもできない、私は駄目な親、と思ってしまう人も多いでしょう。

　でも小さい命が手助けを受けながら懸命に生きる姿を見るとき、その子どもを交えた新しい家族像が浮かんできます。家族一人ひとりが落ち着いて心豊かに無理せず生活を送れるように、生活の再構築をします。

　主な介護者はお母さんお父さんであることが多いと思います。まずその方が心も身体も落ち着けること。頑張りすぎると親子ともにくたびれます。一人でしょい込まないで相談し訪問看護やヘルパーさんに入ってもらうことも役に立ちます。

友人や援助者のなかで、愚痴や自分の本音を聞いてもらえる人をつくりましょう。あれもこれもやらなくちゃと思うけど、情報に振り回されずやれる範囲でコツコツと毎日のことをやっていけばよい変化も生まれてきます。子どもが自分はありのままを受け止めてもらえているのだと感じられるようになるでしょう。

　お手伝いをする人たちは、子どもやその家族の一人ひとりの個性に向き合いその家族の考え方を受け入れ、踏み込みすぎず、情報を家族が選び取れるように見守ります。急がず待つことが求められます。

　本書は、家族も安定して暮らせ、子どもが必要なときに必要な療育を受けられ、そのなかでゆっくりと障害を乗り越えるための根っこづくりをし、いずれ飛び立ち花を咲かせることができるようにという願いを込めてつくられました。そしてまた本書は多くの子どもたちの臨床のなかから生まれたものでもあります。

　企画をしてから時間がたちましたが、辛抱強く待ってくださった出版社の方々にも深謝いたします。

2019年3月

舟橋 満寿子

巻末資料1

退院までに必要なチェックリスト

患者（　　　　）　医療ソーシャルワーカー（　　　　）　看護師（　　　　）　在宅担当看護師（　　　　）

【必要な医療デバイス】	【福祉資源】 手帳類　身体障害者手帳など：　　　　　　　　保健所： 保健センター：　　　　　　　　　　　　　　訪問看護ステーション： 訪問介護ステーション：　　　　　　　　　　　相談支援専門員： かかりつけ医：　　　　　　　　　　　　　　学校・通園施設など： その他：

			開始日 (説明日)	終了日(準備 が整った日)
指導	栄養関係	□ 普通乳調乳		
		□ 経腸栄養調乳		
		□ NGチューブ挿入		
		□ 注入手技全般		
		□ 胃瘻・腸瘻取り扱い（包交など）		
		□ ガストロボタン交換		
		□ 持続ポンプ取り扱い		
		□ トラブルシューティング		
	呼吸関係	□ 鼻腔吸引		
		□ 気管内吸引		
		□ 吸引チューブの保存方法		
		□ 在宅用吸引器の取り扱い		
		□ 気管切開孔包交・カニューレテープ交換		
		□ カニューレ交換		
		□ 鼻カテーテル取り扱い		
		□ 人工呼吸器の取り扱い		
		□ 呼吸器回路交換 　（呼吸器会社に交換用回路（人工鼻も）を電話依頼）		
		□ SpO$_2$モニター取り扱い		
		□ トラブルシューティング		
	清潔	□ 入浴または清拭		
	蘇生法	□ 自己膨張式バッグ（本人のものが来たら実施）の使用方法		
		□ 胸骨圧迫		
生活を整える	サポート者の把握	父： 母方祖母： 母方祖父： 父方祖母： 父方祖父： 兄弟姉妹： その他：		
		□ 家の間取り把握・物品配置指導		
	生活リズムの把握	□ 24時間生活リズム表の説明		
		□ 生活リズム表を使用して以下を確認。 　子どもの注入時間・内服時間・活動や就寝時間・入浴時間 　親の覚醒・就寝時間・食事時間・買い物時間・入浴時間		
		□ 訪問看護師やヘルパーに介入してもらう日時の検討		
		□ 外出・受診時の手順確認（いつ、誰が、どのように）		
		□ 理学療法士とともにベビーカー改造		
		□ 改造ベビーカーへの移乗練習		
		□ 外への移動練習		
		□ 車およびチャイルドシート移乗練習		

			開始日 (説明日)	終了日(準備 が整った日)
生活を 整える	必要物品	☐ 聴診器		
		☐ 注入用スタンド(ベッドサイドおよび日中過ごす場所用)		
		☐ ベッドサイド用および持ち運び用吸引チューブ入れ＋吸い上げ用水入れ瓶		
		☐ ベッドサイドワゴン(車輪付き)		
医療 デバイス 準備	酸素	☐ 酸素会社の選定と連絡		
		☐ 医師による指示書の作成		
		☐ 酸素会社がベッドサイド訪室。家族に酸素ボンベの取り扱い指導		
		☐ 退院時期を酸素会社へ連絡		
	呼吸器	☐ 呼吸器の選定と連絡		
		☐ 医師による指示書の作成		
		☐ 呼吸器会社による取り扱い説明と回路交換指導		
		☐ 退院時期を呼吸器会社へ連絡		
	SpO$_2$モニター	☐ SpO$_2$の使用法の指導とアラーム時の対応指導		
	吸引器 吸入器	☐ 医師が助成の意見書と市役所に提出する診断書を作成(自治体による)		
		☐ 家族が保健所または市役所に書類提出(自治体による)		
		☐ 業者とのやり取り		
	自己膨張式バッグ(呼吸器が ないとき)	☐ 業者に見積書依頼		
		☐ 家族が業者から購入		
	経腸栄養用 ポンプ	☐ ポンプ会社の選定と連絡		
		☐ 医師による指示書の作成		
		☐ 業者がポンプを持ってきて、家族へ指導		
他職種へ の依頼	保健師	☐ 医療ソーシャルワーカー (MSW) に依頼		
		☐ 退院調整カンファレンス		
	訪問看護師 訪問リハビリ	☐ MSWに依頼		
		☐ 退院調整カンファレンス		
		☐ 訪問看護指示書記入		
		☐ 家族へ指示書を渡す		
	介護福祉士	☐ MSWに依頼		
		☐ 退院調整カンファレンス		
	医療型 入所施設	☐ 家族が施設の医療相談室に電話		
		☐ 家族が施設の見学		
		☐ レスパイト(短期入所)予定で身障者手帳取得済みの場合、家族が市役所で障害福祉サービス受給者証交付の手続きをする (身障者手帳が交付されない場合は医療型入院で受け入れ可能か施設に確認)		
		☐ 退院調整カンファレンス		
		☐ 診療情報提供書作成		
	地域のかかり つけ医	☐ 予防接種や感冒時などに依頼できる医院を医師会やMSWに依頼		
		☐ 診療情報提供書作成		
	消防署	☐ 人工呼吸器を着けた子どもが地域に帰ることを電話連絡(家の間取りや救急車への搬送経路を確認してもらうよう依頼)		
退院前 フォロー	外来受診	☐ 耳鼻科による最終カニューレ交換		
		☐ 小児外科による最終胃瘻交換		
		☐ ほか		
	予防接種	☐ 定期予防接種		
		☐ シナジス		
震災時の 対応	その他	☐ 呼吸器や吸引器のバッテリー確保(発電機または車のシガーソケットと合うか)		
		☐ 在宅医療ケアマニュアル「災害対策」のチェック		
		☐ 震災袋の準備(内服薬と量がわかるものを必ず入れておく)		

巻末資料2

ご家族用退院支援プログラム

	在宅導入期	在宅移行期
医師	☐ 以下の点について説明します 　①疾患について 　②成長発達について ☐ 病態の安定化を図ります ☐ 入所施設について説明します	☐ 在宅に必要な器材や物品を手配します ☐ 病態の安定化を図ります ☐ 状態変化時の対応についてご家族と相談します
看護師	☐ 面談を行います ☐ お子様のケアを一緒に行います ☐ 生活背景などについてうかがいます	☐ お子様との同室を開始します（病棟オリエンテーション） ☐ お子様に合わせた1日のスケジュールを作成します ☐ 以下について説明します 　①24時間表作成 　②週間スケジュール作成 　③見通しシート作成 ☐ 以下の地域関連機関について説明します 　①訪問看護ステーション 　②訪問介護事業所 【パンフレットを使用しお子様のケアについて指導します】 〈清潔〉　　　　　　　　　　〈栄養〉 ☐ 入浴・清拭　　　　　　　☐ ミルク調乳 ☐ 口腔ケア　　　　　　　　☐ 経腸調乳 〈呼吸〉　　　　　　　　　　☐ 胃管挿入 ☐ 鼻腔吸引　　　　　　　　☐ 注入 ☐ 気管内吸引　　　　　　　☐ 胃瘻・腸瘻の取り扱い ☐ 吸引チューブの保存方法　☐ 注入ポンプの取り扱い ☐ 在宅用吸引器の取り扱い　〈蘇生法〉 ☐ カニューレ交換　　　　　☐ 自己膨張式バッグ ☐ 鼻カテーテルの取り扱い　☐ 胸骨圧迫 ☐ 呼吸器回路交換　　　　　☐ AED ☐ 酸素飽和度測定器の取り扱い　☐ 災害時対応 ☐ 必要物品の購入について以下を説明します 　☐ 病院が提供できる物品について 　☐ 購入が必要な物品について 　　○聴診器　○吸引チューブの保存容器　○ベビーカー 　　○注入用スタンド　○吸引器　○チャイルドシート 　　○ミルトン＋容器　○吸入器 　　※バギー・チャイルドシートについては、リハビリセラピストより説明します
リハビリ セラピスト	☐ 呼吸状態の評価を行います ☐ 遊び、リハビリを導入します ☐ お子様に合ったポジションを提案し、資料を作成します ☐ 住宅環境についてうかがいます ☐ 家族背景や生活リズムについて確認します	☐ ベビーカー、チャイルドシートの選定を行います ☐ ベビーカーへの移乗、移動練習を行います
臨床工学技士		☐ ベビーカーでの移乗、移動練習を行います
医療 ソーシャル ワーカー	☐ 面談を行います ☐ 各制度の申請手続きについての情報提供をします 　○小児慢性特定疾病医療給付 　○高額療養費と限度額適用認定証 　○育成医療 　○障害児福祉手当 　○特別児童扶養手当 　○身体障害者手帳	☐ 各制度の申請手続きについての情報提供を行います ☐ 補助具、日常生活用具の購入費助成について情報提供を行います ☐ 地域関連機関への連絡調整を行います 　○保健所、保健センター（保健師）　訪問介護事業所（ヘルパー） 　○訪問看護ステーション　　○市町村の障害福祉課 　○訪問リハビリステーション　○相談支援専門員
外来看護師		
薬剤師	☐ お薬の説明を行います	☐ お薬の説明を行います ☐ お薬の調整を行います（剤形選択など）
栄養士	☐ 面談を行います	☐ 栄養状態の確認を行います ☐ 栄養内容の提案を行います ☐ 月1回栄養状態の確認を行います
医療機器業者		☐ 医療機器の取り扱いについて説明します 　○人工呼吸器　○濃縮酸素装置 　○酸素ボンベ　○在宅用輸液ポンプ

退院移行期

- ☐ 地域の医療機関への連絡・調整を行います
- ☐ 外来受診について説明します
- ☐ 地域消防署への連絡を行います
  （呼吸器装着に限る）

【ご自宅の環境を整えます】
- ☐ ベッドの位置
- ☐ 医療機器の設定位置
- ☐ 衛生材料、薬品の保管場所
- ☐ 処置台の位置
- ☐ 電源の位置
- ☐ 入浴方法について

【生活を整えます】
- ☐ 外出、受診時の手順確認を行います
- ☐ 訪問看護師や訪問介護事業所(ヘルパー)の介入時間について最終確認を行います

【退院後の生活がイメージできるように支援します】
- ☐ 試験外泊
- ☐ 試験外泊後、問題点や調整内容を検討します
- ☐ 医療型障害児入所施設見学

☐ チャイルドシートへの移乗練習を行います

☐ 車内での呼吸器の安全性を確認します

- ☐ 院外薬局を使用する際は、紹介します(点滴、薬剤を使用する場合に限ります)
- ☐ 地域関連機関の担当者との顔合わせを行います
- ☐ 入所施設の施設見学
- ☐ 必要時、市役所における障害福祉サービス受給者証交付手続きについて説明します

- ☐ 顔合わせを行います
- ☐ 在宅物品、外来受診時の説明を行います

- ☐ お薬の整理を行います
- ☐ 退院処方について説明します

☐ 退院前の栄養状態の確認を行います

- ☐ 外泊、退院時に自宅訪問を行います
  - ○医療機器の設定

巻末資料3

就学までのサービス

身体障害者手帳の取得は、子どもの状態をもとに指定医が書類を作成する。
都道府県がその可否を判断するが、取得できる時期は一様ではない。
身体障害者手帳がない場合も、小児の場合は多くのサービスが医療で受けられる。
在宅（地域）への移行には、医療や介護、経済的なことなど、様々な課題に対応していく必要がある。
在宅生活に関する相談先として、区市町村の障害福祉課、保健センター、相談支援専門員などがあるが、
まずは入院中の病院の医療ソーシャルワーカー（MSW）に相談するのが一般的なルートである。
ご家族やお子さんにとって、隙間のない援助体制を関係機関と一緒に創っていくことが、何より大切である。

医療	病院(治療、検査、リハビリテーションなど)
	訪問診療(訪問歯科を含む)
	訪問看護(訪問リハビリテーションを含む)
医療費助成	乳幼児・小児医療費助成
	小児慢性特定疾病医療費助成
相談支援	障害児相談支援(生活全般・福祉サービスを利用する際のコーディネートや事業所調整などの相談)
	児童相談所(子ども全般に関する相談)
	サービス等利用計画・障害児支援利用計画
福祉手当	すべての児童を対象とした手当て(児童手当)
	低所得の一人親世帯、両親のどちらかが重度障害者の家庭などを対象とした手当(児童扶養手当)
	障害者を扶養する保護者を対象とした手当(特別児童扶養手当)
	重度障害児を対象とした手当(障害児福祉手当)
福祉・教育	保育所(保育士の加配制度あり)
	幼稚園
	児童発達支援(通園)
	居宅介護(ホームヘルプサービス)
	短期入所(ショートスティ)　など
	児童福祉法の障害児施設
	障害者総合支援法の補装具・日常生活用具(コミュニケーションツールを含む)
各種割引や減免	障害者手帳の等級に応じて、各種の割引や減免などが利用可能 ● 鉄道、バス、タクシー、飛行機、フェリー、有料道路などの料金 ● 所得税、住民税、自動車税などの税金 ● 博物館や美術館などの公共施設の利用料・預貯金利子の優遇(障害者等のマル優) ● 郵便はがきの無料配布(青い鳥郵便はがき) ● 駐車禁止の除外　　など ＊各種割引や減免は、地域によってかなり差異がある

索引

あ

愛着	268
赤ちゃん体操	188, 189
朝の会	259
足関節拘縮	255
足の爪のケア	45
預かり保育	265
アタッチメント	268
アナフィラキシー	62
アライメント	120
アレルギー	62
安静時・睡眠時の環境調整	42

い

イエス／ノー応答	229
いつもの状態の把握	169
医療的ケア	28, 33
イレウス	102
胃瘻	81

う

運動麻痺	150

え

栄養素	51
栄養素の欠乏	89
栄養チューブによる合併症	90, 91
嚥下調整食	59, 60, 61

お

オーラルコントロール	75
音の居住性	41
オムツ交換	121
終わりの会	260

か

開放性二分脊椎	148
カウプ指数	50
学習障害	159, 162
風に吹かれた股関節	252
家族中心のケア	24
肩関節拘縮	256
活動時の環境調整	42
カニューレ	110
下部尿路感染症	154
感覚運動障害	204
感覚麻痺	150
換気	109
感受期	181

き

機械的咳介助装置	126
着替え	44
気管切開による合併症	112
気管切開部の日常的管理	177
気管内吸引	174, 175
気管腕頭動脈瘻	112
記号形式-指示内容関係	219, 222
基礎的プロセス	219, 223
期待反応	228
気道確保	108
基本的信頼感	268
臼蓋	250
胸郭呼吸運動学習	124
きょうだい児保育	265
共同注意	229
胸部側弯	254
居宅介護	283, 284
居宅訪問型保育	279
きわめて未熟な児	10
緊急往診	295

く

薬の注入	87

け

経口胃管栄養法	79
経鼻胃管栄養法	80, 84, 85
経鼻腸管栄養法	80
血圧の観察	170
下痢	89, 100, 101

こ

口腔（鼻腔）内吸引	172, 173
口腔ケア	70
口腔ネラトン法	79
抗重力姿勢	187
喉頭気管分離術	110
交流保育	267
後弯	254
誤嚥	71
股関節周囲筋群	249
股関節脱臼	248, 249, 250, 251
呼気終末陽圧	109
呼吸介助手技	125
呼吸障害	106, 107
呼吸の観察	170
呼吸不全	109
極低出生体重児	10
語順	235
こだわり行動	273
ことばの発達段階評価	224, 225
ことばの理解	224
子ども・子育て支援新制度	279
コブ角	252
コミュニケーション態度	219
コミュニケーションの発達段階	220
コミュニケーションの要素	219
コミュニティー・ナース	34
固有感覚	185, 212, 239, 243
語連鎖	233, 234, 235, 236

さ

在宅移行	23, 36
在宅での医療廃棄物の処理	178
在宅療養支援診療所	26
座位のポジショニング	123
坐骨	250
酸素化	109

索引

し

視覚	211, 243, 247
脂質	53
自然食品栄養剤	83
肢体不自由児	32
自宅退院後の生活	37
視知覚認知の発達	199
室内の温度・湿度	39
質問-応答	236
自閉スペクトラム症	159, 161, 273
死別反応	312
遮光眼鏡	42
周産期母子医療センター	11
重症心身障害児	32
重度訪問介護	282
宿便	99
準超重症児	32
障害児相談支援	278
障害児通所支援	285
障害乳幼児の体温	40
消化態栄養剤	82
消化不良時の対応	58
小児慢性特定疾病医療	300
上部尿路感染症	154
ショートステイ	284
食事形態の調整	73
食事姿勢の調整	72
褥瘡予防	42
食欲の観察	169
触覚	212, 239, 244
死を受け入れる人称による区分	310
死を受け入れるプロセス	311
腎機能の発達	93
人工呼吸器	113
新生児蘇生法普及プロジェクト	13
新生児（特定）集中治療室	16
新生児特定集中治療室退院調整加算	279
身体障害者手帳	279
身体測定	171
身体図式	184, 185, 238

す

推定エネルギー必要量	49
水分	55
睡眠	117
スタイレット	110

せ

清潔間欠式導尿	95
正中軸の発達	189
成長曲線	50
成分栄養剤	82
生命倫理	302
脊髄髄膜瘤	149
脊髄性筋萎縮症	138
脊柱変形	252, 253
設定保育	259
潜在性二分脊椎	148
前庭感覚	239, 243, 246
先天性筋ジストロフィ	138
先天性ミオパチー	138
全般発作	157
前弯	254

そ

早産児の運動感覚	184
側臥位のポジショニング	122
足底からの感覚情報	201

た

体位排痰法	125
退院調整	292
体温の観察	170
胎児発育遅延	12
体重減少率	48
大腿骨	250
大腿骨頭	250
脱感作	68
短期入所	284
単純気管切開術	110
炭水化物	52
たんぱく質	52
ダンピング症候群	91

ち

恥骨	250
知的障害児	32
知能検査	166
注意喚起行動	271
注意欠陥多動症	159, 162
腸骨	250
超重症児	32
超早産児	10
超低出生体重児	10
腸閉塞	102
腸瘻	81

つ

通過障害	102

て

低出生体重児	10
低出生体重児用ミルク	56
テープの固定法	88
てんかん	156

と

ドゥシャンヌ型筋ジストロフィ	138
導尿	95, 96, 97

に

肉芽	89
日常生活用具	279
乳糖不耐症	58
入浴環境の調整	45
尿路	154

ね

粘膜損傷	88

の

脳室腹腔シャント 143

は

パーソナル・アシスタント 34
背臥位のポジショニング 120
排泄環境の調整 46
肺内パーカッションベンチレーター
.................................130
排尿障害の病態 94
排尿障害への対策 95
排便姿勢 98
発達検査 166
パニック時の対応 275
半消化態栄養剤 83
絆創膏の工夫 85
バンパー埋没症候群 89

ひ

鼻咽頭エアウェイ 108
光の居住性 41
非対称性緊張性頸部反射 253
ビタミン類 54
必須アミノ酸 52
一口量の調整 73
人や物への定位・注意反応 228
皮膚損傷 88
皮膚を介したケア 39

ふ

ファミリー・サポート 279
腹臥位のポジショニング 123
不顕性誤嚥 70
部分発作 157
プロテインスコア 63

へ

ペアレント・トレーニング 273
便秘 59, 99

ほ

扁平胸郭 257

ほ

膀胱機能の発達 93
膀胱コンプライアンス 95
膀胱直腸麻痺 149
訪問看護 280, 281, 282
訪問看護指示書 282, 296
訪問診療 295
ホームヘルパー 283, 284
歩行器 202
母子保育 265
補装具 279
ボツリヌス菌 52
母乳添加用粉末 56

ま

慢性下痢症 100

み

ミキサー食 83
ミネラル類 54
脈拍の観察 170

も

喪の過程 312

よ

要医療的ケア児 32
用手による陽圧換気 134
腰部側弯 254
予告対応 274

り

離乳食 57
療育 180, 183, 186
療育手帳 279
臨界期 181

れ

レスパイト入院 284
連続と不連続の思想
.......................306, 307, 308

ア ルファベット

ADHD（Attention-DeficitHyperactivity
　Disorder） 159, 162
ASD（Autism Spectrum Disorder）
.........................159, 161, 273
ATNR（Asymmetrical Tonic Neck
　Reflex） 253
CIC（Clean Intermittent
　Catheterization） 95
CO_2 ナルコーシス 105
Cobb角 252
C反応性蛋白 69
IPV（Intrapulmonary Percussive
　Ventilator） 130, 131, 132
LD（Learning Disability）
............................159, 162
MI-E（Mechanical In-Exsufflator）
................126, 127, 128, 129
NICU（Neonatal Intensive Care Unit）
..................................16
NICU長期滞在児 17
NICU入院児支援コーディネーター
..................................22
OG法 79
PEEP（Positive End Expiratory
　Pressure） 109
Y軟骨 250

執筆者一覧

【編集】	鈴木 康之	社会福祉法人 鶴風会 前総括施設長
		社会福祉法人 聖家族会 みさかえの園あゆみの家 参与
	舟橋 満寿子	社会福祉法人 鶴風会 東京小児療育病院 特別顧問

【執筆】(掲載順)	金井 雅代	埼玉医科大学 総合医療センター 総合周産期母子医療センター新生児部門講師
	高田 栄子	埼玉医科大学 総合医療センター 小児科 講師
	北住 映二	心身障害児総合医療療育センター 所長
	奈須 康子	埼玉医科大学 総合医療センター 小児科 講師
	大塚 周二	元・社会福祉法人 鶴風会 東京小児療育病院 管理栄養士
	小泉 たみか	社会福祉法人 鶴風会 東京小児療育病院 リハビリテーション科 作業療法士
	星 順	社会福祉法人 埼玉医大福祉会 医療型障害児入所施設 カルガモの家 施設長
	長谷川 朝彦	社会福祉法人 埼玉医大福祉会 医療型障害児入所施設 カルガモの家
	丸森 睦美	社会福祉法人 鶴風会 東京小児療育病院 リハビリテーション科 理学療法士
		アジア小児ボバース講習会講師会議認定基礎講習会インストラクター
	舟橋 満寿子	社会福祉法人 鶴風会 東京小児療育病院 特別顧問
	松田 光展	社会福祉法人 鶴風会 東京小児療育病院 地域支援センター長
	鈴木 康之	社会福祉法人 鶴風会 前総括施設長
		社会福祉法人 聖家族会 みさかえの園あゆみの家 参与
	赤星 惠子	社会福祉法人 鶴風会 東京小児療育病院 副院長
	松井 秀司	社会福祉法人 鶴風会 東京小児療育病院 小児科
	椎木 俊秀	社会福祉法人 鶴風会 東京小児療育病院 院長
	長田 幸枝	社会福祉法人 鶴風会 東京小児療育病院 看護・生活支援部長
	石原 幾子	社会福祉法人 鶴風会 西多摩療育支援センター 上代継診療所
		リハビリテーション科 作業療法士
	高泉 喜昭	元・社会福祉法人 鶴風会 東京小児療育病院 リハビリテーション科 言語聴覚士
	渡部 幸子	元・社会福祉法人 鶴風会 東京小児療育病院 保育士
	染谷 昌美	社会福祉法人 鶴風会 東京小児療育病院 リハビリテーション科 臨床心理士
	下村 千枝子	医療法人 健笑会 しもむらクリニック 院長
	仁志田 博司	東京女子医大名誉教授・北里大学客員教授

【撮影協力】●社会福祉法人 鶴風会 東京小児療育病院職員

看護師:境 りえ、國本 純子、坂本 芳美、外岡 香月、外岡 雅敏、
三浦 佐知、森松 直美

理学療法士:鈴木 みほ、山口 奈津恵、松永 文子、森 智子、内田 七実、
野村 ルナ

作業療法士:石黒 礼華

生活支援員:若月 育志、澤渡 美保

管理栄養士:野村 央子

● 社会福祉法人 鶴風会 西多摩療育支援センター 上代継診療所職員
生活支援員：千ヶ崎 孝子、手塚 裕子
● 社会福祉法人 埼玉医大福祉会 医療型障害児入所施設
　カルガモの家職員
看護師：和田 千秋
理学療法士：石川 悠子、菅沼 雄一

【利用者様・ご家族様】
　　　相良 音花さん、相良 紀恵(母)さん／
　　　青木 一護さん、青木 千秋(母)さん、青木 純平(父)さん、青木 三希さん／
　　　浅見 一瑠さん／阿部 祈莉さん・お母さん／池本 真衣さん／
　　　石井 瞬里さん、石井 里佳(母)さん／
　　　石﨑 もなさん、石﨑 弘寿(父)さん／今井 春陽さん／
　　　遠山 陽輝さん、遠山 絢子(母)さん、遠山 輝夫(父)さん、遠山 勇輝さん／
　　　大久保 充優さん／大森 駿之介さん、大森 さとみ(母)さん／
　　　奥井 伊吹さん／河西 朋華さん／川﨑 桜斗夜さん／
　　　川路 久琉美さん・お母さん・お父さん／北垣 遼さん／
　　　北村 日織さん、北村 梨沙(母)さん／木村 心翔さん、木村 亜利奈(母)さん／
　　　ケーエー・デーミ・スセイン・ジャヤワルダナさん、
　　　ププドゥニ・ディルルクシ・ジャヤワルダナ(母)さん／
　　　釰持 一護さん／後藤 陽貴さん／佐藤 陽樹さん、佐藤 絵里(母)さん／
　　　柴崎 宙さん／柴田 凛さん／志水 勇人さん、志水 博子(母)さん／
　　　鈴木 伊織さん、鈴木 愛弓(母)さん／田中 瑠将さん／
　　　千葉 唯月さん、千葉 久美子(母)さん／辻田 千尋さん、辻田 愛子(母)さん／
　　　中原 瑞さん、中原 芽衣(母)さん、中原 絆さん、中原 紬さん／西村 惇太さん／
　　　紀 歩澄さん、紀 美代子(母)さん／廣瀬 悠人さん、廣瀬 由佳(母)さん／
　　　堀口 芽衣さん、堀口 里英(母)さん／
　　　本田 結己さん、本田 美貴(母)さん、本田 一樹(父)さん／
　　　マーソー・マサイアスさん、マーソー・純子(母)さん／三田 栞凛さん／
　　　村野 礼樹さん、村野 晴美(母)さん／室井 一公さん、室井 紀子(母)さん／
　　　山下 陽生さん／山路 葵さん、山路 綾子(母)さん

【撮影協力施設】
　　　社会福祉法人 鶴風会 東京小児療育病院
　　　社会福祉法人 鶴風会 西多摩療育支援センター 上代継診療所
　　　埼玉医科大学総合医療センター
　　　社会福祉法人 埼玉医大福祉会 医療型障害児入所施設 カルガモの家

新生児医療から療育支援へ
すべてのいのちを育むために

2019年4月1日　初版第1刷発行

[編　集] 鈴木康之／舟橋満寿子
[発行人] 赤土正幸
[発行所] 株式会社インターメディカ
　　　　 〒102-0072　東京都千代田区飯田橋2-14-2
　　　　 TEL.03-3234-9559　FAX.03-3239-3066
　　　　 URL　http://www.intermedica.co.jp
[印　刷] 図書印刷株式会社

[デザイン・DTP] 真野デザイン事務所

ISBN978-4-89996-381-3
定価はカバーに表示してあります。

本書の内容（本文、図表、写真、イラストなど）を、当社および著作権者の許可なく無断複製する行為（複写、スキャン、デジタルデータ化、翻訳、データベースへの入力、インターネットへの掲載など）は、「私的使用のための複製」などの著作権法上の例外を除き、禁じられています。病院や施設などにおいて、業務上使用する目的で上記の行為を行うことは、その使用範囲が内部に限定されるものであっても、「私的使用」の範囲に含まれず、違法です。また、本書を代行業者などの第三者に依頼して上記の行為を行うことは、個人や家庭内での利用であっても一切認められておりません。